Maike Maja Nowak

Der Hund als Spiegel des Menschen

mosaik

Maike Maja Nowak

Der Hund als Spiegel des Menschen

Behutsame Wege zur Traumaheilung

Mit Illustrationen von Kathrin Grünzig
nach Vorlagen von Maike Maja Nowak

mosaik

Alle Ratschläge in diesem Buch wurden von der Autorin und vom Verlag sorgfältig erwogen und geprüft. Eine Garantie kann dennoch nicht übernommen werden. Eine Haftung der Autorin beziehungsweise des Verlags und seiner Beauftragten für Personen-, Sach- und Vermögensschäden ist daher ausgeschlossen.

Wir haben uns bemüht, alle Rechteinhaber ausfindig zu machen, verlagsüblich zu nennen und zu honorieren. Sollte uns dies im Einzelfall aufgrund der schlechten Quellenlage bedauerlicherweise einmal nicht möglich gewesen sein, werden wir begründete Ansprüche selbstverständlich erfüllen.

MIX
Papier | Fördert gute Waldnutzung
FSC® C014496

Penguin Random House Verlagsgruppe FSC® N001967

2. Auflage
Originalausgabe September 2023

Illustrationen: Kathrin Grünzig nach Vorlagen von Maike Maja Nowak
Umschlag: Sabine Kwauka
Umschlagmotiv: © Micha Bojanowski
Redaktion: Carla Felgentreff
Satz: Uhl + Massopust, Aalen
Druck und Bindung: GGP Media GmbH, Pössneck
Printed in Germany
JE · AnG
ISBN 978-3-442- 39405-0

www.mosaik-verlag.de

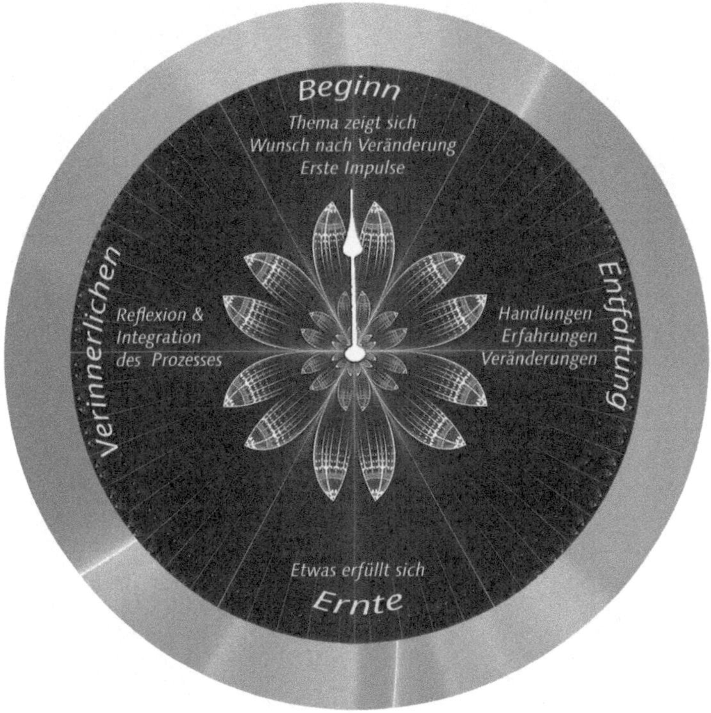

Prozesskompass von Maike Maja Nowak

Inhalt

Einstimmung: Schritte

Mit einundzwanzig Jahren las ich das Buch *Der glückliche Tod* von Albert Camus.[1] Frei erinnert beschreibt er darin einen Mann, der in die Abgeschiedenheit der Natur auswandert. Am Anfang bejubelt er deren Schönheit: *Oh, was für ein schöner Baum, was für ein seltsamer Pilz, was für ein großes Tier* usw. Wenn er durch den Wald läuft, hat er das Gefühl, ER laufe durch den Wald. Er nimmt die eigenen Schritte noch als ein Geräusch wahr, das er verursacht. Doch je länger er in der Natur ist, umso tiefer verbindet er sich mit ihr. Am Ende empfindet er den Ton seiner Schritte nur noch wie das Rascheln irgendeines Vogels im Laub. Die Grenzen zwischen seinem Ich-Gefühl und dem, was ihn umgibt, sind zerflossen. Er nimmt sich nicht mehr getrennt von den Bäumen, Pilzen und Tieren wahr. Sie sind keine Ereignisse mehr, die es zu bejubeln gilt. Eine tiefe Freude ist in ihn eingezogen, und der Teil von ihm, der getrennt war, darf nun eingehen in dieses Reich der Verbindung. Das Buch hatte eine tiefe Wirkung auf mich. Ich erkannte darin eine Wahrheit wieder, die ich zwar nicht denken, aber fühlen konnte. Mein ganzer Körper sagte dazu JA.

Lief ich damals durch den Wald, sah ich alles wie auf einem Plakat. Ich betrachtete ihn wie eine Sehenswürdigkeit, wie eine Touristin – und die stille Freude, die ich als Kind empfunden hatte, das Gefühl von Trost und Geborgenheit stellten sich nicht mehr ein. Was war geschehen? Warum hatte sich alles so verändert? Und womit konnte ich diese große Sehnsucht in mir stillen?

1 Albert Camus: *Der glückliche Tod*. Rowohlt Taschenbuch Verlag, Reinbek bei Hamburg 1983.

Gehe ich heute, vierzig Jahre später, in die Natur, ist mir bewusst, was jeder meiner vier Hunde im nächsten Moment tun wird. Nicht weil ich sie mit den Augen oder Ohren verfolge. Wir spüren uns gegenseitig wie die Gliedmaßen eines Leibes. Wenn ein »Fuß« sich bewegt, reagieren auch die anderen Körperteile. Zwischen uns ist ein Selbstverständnis eingezogen. Die Kämpfe sind ausgekämpft, seitdem ich verstanden habe, dass ich durch sie immer etwas von mir verloren habe, auch wenn ich äußerlich gewann.

Es war ein Weg in vielen kleinen Schritten bis zu diesem Erleben. Ich möchte ihn noch einmal mit dir gemeinsam gehen. Vielleicht kannst du dich darauf wiederfinden oder Impulse für dich erhalten. Nimm dir Zeit mit dir. Beschleunige nichts. Ein zu großer Sprung auf deinem Weg hinterlässt eine Lücke in dir, die du mit nichts füllen kannst. Jeder kleine, wiederholte Schritt dagegen hinterlässt einen Trampelpfad. Daraus wird ein Weg, der aus dir selbst heraus entsteht, den du immer wiederfindest und erneut gehen kannst. Ein Mensch[2], der sich mit irgendetwas gut auskennt, stellt dir immer seine eigenen Schritte und seine Trampelpfade und Wege vor. Sie können dich inspirieren, dich an dich erinnern, dich ermutigen und in eine Bewusstheit bringen – doch dein Weg darf ein anderer sein.

2 Um den Lesefluss nicht zu stören, verzichte ich zum größten Teil auf das sprachlich umgesetzte Gendern. Ich lade dich jedoch ein, dich als Mensch in allem, was du bist, angesprochen und willkommen zu fühlen. Von Herzen, Maja.

In diesem Buch erwarten dich:

- Von mir kreierte Heilwerkzeuge, die über die Jahre entstanden sind. Wenn du das Lesen nicht unterbrechen möchtest, kannst du diese praktischen Übungen auch im Anschluss machen. Sie sind am Ende des Buches noch einmal für dich zusammengefasst. Die Heilkraft dieses Buches kann jedoch viel tiefer in dich eindringen, wenn du sie beim ersten Mal begleitend zum Lesen machst.
- Meine eigene Selbsterfahrung, die dich ermutigen soll, in allem für dich einzustehen.
- Prinzipien und Zusammenhänge, durch die du dich selbst besser verstehen lernst.
- Eine gleichberechtigte Wertschätzung von wissenschaftlichen Erkenntnissen und intuitivem Erfahrungswissen sowie von menschlichen und tierischen Beobachtungen.
- Sehr persönliche Beispielfälle von anderen Menschen, mit denen ich zusammenarbeiten durfte. Namen und Merkmale, die zu einer Wiedererkennung führen könnten, habe ich dazu abgeändert, ohne den Wahrheitsgehalt zu beeinflussen.
- Eine Playlist mit Musik auf Spotify, die du für die Live-Erfahrungen nutzen kannst. (Für diesen Zweck kannst du die kostenfreie Version als App aus dem Internet herunterladen.) Gib in der Suchfunktion den Titel der Playlist an: Maja Nowak – Zum Buch *Behutsame Wege zur Traumaheilung.* Dort findest du die Musik zu den Heilwerkzeugen.
- Falls dir eine Live-Erfahrung allein nicht gelingt oder dabei Fragen auftauchen, so hast du die Möglichkeit, einen Download zu erwerben, auf dem ich alle Erfahrungen in Anschauungsfilmen live mit einem anderen Menschen anleite. Weitere Möglichkeiten der Livebegleitung findest du auf www.maike-maja-nowak.de/heilwerkzeuge.

- Alle kostenfreien Videos, die ich zur Verdeutlichung eines Inhaltes anführe, findest du auf YouTube, wenn du den Titel des genannten Videos und meinen Namen eingibst.

Teil 1 – Beginn

Das Gewitter in mir

Es geschieht in meinen Dreißigern im russischen Dorf Lipowka. Warum ich 1991 für sieben Jahre an diesen Ort auswanderte, schrieb ich im Buch *Wanja und die wilden Hunde*. Hier soll es um ein Ereignis gehen, welches im Nachhinein betrachtet die Initialzündung für meine Beschäftigung mit dem Thema Trauma wurde und meine tiefe Verbindung zu den Hunden begründet. Warf die folgende Begebenheit doch Fragen auf, aus denen wiederum viele Impulse entstanden, die eine tiefe Veränderung in mir in Gang setzten.

Es ist ein Tag mit drückender Schwüle. Die Luft liegt wie Blei über den Wiesen, und jeder Atemzug kostet Mühe. Am Abend kündigt der aufgeregte Gesang einer Amsel ein Gewitter an. Kurz darauf wird es so still, als halte die Welt den Atem an. Der Wind, die Vögel und die Insekten verstummen. Die Hunde, mit denen ich lebe, trappeln unruhig im Hof umher und hecheln mit zurückgezogenen Lefzen. Ich gehe hinaus, um ihnen Beistand zu leisten, und öffne die Scheune, damit wir dort Schutz suchen können.

Während sich neun der Hunde sofort in den Raum drängen, irrt die scheue Hündin Alma weiter herum. Immer wieder erscheint ihr Kopf in der geöffneten Tür, doch bei meinem An-

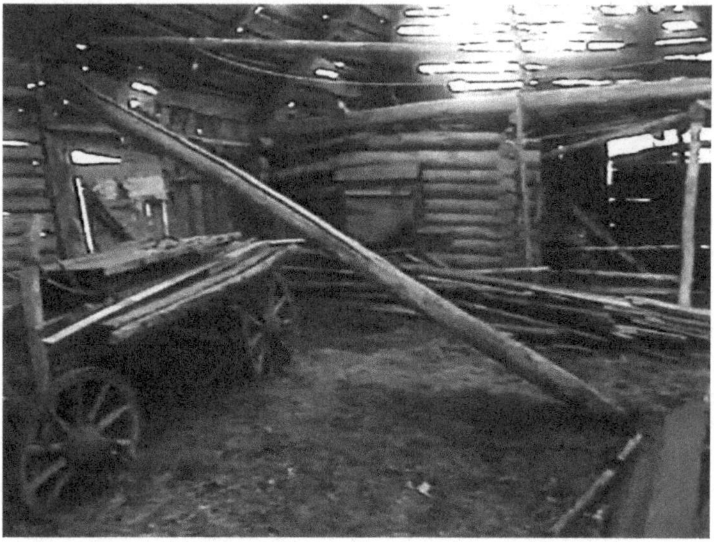

Scheune in Lipowka

blick springt sie sogleich zurück. Ihre panische Angst vor Menschen bringt uns beide in einen Zwiespalt, denn ich kann mich ja nicht entfernen, weil die anderen Hunde mich brauchen und sich angstvoll an mich drängen. Ich weiß nicht, was Alma mit menschlichen Wesen erlebt hat, aber offensichtlich will sie auf keinen Fall mit ihnen in einem geschlossenen Raum sein. Ich kann nichts anderes tun, als mich vollkommen ruhig zu verhalten und sie nicht anzusprechen, denn eine direkte Kontaktaufnahme würde sie noch mehr ängstigen.

Plötzlich kommt Wind auf und lässt die Blätter der riesigen Silberweide vor dem Haus rauschen. *Schhhhhhh, schhhhhhh ...* In den Ritzen der Scheunenwände wird er zu einem pfeifenden Heulen. Regen geht wasserfallartig nieder, als hätte der Himmel alle Schleusen geöffnet. Alma steht pitschnass in der Tür und hat ihre Rute unter den Bauch geklemmt. Mit weit aufgerissenen Augen sieht sie auf die Hunde, die sich eng um mich versammelt haben. Doch trotz dieser Demonstration von Vertrauen kann sie sich noch immer nicht entschließen hereinzukommen. Erst der gewaltige Kracher eines Donnerschlages bringt sie dazu, mit großen Sätzen herein und zwischen die Holzräder eines alten Fuhrwerkes zu springen. Dort drückt sie sich platt auf den Boden und erstarrt.

Die ersten Blitze zucken gespenstisch durch den Raum, und ich gehe zur Tür, um sie zu schließen. Die Hunde schieben und schubsen sich gegenseitig, um möglichst nah bei mir zu bleiben, sodass ich beim Gehen fast stolpere. Einige zittern und hecheln stark. Um diesen neun schutzsuchenden Leibern mehr Fläche zu bieten, lege ich mich rücklings auf den heubedeckten Boden. Wanja, Husar und Anton verteilen sich zu meiner linken Seite, während sich rechts die Hunde Milyi, Laska und Wasja an mich heranpressen. Der zierliche Bambino ist auf meinen Bauch gesprungen und hat sich dort zusammengerollt. Meine Schienbeine werden von Felix beschwert, der sich leise winselnd zwischen den anderen Hunden durchgezwängt hat, um diesen Platz zu ergattern. Die alte Baba steht genau hinter meinem Kopf, und ihre blinden Augen starren uns an. Es gelingt mir, meinen rechten Arm wieder unter den anderen Hunden hervorzuziehen, ihn über meinen Kopf zu beugen und Baba sanft zu berühren. Sie leckt kurz meine Hand, wie um mir zu antworten, und drängt dann, ehe ich es verhindern kann, über meine Schulter auf meine Brust. Dort presst sich die kleine Hündin fest auf mich.

So eingepackt zwischen all diesen Hundeleibern kann ich mich nicht mehr rühren und bekomme wenig Luft. Noch bevor ich darüber nachdenken kann, wie ich meine Lage etwas verbessere, empfinde ich unvermittelt ein diffuses Gefühl von Bedrohung. Ich spüre eine starke Beklemmung in meinem Brustraum. Sie fühlt sich beängstigend an, und eine Welle von

Panik geht durch mich hindurch. Mein Hals verschließt sich. Ich fühle mich wie begraben unter all den Hunden. Der Drang, sie wegzustoßen, wird überwältigend groß. Ich kann ihm nur widerstehen, weil auch sie so große Angst haben und ich mich für ihren Schutz verantwortlich fühle. Dann lähmt die Panik mich. Wie einer Fremden lausche ich dem saugenden Atemgeräusch, das aus der noch verbleibenden Öffnung meiner Kehle kommt. Veränderung ist jetzt nicht mehr möglich. Ich kann mich einfach nicht mehr bewegen.

Unvermittelt schießt ein heftiges Stechen in meine Hände, so als hätte ich eine Hochspannungsleitung berührt. Die prickelnde Ladung breitet sich rasant in meinem ganzen Körper aus, und der plötzliche Überdruck fühlt sich so heftig an, dass ich meine, mich übergeben zu müssen.

Eine Berührung an meinem Arm und etwas Nasses an meinem Kinn stoppen diese Körperreaktion. Es braucht einen Moment, bis ich mich wieder orientieren kann. Als ich die Augen aufschlage, sehe ich Wanja mit der Pfote immer wieder an meinen Unterarm stupsen. Er sieht mich mit einem eigenartig dringlichen Blick an. Die blinde Baba massiert mit der Zunge eifrig mein Kinn. Die anderen Hunde betrachten mich aufmerksam oder beunruhigt. Einige sind aufgesprungen und stehen dicht neben meinem Kopf, andere sitzen abwartend ein wenig entfernt. Mein Beistand für die Hunde hat sich offenbar in einen Beistand von ihnen für mich gewandelt.

Die Gewittergeräusche sind nur noch schwach hörbar. Einzig der Regen trommelt gleichmäßig und beruhigend auf das Scheunendach. Ich bekomme langsam wieder Luft und atme erleichtert die vertraute Nähe der Hunde ein. Noch immer eingekeilt zwischen ihren Leibern könnte ich mich nun vorsichtig befreien, doch zu meiner Verwunderung spüre ich keine Beklemmung mehr. Im Gegenteil. Ein Gefühl tiefer Geborgenheit kriecht in mich hinein und füllt mich aus, so als würden sich meine Körperzellen für einen Eindruck öffnen, auf den sie schon immer gewartet haben. Ich verschmelze mit den Hunden zu einem Wesen und spüre nicht mehr, wo ich anfange und ende. Das ruft ein tiefes Staunen in mir hervor. Noch nie empfand ich so viel Sicherheit, Gehaltensein und Frieden wie gerade jetzt. Diese Erfahrung soll von nun an in jeder künftigen Begegnung mit Hunden mitschwingen und mich ihnen tief im Herzen vertrauen lassen.

Doch wie kann es sein, dass ich noch wenige Minuten zuvor durch ihre körperliche Nähe so in Panik geraten bin?

Das Bild einer Zeichnung blendet sich ein, die ich einmal als Kind gemalt habe. Es zeigt die psychisch empfundene Wahrheit meiner Kindheit, die ich verdrängt habe.

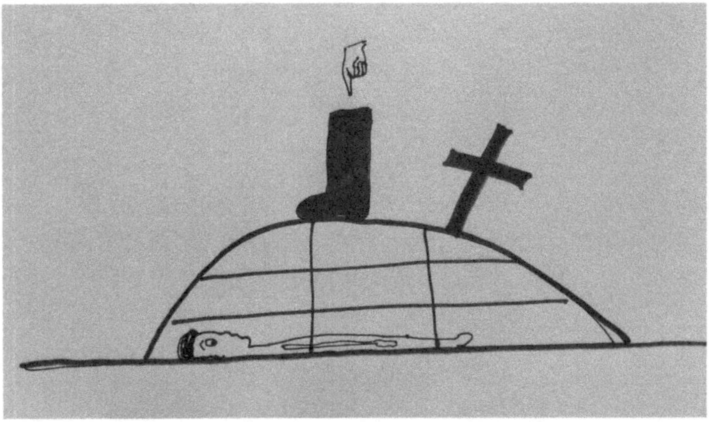

Zeichnung Maja, 6 Jahre

Ich liege unter einem Grabhügel, kenntlich gemacht durch ein Kreuz. Auf ihm steht ein großer schwarzer Stiefel, und ein Zeigefinger deutet auf diesen wie auf die Ursache meiner Beerdigung. Der Stiefel selbst macht den Eindruck, als trampele er unerbittlich auf mir herum. Ein Gitter an der Seite des Grabes scheint mich davor zu beschützen, dass diese äußere Gewalt in das Grab eindringen kann, sperrt mich jedoch auch selbst ein. Ich liege darin mit angelegten Armen, flach wie ein Brett und sehe, die Luft anhaltend, angstvoll und entsetzt nach oben. Diese Sequenz erinnert mich an Alma, die vorhin genauso platt gedrückt auf dem Boden unter dem Fuhrwerk erstarrte. Selbst ihre Panik erkenne ich in mir wieder. Erstaunt begreife ich, dass es dieses Kind in mir offenbar noch immer gibt und es in Angst und Schrecken geraten kann, wenn man ihm zu nahe kommt. Doch wo versteckt es sich im Alltag? Wo ist es so lange gewesen?

Und die dringlichste Frage: Wenn ich mich als Kind unter diesem Erdhügel in Sicherheit gebracht habe, wer eigentlich lebt mein Leben außerhalb davon?

Entwurzelt

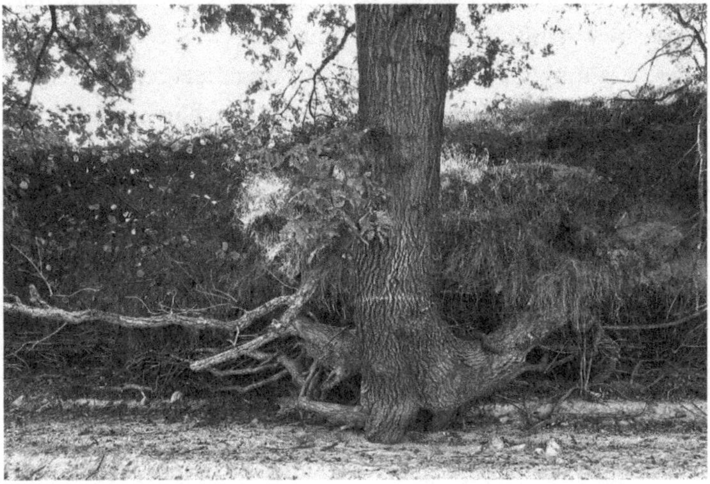

Ein Baum, der teilweise entwurzelt ist, wird instabil, und seine losgelösten Wurzeln können keine Nährstoffe mehr beziehen.

Mit einem Trauma verhält es sich ähnlich. Etwas in uns wird entwurzelt und ist nicht mehr mit der Seele verbunden. Diese isolierten Anteile sind dadurch auch nicht weiter von Lebensfreude, Vertrauen, Mitgefühl, Mut, Willen, Liebe und Zuversicht beseelt. Ihnen fehlt diese Versorgung, und eine schmerzhafte Leere entsteht. Auch wenn es keinen Wirkstoff gibt, der diesen (teilweisen) Seelenverlust ersetzen könnte, versuchen wir uns dennoch mit unzähligen Suchtmitteln zu (er)füllen. Essen, TV, Computer- und Smartphone, Alkohol und Drogen sind nur einige davon.

Ich selbst habe zweiundzwanzig Jahre lang den Rauch von Zigaretten inhaliert, um mich zu beruhigen, anzuregen, zu funktionieren und für einen Moment innerlich zu beheimaten. Dazu brauchte ich in diesen zweihundertvierundsechzig Monaten im Durchschnitt täglich dreißig Zigaretten, also 237.600 insgesamt. Die besänftigende Wirkung des Nikotins, die nach nur sieben Sekunden das Gehirn erreicht, ermöglichte es mir, nett zu bleiben, Dinge auszuhalten und mir etwas vorzumachen. Alles, was mir zu viel wurde, mich traurig machte, schmerzte, ängstigte, wütend stimmte und zutiefst beschämte, versuchte ich wegzurauchen.

Bereits als Kind fällt mir auf, dass ich häufig Worte sage, die das Gegenteil von dem ausdrücken, was ich fühle. So kann ich aussprechen: »Ja, es hat Spaß gemacht«, obwohl mein Körper starr vor Angst ist. Oder: »Du bist die liebste Mama der Welt!« – und eine bleierne Schwere liegt auf meiner Brust. Besonders im Umgang mit meiner Mutter beginne ich, Details auszulassen, die ihr vielleicht Angst, Wut, Scham oder Trauer bereiten könnten, weil die Folgen, die sich daraus ergeben, selten angenehm sind. Ihre Angst lähmt auch mich, ihre Wut reißt mich in einen Abgrund, ihre Scham beschämt mich, und ihre Trauer erfüllt mich mit Verzweiflung. Jede alarmierende Regung in ihrem Gesicht, jedes winzige, irritierte Blinzeln genügt, und ich wechsele die Erzählrichtung.

»Heute im Wald habe ich einen Eichenbaum mit einem Gesicht gesehen. Er steht hinter den vielen kleinen Birken ...« Die Augen meiner Mutter weiten sich, denn ich verrate durch den Standort der Birken, dass ich unerlaubterweise tief im Unterholz gewesen bin. »... und man sieht ihn schon von Weitem, man muss gar nicht den Weg verlassen«, wandele ich meinen Bericht ab.

Mutter hasst es, wenn ich nicht die Wahrheit sage. In einer beängstigenden Verbissenheit verfolgt sie jede meiner Lügen, bis sie bloßgestellt ist. In diesem Fall geht sie mit mir noch am selben Tag zu der beschriebenen Stelle, weist vom Wegrand aus wortlos auf die dichten Sträucher, die sogar die Sicht auf die weit entfernten Birken versperren, geschweige denn einen Blick auf den Großvaterbaum ermöglichen, der noch dahinter steht. Den restlichen Tag über schweigt Mutter in einer Weise, als habe ich ihr eine weitere Lebenslast aufgebürdet. Es erzeugt ein Gefühl von Ausweglosigkeit in mir, die Abenteuer, die ich liebe, für ein Vergehen halten zu müssen. Mein Bedürfnis, Mutter zu schonen, kollidiert immer wieder mit dem Wunsch, mich ganz spontan auszudrücken.

Meine damals sehr junge Großmutter empfing Mutter 1938 unehelich. Zu dieser Zeit wurden Frauen dafür aus der Gesellschaft ausgeschlossen. Zudem hinkte Großmutter wegen einer nicht ausgeheilten Kinderlähmung und wurde bereits dafür gehänselt. Auch meine Urgroßeltern drängten auf die Abgabe des Kindes, das meine Mutter war. In einer Nacht-und-Nebel-Aktion übergab Großmutter ihr Baby der jüngeren Schwester meines Großvaters. Dessen Familie lebte auf dem Land in der Altmark. Mein Großvater fiel kurz darauf im Krieg.

Mutter wuchs auf dem Land auf, wissend, dass sie weggegeben worden war. »Ich war immer das fünfte Rad am Wagen« ist einer ihrer Standardsätze. Aus diesen Erfahrungen heraus entstammt vielleicht ihre Schlussfolgerung, sie müsse sich stets unglaubliche Mühe geben, um nach außen hin in allem perfekt zu wirken und sich nichts zuschulden kommen zu lassen. Es ist, als bezahle sie damit die Eintrittskarte in eine Welt, zu der sie sich sonst nicht zugehörig fühlt. Doch Mutter bezahlt sie jeden Tag neu, mit unermüdlichem Fleiß und großer Aufopferung. Es bleibt selten Raum für Muße, für entspannte Freude oder Genuss.

Im Rahmen ihrer Möglichkeiten versucht Mutter alles, um

mir eine gute Kindheit zu geben. Ich glaube, sie ist selbst bestürzt über ihre impulsiven Ausbrüche, die sich oft wie ein Abgrund unter ihr und mir auftun. Wenn sie mich als Kind schlägt, ist es, als schlüge sie auf etwas ein, das sie einfach nicht ertragen kann. Besonders versetzt es sie in Angst, wenn ich etwas tue, das aus der Reihe fällt und worüber andere negativ sprechen könnten. Für Mutter bedeutet, in der Masse unterzugehen, ein Gefühl von Sicherheit. So berühre ich als Kind offenbar viele Ängste in ihr mit meinen spontanen Ideen, die im Minutentakt aus mir herauskommen.

Mutter klagt häufig darüber, dass Vater das wenige Geld stets für teure Klamotten durchbringt, mit denen er zu glänzen sucht. Aus diesem Grund leben wir in meinen ersten Lebensjahren mit Möbeln vom Sperrmüll, für die sich Mutter so schämt, dass uns niemand besuchen darf. Mutter kümmert sich um den Haushalt, geht arbeiten, versorgt mich, versorgt meinen Vater und malert oft zusätzlich an den Wochenenden bei fremden Leuten, um uns über Wasser zu halten.

In dem Wunsch, sie zu unterstützen, will ich dem Beispiel eines Jungen aus einem gerade gesehenen Film folgen. Er hielt darin seine arme Familie mit Schuheputzen über Wasser. Mit meinen sechs Jahren kann ich nicht wissen, dass diese Tätigkeit nicht unbedingt übertragbar auf den sozialistischen Alltag ist. Ich spüre einfach eine tiefe Begeisterung, putze ich doch bereits die Schuhe für die ganze Familie und bin sozusagen Profi. Ich trage einen Stuhl, einen Hocker und unser gesamtes Schuhputzzeug die Treppen des Mietshauses hinunter und baue alles im Hinterhof auf. Mutter ist noch nicht von der Arbeit zurückgekehrt, und ich hoffe, sie käme auch nicht auf die Idee, mich im Hof zu suchen, weil ich sonst immer im Wald bin. Mit großem Stolz stelle ich ein handgemaltes Schild vor meine Schuhputzstation: *Schuhputzen für 1 Mark.* Dann setze ich mich auf den Hocker, der zum Abstellen der Füße vorgesehen ist, und warte. Lange geschieht nichts, und ich vertreibe mir die Zeit mit dem Beobachten zweier Spatzeneltern, die laut tschilpend aus einem breiten Spalt der maroden Häuserfassade fliegen, um nach kurzer Zeit wieder zurückzukehren. Zwischendurch fällt mein Blick immer wieder sehnsüchtig auf die Haustür, durch die sicher gleich ein Bewohner kommen wird, um seinen Müll wegzutragen oder etwas in den hinteren Garagen zu erledigen. Mein Herz klopft vor Freude und Begeisterung bis zum Hals bei der Vorstellung, Mutter am Abend Geld geben zu können, damit sie sich keine Sorgen mehr machen muss.

Eine Gardine im Hochparterre schiebt sich zur Seite, und das Gesicht eines Mannes taucht auf. Er öffnet das Fenster und fragt mit argwöhnisch zusammengekniffenen Augen: »Was treibst du denn hier?«

Ich recke meine magere Brust heraus und sage mit stolz erhobenem Kopf: »Ich putze Schuhe. Und es kostet nur eine Mark.« Dabei weise ich einladend auf den Stuhl hinter mir.

Der Mann schließt das Fenster, zieht die Gardine zurück, und ich mache mich bereit in der Annahme, er käme jetzt zu mir und ich könne seine Schuhe putzen. Ich habe den Lappen bereits in der Hand und wedele ihn ungeduldig durch die Luft. Warum dauert es so lange? Sucht er vielleicht ganz viele Schuhe zusammen? Das wäre toll. Ich würde dann mehrere Mark auf einmal verdienen! Wie würde Mutter überrascht sein!

Vor Schreck und Erstaunen fahre ich jäh zusammen, als sich die Haustür öffnet und der Mann gefolgt von meiner Mutter in den Hof kommt, die mit heller, aufgeregter Stimme seine Beschimpfungen zu beschwichtigen sucht. »Sie ist doch noch ein Kind …«

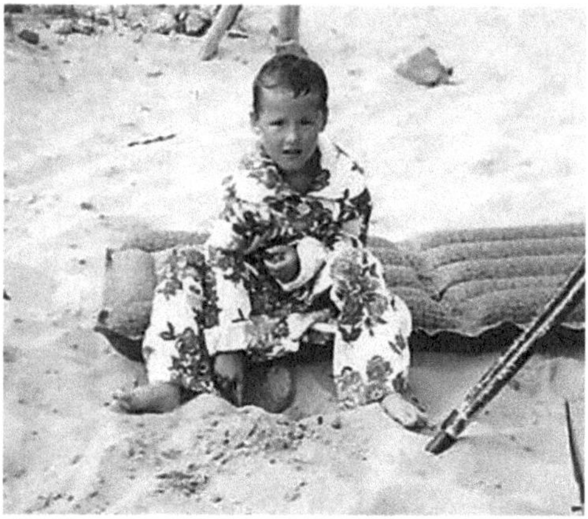

Maja, 6 Jahre

»Eben, Kinderarbeit. Sind wir hier im Kapitalismus?! Wo leben wir denn. Ich werde Sie der Partei melden!«

»Aber ich habe es doch gar nicht gewusst …« Ein Flehen ist in die Stimme meiner Mutter getreten.

»Sie sind die Erziehungsberechtigte, Sie müssen Bescheid wissen und das unterbinden! So etwas darf nicht passieren!«

Instinktiv kauere ich mich zusammen und halte die Luft an, wie um mich unsichtbar zu machen. Es ist mir unbegreiflich, dass meine gut gemeinte Idee für eine solche Reaktion sorgt, und ich hoffte auf den Wider- und Beistand meiner Mutter. Diese reißt mich mit hochrotem Gesicht vom Hocker hoch, weist mit einem auffordernden Nicken darauf und schnappt sich überhastet und fahrig den Stuhl und das Schuhputzzeug. Ich folge ihr mit dem Hocker in unsere Wohnung. Dort versucht sie, sich zu beruhigen. Ihre zitternden Hände umkrampfen den Stuhl, ihr Blick irrt hilflos umher, und ihre Todesangst, ausgelöst durch den Tadel und die harsche Beurteilung des Mannes, steht wie eine flirrende Säule zwischen ihr und mir. Es ist offenbar lebensgefährlich, etwas zu tun, das anderen nicht gefällt.

Bei einem Ereignis in der Schule wird diese Annahme für mich zur Gewissheit. Man kann andere mit dem eigenen Verhalten nicht nur verärgern, sondern auch abstoßen und Gefahr laufen, nicht mehr dazuzugehören.

In einer Pause erzähle ich meinen Mitschülern und Mitschülerinnen von einer Filmszene aus einem Indianerfilm[3] und reite dazu auf einem imaginären Pferd durch das Klassenzimmer. Begeistert schwinge ich ein unsichtbares Lasso, um ein ebenso unsichtbares wildes Pferd einzufangen. Weil ich die Figur in diesem Moment nicht nur nachspiele, sondern bin, fühle ich mich innerlich frei, verwegen und wunderbar. Auch auf den Gesichtern der anderen spiegelt sich so etwas wie Faszination über die verkörperte Wildheit des Indianers wider. Dann taucht das Gesicht der Biologielehrerin plötzlich vor mir auf, und ich strahle ihr erfüllt von Lebendigkeit und Freude entgegen.

Mit einem angewiderten Gesichtsausdruck, der wie Gift in mich eindringt, sagt sie: »Iiieh, das ist wirklich eklig, wie du dich als Mädchen benimmst.«

Die anderen Kinder senken erschrocken den Blick, so als liefen auch sie Gefahr, getadelt zu werden, wenn sie mich weiter anblicken.

Je älter ich werde, umso mehr versuche ich, mein Verhalten in der Öffentlichkeit zu kontrollieren. Erste Steifheit zieht in meinen quirligen, lebensfrohen Körper ein. Es ist, als hätte ich

3 Die im Text reproduzierte Stereotypisierung von Native Americans im kindlichen Spiel spiegelt nicht die Weltanschauung des Verlages wider, ist jedoch wichtig für die Ausführungen unserer Autorin über ihre Kindheit. In Anlehnung an die Ausführungen des Native American Association of Germany e. V. möchten wir auf die Verwendung des Indianer-Begriffs nicht verzichten, aber auf einen sensiblen Umgang damit hinweisen hinsichtlich der Weiterverbreitung von Stereotypen.

meinem besten Freund die Hand entzogen und könne ihn nicht mehr richtig spüren. Da all diese Entwicklungen schleichend stattfinden, bemerke ich das Ausmaß meiner Entfremdung erst mit dreißig Jahren im russischen Dörfchen Lipowka.

Es beginnt damit, dass eine meiner Kontaktlinsen kaputtgeht. Gleich nach der Wende habe ich mir weiche Kontaktlinsen gekauft, denn die harten, die es in Ostdeutschland gegeben hatte, vertrug ich nicht. Obwohl auch diese beim ersten zweistündigen Probelaufen stark drücken, habe ich das Empfinden, endlich den Makel einer gehänselten Brillenschlange los zu sein. Ich fühle mich fantastisch und lerne die Toiletten fast jeden Restaurants um den Optiker herum kennen. Ich kann mich einfach nicht sattsehen an meinem befreiten Gesicht. Mein Selbstvertrauen steigt – wie ich glaube.

Die in Lipowka verbliebenen Großmütter und Großväter sehen mich deshalb nie mit Brille. Als die Jahreslinse kaputt geht und ich auf das ungeliebte Brillengestell zurückgreifen muss, erwartet ein sehr kindlicher Teil in mir, dass nun die Abwertungen von Neuem begännen.

Als ich draußen dem ersten Bauern begegne, senke ich den Kopf und registriere seinen verwunderten Gruß, den ich natürlich auf meine Brille beziehe.

Die nächste Babuschka hält mich an und fragt besorgt: »Majotschka, was ist denn mit dir? Du siehst so blass aus. Willst du etwas Milch?« (Milch ist für die Großmütter ein Allheilmittel, so wie es für die Großväter der Wodka ist.)

Benommen schüttele ich den Kopf und gehe mit den Hunden weiter, bis Baba Pascha mich anruft: »Kannst du mir helfen, das Heu nach oben zu bringen?« Dabei weist sie auf einen Heuhaufen vor ihrer Scheune und nach oben zum Speicher.

Erleichtert, dass sie mich nicht auf meine Veränderung anspricht, reiche ich ihr mit der Heugabel die großen Packen nach oben. Danach möchte ich verschwinden, doch Pascha sagt einladend: »So, jetzt können wir einen Tee trinken.«

Ich lehne ab, wohl, damit sie mich nicht in Ruhe begutachten kann, doch Pascha wendet das Blatt in der ihr eigenen Art: »Du kannst erst Tee trinken und dann gehen.«

»Ich habe heute nicht so viel Zeit«, versuche ich weiter zu entkommen.

»Zum Teetrinken ist immer Zeit.« Die Bestimmtheit in Paschas Stimme zeigt an, dass die Diskussion für sie beendet ist.

Innerlich angespannt sitze ich auf ihrem Sofa und warte auf die erste Bemerkung zu meiner Veränderung. Sie schaut mich mit ihren warmen, dunklen Augen vertrauensvoll an und sagt: »Siehst du meine Kleine, Tee trinken ist immer schön.«

Ich frage Pascha, ob sie gar nicht bemerkt hätte, dass ich ganz anders aussehe als vorher. Sie betrachtet mich überrascht und sagt: »Aber was ist denn an dir anders, du hast doch nur eine Brille auf?«

Ich bin mir sicher, dass Pascha nicht verstehen würde, welche Ängste in mir sind, und ich wage auch nicht, jemandem davon zu erzählen.

Nach außen gebe ich mich wie eine Person, die unbefangen ist, fröhlich und mutig. Niemand kommt auf die Idee, wie viel Unsicherheit, Angst und Selbstzweifel in mir leben. Am wenigsten ich selbst.

Durch dieses Erlebnis wird mir bewusst, dass etwas mit meinem Selbstbild nicht stimmen kann.

Die Angst der Hunde vor dem Gewitter hat mich wie auf einer Welle mitgenommen und einen Damm an Ängsten in mir aufgebrochen. Ich komme wieder in Kontakt mit dem Gefühl der Enge und des inneren Begrabenseins. Ich habe eine Heidenangst davor, mich diesem Kind in mir zu nähern und es in mein

Leben zu lassen. Die Person, die ich zu meinem Schutz erschaffen habe, die alle kennen und auf die ich mich bisher immer verlassen konnte – müsste beiseitetreten. Die Vorstellung, mich vor aller Augen von einer vermeintlich unbefangenen, kompetenten Person vielleicht in eine Versagerin zu verwandeln, löst Panik in mir aus. Mir ist, als müsse ich mich von einer hohen Klippe stürzen, ohne zu wissen, ob unten ein Netz ist, das mich auffängt. Doch ich muss springen, wenn ich mich wieder verwurzeln will.

Verwurzelt

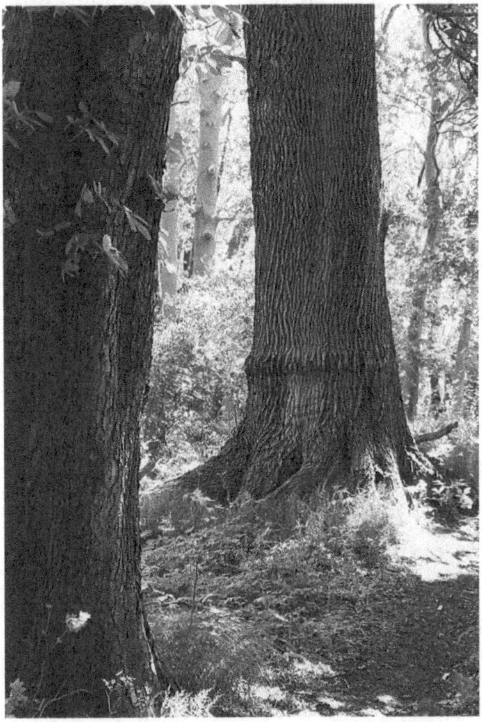

In meiner Kindheit gibt es drei Inseln, die mich tragen. Eine Parallelwelt, die ich mir mit Spielzeugindianern erschaffe, tiefe Begegnungen mit Tieren und hohe Fieberschübe, in denen ich Wundersames erlebe.

Mit meinen Indianerfiguren stelle ich Menschen und Ereignisse aus dem Alltag nach. Während das reale Leben um mich herum sehr schnell aufeinanderfolgt und für mich oft nicht nachvollziehbar ist, kann ich es im Nachspiel anhalten, wo ich will, und an bestimmte Situationen wie mit einer Lupe heranfahren.[4]

Eines Tages kommt Mutter in einer Pause auf den Schulhof, öffnet ihre Tasche und schenkt mir einen Indianerhäuptling. Entspannt und würdevoll steht er auf einem kleinen Gummipodest, und eine Friedenspfeife liegt in seiner linken Armbeuge. Mit der rechten Hand umfasst er einen langen Zeremoniestab, an dem ein rundes Schild mit einer weißen Taube befestigt ist. Während er unter der Schulbank in meinen Händen liegt und ich ihn betrachte, wird es immer stiller in mir. Es ist, als erinnere ich mich durch ihn an etwas, das größer ist als ich selbst und die Menschen um mich herum. Doch ich kann nicht sagen, was – ich fühle es nur im Herzen, das sticht und sich weitet und eine große Sehnsucht verströmt.

Noch immer gefangen von diesem Eindruck, gehe ich in sehr feierlicher Stimmung nach Hause. »Das ist Weiße Feder«, stelle ich meinem Indianerstamm den neuen Häuptling vor. Unter all den Figuren, die ich mit einem eigenen Charakter ausgestattet habe, tritt ebenfalls Stille ein. Es fühlt sich an, als stehe die Zeit still.

Ich platziere Weiße Feder in die Mitte des Indianerdorfes, das begrenzt ist von angemalten Kartonhäuschen und Tipis aus Taschentüchern und Zweigen. Seine erste Ansprache hinterlässt einen tiefen Eindruck in mir: »Brüder und Schwestern, es wird euch kein Leid mehr geschehen, ich bin jetzt da. Ich verkünde Frieden und Liebe. Niemand muss mehr Angst haben. Howgh, ich habe gesprochen.«

4 Im Wesentlichen bildete diese kindliche Form, das Leben zu verstehen, wohl auch den Einstieg für die Aufstellungsarbeit, die ich heute als vielfältiges Werkzeug in meiner therapeutischen Begleitung verwende.

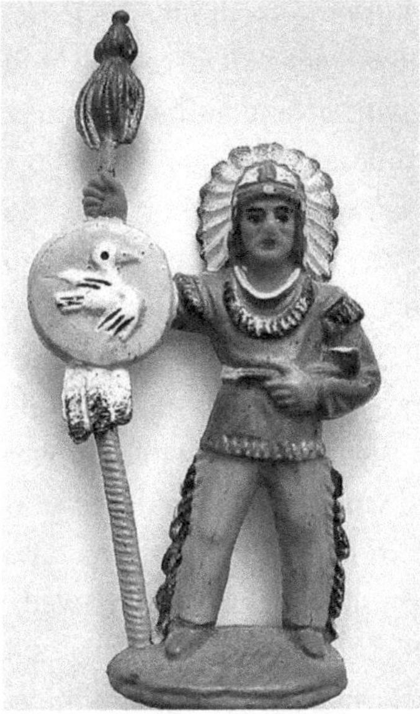

Häuptling »Weiße Feder«

Während er mit meiner Stimme redet, spüre ich eine sehr ruhige, kraftvolle Präsenz in mir, die meine tief empfundene Ohnmacht aufhebt.

Der Zauber, der durch Weiße Feder geschieht, verändert etwas in meinem Kinderleben. Ich kann mich durch ihn in ein Gefühl begeben, das mich trägt und in dem ich vollkommen angstfrei bin.

Die Begegnungen mit Tieren sind meine zweite Seeleninsel. Tiere spiegeln mich auf eine Weise wider, als wären sie mit mir einverstanden, so wie ich bin. Sie tadeln nicht, sie loben nicht. Wir sind einfach zusammen. Das ist eine ungewohnte Erfahrung, die ich mit Menschen nicht habe.

Viele Sommerferien verbringe ich auf dem Hof meiner altmärkischen Verwandtschaft und sitze oft stundenlang bei den Schweinen. Ihre leisen grunzenden Töne und die schmatzenden Berührungen ihrer weichen Rüssel entspannen mich. Besonders Willi, der Eber, strahlt eine solche Gelassenheit und Kraft aus, dass ich mich nur in seiner Nähe aufhalten muss, um zur Ruhe zu kommen. Oft erzähle ich ihm von meinen Sorgen und Ideen und lege mich an seinen riesigen Körper, wenn er schläft. Ich komme verdreckt und stinkend aus dem Stall und soll die Sachen wechseln, bevor ich ins Haus komme. So ziehe ich mich jedes Mal im Stall um, doch ich nehme weder den Dreck noch den Gestank wahr – nur die Geborgenheit, die ich neben meinem Freund spüre. Wenn ich Willis Blick länger begegne, empfinde ich ein Gefühl von tiefer Vertrautheit und Freude. Mein Herz weitet sich, wird heiß, und ich spüre, dass dieses Gefühl Liebe ist – auch wenn ich nichts darüber weiß. Den Erwachsenen erzähle ich nicht davon. Ich fürchte, sie könnten mir diese Liebe lächerlich machen. Dennoch nimmt meine sonst eher nüchtern denkende Tante die Verbindung, die ich zu Willi habe, offenbar wahr.

»Kannst du mal oben in unserer Schlafstube warten?«, bittet sie mich eines Tages und stottert eine Ausrede zusammen, die ich nicht verstehe. Sie zieht mich am Arm in ihre Dachschlafstube, und ich bin so verblüfft über das Ganze, dass ich reglos verharre, bis ich höre, wie sie von außen den Schlüssel in der Tür umdreht. Irgendetwas ist faul, das ist nun klar. Laut rufend rüttele ich an der verschlossenen Zimmertür. Dann übertönen Willis hohe quiekende Schreie meine Rufe um ein Vielfaches. Seine Todesangst ist deutlich zu hören. Es ist, als bliebe mein Herz stehen. Ich stürze an das Fenster und sehe meine Tante mit drei anderen Bauern aus der Nachbarschaft im Hof herumlaufen. Sie haben Mistforken in der Hand und fuchteln wild herum, um Willi in eine Ecke des Hofes zu drängen. Obwohl ich noch nie dabei gewesen bin, wenn ein Schwein geschlachtet wird, weiß ich instinktiv, dass genau dies ihre Absicht ist.

Ich reiße das Fenster auf und brülle: »Aufhören! Das dürft ihr nicht tun! Willi ist mein Freund!«

Irritiert von dieser Störung ruft meine Tante zur Seite weg: »Mach das Fenster zu! Geh! Stör jetzt nicht!«

Außer mir vor Sorge schätze ich die Höhe bis nach unten ab, begreife jedoch, dass ich mir bei einem Sprung alle Knochen brechen könnte. Während die Erwachsenen ihre Aufmerksamkeit wieder auf Willi gerichtet haben und aufgeregt rufen: »Lass ihn nicht aus der Ecke! Mist. Du musst ihm den Weg versperren!«, fällt mein Blick auf das Fallrohr der Regenrinne, das unten im Hof über einer Regentonne endet. Ohne zu zögern, steige ich auf das Fensterbrett, hangele mit einem Arm nach einer Rohrschelle, um mich festzuhalten, springe, den anderen Arm nach vorn werfend, an das Fallrohr und klammere mich an ihm fest. So schnell ich kann, rutsche ich daran herunter bis auf den Rand der Regentonne und dann auf den Boden. An den überraschten Gesichtern der Erwachsenen sehe ich, dass sie meine Aktion nicht erwartet haben. Meine Tante blickt irritiert von Willi zu mir, und ich spüre ihren Zwiespalt.

Erhitzt pflanze ich mich vor ihr auf und sage mit Grabesstimme: »Wenn du das tust, spreche ich nie wieder mit dir!«

Sie stöhnt, wischt sich mit einer Hand den Schweiß von der Stirn, und ich spüre den Ruck, der durch sie hindurchgeht, als sie sagt: »Marsch jetzt, geh rein, aber schnell, jedes Schwein muss einmal sterben, das weißt du. Du bist hier bei Bauern.«

Willi, dem diese Aktion eine kurze Verschnaufpause verschafft, steht schwer atmend eingekreist auf dem Hof. Ich begegne seinem Blick und spüre, dass wir gegenseitig unsere tiefe Verzweiflung wahrnehmen. Überrascht erlebe ich wieder einen Moment vollkommener Stille. Es ist, als erschaffe die Überwältigung für uns einen Ort, an dem Frieden ist. Bis heute hat es etwas Tröstliches für mich, dass Willis letzter Moment friedvoll war, bevor ihn ein Bauer von hinten betäubte.

Das braun-weiße Pferd steht inmitten einer Kuhherde auf der Weide. Ich setze mich auf den obersten Balken der Koppel, kaue auf einem Grashalm und beobachte es. Auch das Pferd mustert mich neugierig aus der Ferne. Dann nähert es sich. Es ist meine erste Begegnung mit einem so großen Tier, doch ich verspüre keine Angst. Es blickt mich mit warmen Augen an, und ich empfinde seine Freundlichkeit mit meinem ganzen Körper. Sein Maul und seine Nüstern beginnen schnuppernd über mein Gesicht zu streifen. Dies ist eine der sanftesten Liebkosungen, die ich bis dahin erfahren habe. Seine Haut ist von so einer Zartheit und hat einen so wohligen Duft, dass ich tief überrascht bin von diesem neuen Eindruck einer Berührung. Ein Gefühl von stiller Freude und Weichheit durchströmt meinen ganzen siebenjährigen Körper. Ich steige auf den obersten Balken des Koppelzaunes und klettere auf den Rücken des Pferdes. Er ist so breit, dass ich meine Beine nicht darüber grätschen kann. Also lege ich mich lang hin und grabe meinen Kopf in seine erdig duftende Mähne. Während das Pferd weitergrast, erlebe ich Wunderbares auf seinem Rücken. Ich bin ein kühnes und furchtloses Indianermädchen und schütze meinen Stamm vor Angriffen. Ich male mir diese Szenen bis ins kleinste Detail aus und spüre meinen wilden Ritt auf dem Pferd, den Wind, der mir durch die Haare streift, die wendige Kraft, die in meinem Körper ist. Obwohl ich ganz still liege, atme ich schneller durch die Abenteuer, die ich erlebe.

Freudig schwinge ich ab jetzt einen Beutel mit Diebesgut in der Luft, wenn ich das Pferd besuche. »Ich habe Zwiiiiieback!«, rufe ich schon von weitem, oder: »Mööööhren!« – oder irgendetwas anderes, das ich aus den Vorräten meiner Verwandtschaft ergattern kann. Das Pferd wartet dann bereits an der mir zugewandten Seite der Koppel und wiehert leise mit gesenktem Kopf.

Am zehnten Tag reagiert das Pferd nicht und liegt wie tot ungefähr dreihundert Meter vom Koppelzaun entfernt auf der Wiese. Die Kühe, mit denen es zusammen auf der Weide steht, grasen, ohne Beunruhigung zu zeigen. Ich klettere durch die Koppel hindurch und renne schreiend auf meinen Freund zu. Dabei wedele ich wild mit den Armen und bin außer mir vor Angst. Das Pferd hebt den Kopf, springt auf und stößt einen tiefen schnorchelnden Laut aus, der wie eine Warnung klingt. Irritiert bleibe ich stehen und folge seinem Blick. Es sieht hin zur Kuhherde, die sich gerade hinter einem riesigen Bullen formiert.

Dieser hat den Kopf gesenkt, prustet aus und rennt los. Ein Teil der Herde folgt. Das Stampfen ihrer Hufe klingt in meinen Ohren wie das Büffelgetrappel aus den Indianerfilmen, die ich so liebe. Nur ist dies kein Film – es geschieht tatsächlich.

Die Angst befreit mich aus diesem Moment des Schreckens, und ich laufe, so schnell mich meine Beine tragen, auf eine kleine Koppel mitten auf der Weide zu, die wohl zum Isolieren von Tieren dient. In sie springe ich hinein und kauere mich angstvoll in der Mitte zusammen. Der Bulle bremst kurz vor der Begrenzung ab, schnaubt aus und stampft einmal zornig mit dem Vorderhuf auf den Boden. Die Kühe hinter ihm beziehen Posten in meiner Nähe. Das Pferd scheint eine Weile die Szene zu beobachten, dann beginnt es wieder zu grasen.

Reglos vor Angst verbringe ich eine unbestimmte Zeit, bis es dämmert. Dann entfernt sich die Herde, und ich kann mich befreien. Vorsichtig um mich spähend krieche ich unter dem Koppelpfosten hindurch und robbe auf allen vieren fast in Zeitlupe über die Wiese. Mehrere Hundert Meter können lang sein, wenn man sich auf diese Weise fortbewegt. Bald bin ich völlig nassgeschwitzt und erschöpft vor Anstrengung. Die Bemühung, leise zu sein, hat offenbar meine ganze Konzentration beansprucht, denn als der Bulle plötzlich neben mir steht, bin ich vollkommen überrascht. Vor Schreck mache ich mir fast in die Hose. Es ist, als könne ich für einen Moment einen Schritt auf eine andere Seite der Wahrnehmung tun. Dorthin, wo das Leben in jedem Moment den Tod bedeuten kann. Ich sehe in das breite Gesicht des Bullen, der im ersten Dämmerlicht wirkt wie ein mächtiges Wesen aus einer anderen Zeit. Mein Blick gleitet über seine riesigen Hörner und bleibt am Schimmern seiner Augen hängen. Darin liegt so viel unmittelbares Leben, dass es mich wie ein Funke berührt. Ein tiefer Respekt vor diesem mächtigen, schönen Wesen ergreift mich. Ich spüre eine Mischung aus Angst und Demut bei der Erkenntnis, gerade nur ein kleines Wesen zu sein, das einem größeren in der Natur gegenübersteht. Das stimmt mich, trotz meiner Furcht, auf eine überwältigende Weise ehrfürchtig. Der Bulle hebt den abgesenkten Kopf, und ich habe den Eindruck, als schauten wir uns beide für einen Moment lang fast verwundert an. Mit meinem ganzen Gewahrsein spüre ich, dass von ihm keine Gefahr mehr ausgeht. Verlegen um einen Abschiedsgruß, nicke ich in seine Richtung, bevor ich mich erhebe und langsam weggehe.

Bei meinem späten Heimkommen werde ich mit Fragen bestürmt. Alle sind in hellem Aufruhr gewesen, wo ich bleibe, und ich muss mein Geheimnis lüften. Als ich bei der Geschichte mit dem Bullen ankomme, schlägt sich mein Onkel die Hand vor den Mund, und meine Tante wird blass. »Dieses Tier hat letzte Woche einen Melker getötet. Bist du wahnsinnig?! Was hätte passieren können?! Du gehst dort nie wieder hin! Ist das klar?!« Meine Tante bebt vor Aufregung. Ich muss mein Versprechen halten, und so sehe ich das Pferd und den Bullen nicht wieder.

Doch diese und andere Erfahrungen mit Tieren zeigen mir, dass es eine Welt gibt, in der man verbunden ist, in einer geheimnisvollen Form des Seins.

Die zugleich realsten wie auch unwirklichsten Seeleninseln sind bis zu meinem zwölften Lebensjahr hohe Fieberschübe, die ich mehrfach im Jahr habe. Sie überfallen mich während einer Mandelentzündung und schleudern mich zuerst in eine Welt des Spuks, die ganz grauenvoll ist.

Reglose Königinnen und Könige werden in Sänften durch die Gegend getragen. Bleichgeschminkt sitzen sie wie Puppen darin und blicken mit leeren Augen in die Welt. Ihre Kleidung und Sänftenausstattung quellen über von Rüschen. Ich habe das Gefühl zu ersticken beim Anblick des überbordenden Tülls. Manchmal schweben Zuckerstangen, groß wie Leitungsrohre, über mir vorbei, und mich ekelt, dass sie so bunt aussehen und nichts in ihnen lebendig scheint.

Am meisten jedoch fürchte ich den Anblick einer Stahlplatte, unter der ich mitunter im Fieberwahn dahingleite wie unter der Plane eines Swimmingpools. Ich sehe ihre machtvolle Bauart, ihre riesigen Verschraubungen und dass dies die begrenzte Welt ist, in der ich mit anderen lebe. »Ist das furchtbar«, schreie ich häufig im Delirium, wie Mutter berichtet. Verzweifelt suche ich in meinem Fieberwahn nach einem Ausgang. Doch überall um mich herum ist nur dunkler Muff und Leere. Einmal, in größter Not, hämmere ich gegen die Stahlplatte und rufe: »Hilfe! Hilfe. Aufmachen!«

Tatsächlich verwandelt sie sich in fast durchsichtiges Pergamentpapier, und Licht flutet herein. Hinter dem Papier, das mich trennt von der anderen Welt, erscheint eine madonnenhaft wirkende Gestalt. Sie hat lange dunkle Haare und trägt ein hell umstrahltes, weißes Gewand. Die Luft hat sich bei ihrem

Erscheinen verändert. Überall spüre ich Milde und Wohligkeit. Sie streckt ihre Arme aus, und wie von selbst gleite ich durch das Papier hindurch in sie hinein. Das liebevolle, ruhige Gehaltenwerden an ihrem Körper ist so überirdisch schön, dass sich jede meiner Zellen weit öffnet. Als ich aus diesem Fieberschub erwache, möchte ich nicht mehr sprechen vor Erschrecken und Trauer, wie sich die Welt anfühlt außerhalb dieses Eindrucks von Liebe.

Ein anderes Mal begegne ich bei meinen Hilferufen in einem Meer von Sternen einer männlichen Gestalt. Sie ist weich eingehüllt in ein rot-grünes wallendes Gewand, und um sie herum ist ein grünes Licht. Eine belebende, prickelnde Frische geht von ihr aus, wie von einem intensiven Platzregen nach einem stickigen Tag. Die Erscheinung steht in der Mitte eines Kreises aus grau ummantelten Menschen, deren Gesichter unter den Kapuzen nicht zu erkennen sind. Erstaunt registriere ich, dass auch ich in diesen Kreis eingereiht werde und nun eine ebensolche graue Kutte trage. Warum bin ich hier, und wer sind die anderen, denke ich erstaunt.

Die Gestalt in der Mitte hebt daraufhin wie ein Dirigent den Arm, und die Hände im Menschenkreis verbinden sich. Ganz langsam beginnen wir zu schweben und uns zu drehen wie ein Rad. Von Runde zu Runde werde ich immer tiefer von einem wundersamen Wohlgefühl erfüllt. Unsere Kutten beginnen zu phosphoreszieren und in unzähligen Farben zu leuchten. In diesem Moment spüre ich, dass das Leben Myriaden von Möglichkeiten bietet und es weder eine Stahlplatte noch andere Begrenzungen gibt.

Heilung

Der Weg zur Heilung wird von vielen betreten. Manche gehen ihn hastig, um schnell zum Ziel zu kommen. Andere gehen ihn vorsichtig, um ja keine Fehler zu machen. Viele suchen Abkürzungen, einige scheuen keinen Umweg. Menschen verlaufen sich darauf oder finden etwas, wonach sie suchen.

Egal, wie du ihn gehst, du kannst den Prozess des Lebens weder beschleunigen noch anhalten – du kannst nur ein Teil davon werden, um ganz lebendig zu sein. Welche äußerlichen Ziele du auch verfolgst – das Leben kann sich nur in deinem Inneren entfalten.

Aus der Wahrheit über uns selbst kommt Heilung.

Alle im Außen erreichten Erfolge und Taten fallen von dir ab wie ein Mantel, wenn du wieder gehst. Du nimmst nur mit, wie lebendig sie dich gemacht haben oder nicht. Welche Spuren hinterlassen sie in deiner Seele? Wie viel Liebe und Mitgefühl hast du empfunden und wie viel Freude? Hast du dem Schmerz zugehört, der dein Lehrer sein wollte? Hast du die Angst zugelassen, die dir Kraft geben wollte, um etwas zu verändern? Oder bist du allem ausgewichen, was dir Furcht machte und dir Unbehagen bereitete? Hast du dich betäubt in der Illusion, das Leben fühle sich gedämpft sicherer an? Oder denkst du, es ist nur lebenswert, wenn es Belohnungen bereithält?

Egal, wo du gerade stehst – sobald du die Wahrheit über dich selbst erkennen und annehmen kannst, wirst du in den Prozess deines Lebens zurückfinden.

Der Weg zur Heilung, auf den ich dich einladen möchte, ist sowohl ein sehr persönlicher als auch einer, auf dem ich bereits viele Menschen begleiten durfte. Mit Heilung sind weder spezifische Behandlungen noch Heilversprechen gemeint.

Heilung bedeutet für mich ein Zusammenfinden von allem, was in uns getrennt ist und uns von anderen trennt.

Sich wieder beisammenzuhaben in Körper, Geist und Seele ist ein heilsamer Prozess. Du kannst dir deiner selbst nur wieder sicher werden, wenn du bereit bist, dich wahr- und anzunehmen. Die Entfremdung und Hilflosigkeit, die durch gesellschaftliche und persönliche Traumata entstanden sind, kann nur durch Selbstermächtigung wieder aufgelöst werden. Es ist Zeit, in die eigenen Kräfte zurückzufinden, anstatt auf die Entscheidungen anderer zu warten und in einer Illusion von Ohnmacht zu verharren.

Oft tun wir etwas nicht, weil wir Angst haben. Wir schreiben einen Brief nicht, vermeiden ein klärendes Gespräch, eine Kündigung oder einen Umzug. Wir warten dann auf den »richtigen Moment«, der nie kommen kann, weil es Dinge gibt, die uns naturgegebenermaßen Angst machen, wie zum Beispiel Veränderungen. Wir hätten als Spezies nicht lange überlebt, wenn wir bei Veränderungen keine Angst spüren würden, die uns sowohl zu ausreichend Vorsicht als auch zu kreativen Ideen bringt. Deshalb ist es vermutlich einer der größten Irrtümer, erst auf Angstfreiheit zu warten, um etwas zu verändern.

Wesentliche Veränderungen im Leben können häufig nur mit dem Motor der Angst gemacht werden.

Willst du die Angst vor einer Veränderung vermeiden, so ist das, als würdest du den Motor von einem Auto ausbauen und dann starten wollen.

Wenn du den Zündschlüssel der Angst jedoch mutig umdrehst, kannst du starten.

Die wahre Angst ist fantasievoll, mobilisiert, will einen Ausweg finden und Veränderung herbeiführen. Hab also keine Angst vor der Angst.

Carlas Schatz

Carla besucht 2012 mein erstes Heilseminar, um Veränderungen in ihrem Leben zu erreichen, wie sie sagt. Sie will ihren Körper mögen lernen, ihren Hund anders führen können und den Rückzug vor den Menschen beenden. Forsch wirft sie ihre Tasche auf den Boden neben einen Stuhl, wuchtet ihren kräftigen, großen Leib auf die Sitzfläche und beginnt mit zusammengekniffenen Augen die anderen zu beobachten. Dann lehnt sie sich zurück, streicht sich durch die kurzen dunklen Haare, reckt kämpferisch ihr Kinn nach oben und sieht herausfordernd in die Runde. *So, nun zeigt mal, was ihr draufhabt,* könnte ihr Blick bedeuten.

Am Ende des ersten Seminartages kommt sie zu mir und beschwert sich: »Die anderen hier sind nicht auf meinem Niveau, wie soll ich da weiterkommen?« Einigermaßen verblüfft über diese Aussage stelle ich ihr frei, weiter teilzunehmen oder nicht.

Am nächsten Morgen meldet sie sich zu einer Einzelarbeit vor der Gruppe. Seltsam genussvoll beschreibt sie ihre Themen und sieht sich dabei um, als wolle sie die anderen zu einem Problem-Duell herausfordern. »Ich musste mit einer schwer gestörten, narzisstischen Mutter leben, die mir jeden Atemzug missgönnt hat.« *Wer hat mehr zu bieten,* drückt ihr Blick in die Runde aus. »Sie hat mich geprügelt, eingesperrt, verachtet, gedemütigt und von anderen ferngehalten. Sie hat mich seelisch verkrüppelt.« Diesmal ist ihr Blick in die Runde eher ein: *Na, da staunt ihr, was!*

Es ist wahrnehmbar, dass sie die Hintergründe ihrer Themen bereits gut erforscht und zusammengetragen hat. Doch sie sitzt darauf wie auf einem Schatz und nicht wie auf einem Scheiterhaufen.

Um sie herauszufordern, frage ich, was sie im Leben tun würde, wenn all diese Probleme nicht mehr vorhanden wären, weil sie gelöst sind.

Ungehalten und überrascht schluckt sie und funkelt mich böse an. »Das ist doch Blödsinn und rein spekulativ, ich habe sie ja, und sie werden so schnell auch nicht weggehen!« Danach verschränkt sie die Arme und sieht mich provozierend an. Es ist spürbar, dass ich sie mit solcherart Fragen nur verärgere und einen ersten Bruch herbeigeführt habe.

Danach begegnet sie jeder meiner Aussagen mit einem »Aber ...«.

Carla hat bereits viele Therapien angefangen und wieder abgebrochen sowie Workshops und Seminare besucht. »War alles sinnlos«, berichtet sie. »Hat nichts gebracht fürs Geld.«

Sie ist offenbar der Meinung, dass diese Unterstützungsangebote ein bezahlter Service seien, bei dem ihr im Anschluss Lebensveränderungen zustünden, ohne dass sie selbst etwas zu verändern bräuchte.

Ich habe viele Menschen kennengelernt, die nach Unterstützung suchten, ohne etwas verändern zu wollen. Dieser Widerspruch führte oft dazu, dass ich mich entweder abzuarbeiten begann oder von therapeutischen Kolleginnen den Rat bekam, mit einem Menschen, der eine solche Einstellung hat, nicht zu arbeiten, weil es keinen Zweck hätte. Beides, das Abarbeiten wie der Abbruch, fühlt sich für mich nicht richtig an. Wenn ein Mensch immer wieder nach Hilfe sucht, ist da auch jemand in ihm, der sie braucht. Es muss also einen Weg geben, um Carla zu unterstützen, und ich möchte ihn finden.

Wie immer im Leben folgen rasch Antworten auf das, worauf man seine innere Aufmerksamkeit richtet. Dazu nehme ich dich nun mit, bevor ich von Carla weitererzähle.

Die neue Perle

Eine verletzende Bemerkung meiner Mutter umkreist mich wie ein lauerndes Raubtier – jederzeit bereit, die Zähne in alte Wunden zu schlagen. Ich versuche, mich auf die Hunde zu konzentrieren, während wir durch den Wald gehen. Doch mit jedem Schritt sinkt ihre Klage – »Du warst wirklich ein schwieriges Kind, es hat mir sehr viel abverlangt, was du alles gemacht hast« – tiefer in mich ein. So viel Lebenskraft habe ich dafür aufgebracht, Mutter zu schonen und auf vieles zu verzichten, was sie ängstigte, aufregte und bestürzte, mir jedoch Freude bereitet hätte – und sie hat es nicht einmal bemerkt. Noch immer bin ich in ihrer Vorstellung einfach zu viel für sie, und der Schmerz, den diese Erkenntnis in mir auslöst, haut mich wie eine Abrissbirne fast um.

Spreche ich Mutter daraufhin an, erwidert sie: »Das stimmt nicht. Du warst ein Wunschkind. Ich wollte dich haben.« Doch dabei tritt nie ein zärtliches oder liebevolles Lächeln auf ihre Lippen. Ich spüre nur Bedürftigkeit und Trauer in ihrer Stimme. Auch wenn sie mir versichert, dass sie mich liebt, habe ich nie das Gefühl, dass sie mich wirklich mag und meine Nähe auch dann suchen würde, wenn wir nicht Mutter und Tochter wären.

Dennoch war es früher für uns beide nicht vorstellbar, uns nicht immer wieder der vermeintlichen Liebe zu versichern. Wir hatten so große Sehnsucht danach und wussten nicht, dass die Fähigkeit zu lieben, nicht allein durch unser Wollen und Wünschen entsteht – sondern nur durch die erlebte Erfahrung von Liebe. So versuchten wir, eine harmonische Beziehungslandschaft für uns zu erschaffen, doch es war, als hätten die Bäume darin keine Wurzeln und die Blumen keinen Duft.

Mich erstaunt, wie sehr diese Wunde noch immer schmerzt,

wenn sie wieder berührt wird. Obwohl ich gelernt habe, für mich und meine Bedürfnisse einzustehen und dem willkürlichen Wollen meiner Mutter nicht mehr nachzugeben – es tut weh.

Hinter diesem Schmerz steigt Wut auf. Sie lässt mein Herz rasen, klopft im Hals und gerinnt zu einem Kloß, den ich nicht ausspucken kann.

Wieder versuche ich, mich den Hunden zuzuwenden, um mich aus diesen Erinnerungen zu befreien und in die Gegenwart zurückzufinden.

Die kleine Hündin Tinka untersucht gerade einen Fichtenzapfen auf dem bemoosten Boden, den ein Eichhörnchen abgeknabbert hat. Um den Zapfen herum sind Schuppen verstreut, die der Nager entfernte, um an die Samen heranzukommen. Frieda hat ein Bein angehoben und markiert mit einem missgünstigen Blick die Stelle, auf der sie hockt. Mitja trägt mit zurückgeworfenem Kopf und einem triumphierenden Grummeln einen Stock und versucht, Raida auf sich aufmerksam zu machen. Der große Blonde jedoch schnüffelt gerade an ein paar Zweigen im Unterholz, die offenbar größere Tiere gestreift haben. Er muss den Kopf weit hochrecken, um sie zu erreichen. Plötzlich zuckt seine Nase heftig, und sein Kopf schnellt in Richtung Unterholz herum. Für einen kurzen Moment steht er ohne Regung, als kalibriere er gerade einen Kompass in sich.

Es ist klar, dass dies der Auftakt zu einem »Ausflug« werden soll, und ich sage: »Hier bleibst du!« Meine Stimme klingt gereizt, und ich spüre, wie der zuvor stecken gebliebene Wutkloß nun aus mir herausfahren will. Dennoch ist mir bewusst, dass Raida nichts dafürkann, und ich versuche, mich zusammenzunehmen. »Raida, du bleibst bitte hier«, sage ich vermeintlich ruhig. Doch wie immer, wenn ich mich nur äußerlich zusammenreiße, sieht er mich an mit einem Blick, der sagen könnte:

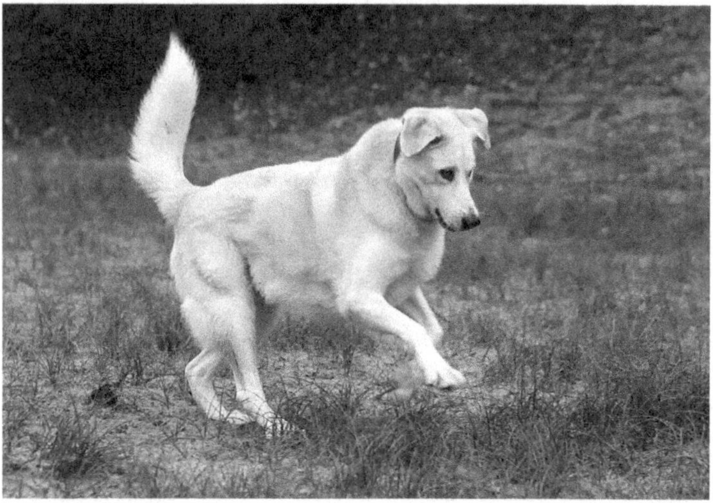

Raida rennt weg

Gut, dann zeige ich dir mal, wo der Hammer hängt, und rennt los.

An einer Stelle, an der ich ihn gerade noch sehen kann, hält er an und beginnt, sich im Kreis zu drehen. Dann findet er offenbar, was er sucht und schnüffelt.

Obwohl dies sichtbar das Ende seines Ausfluges kennzeichnet und kein Handlungsbedarf meinerseits mehr nötig wäre, wühlt der Ärger in mir. Ich fühle mich stehen gelassen, nicht ernst genommen, vorgeführt. Das »Raubtier« hat mich gepackt und bestimmt den Ton. »Raida, hierher, sofort!« Der große Blonde blickt alarmiert auf, wägt die Situation ab und schnüffelt dann gemächlich weiter.

»Hierher! Aber dalli!« Das Raubtier in mir startet und prescht durch das Unterholz auf ihn zu. Zweige peitschen mir ins Gesicht, immer wieder stolpere und rutsche ich über die mit Laub

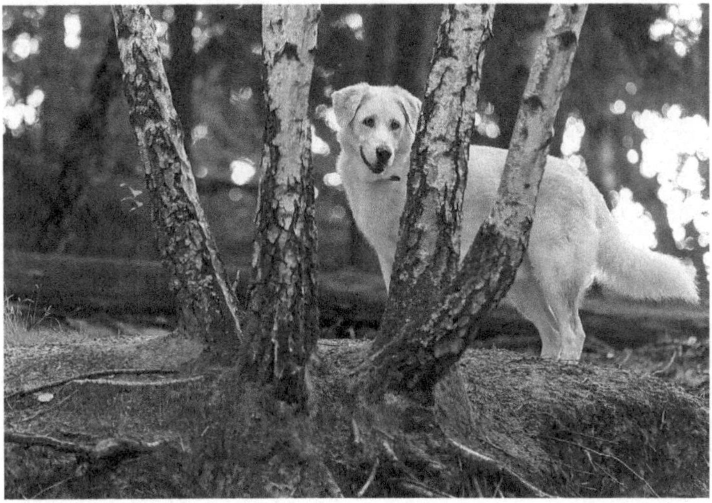

Raida wägt ab

bedeckten Äste am Boden und verliere das Gleichgewicht. Das Clowneske an meinem Lauf löst eine Mischung aus Scham und Wut in mir aus. *Wenn mich jetzt jemand sehen würde, das wäre mein Untergang*, sagt eine weitere Stimme in mir.

Schockiert registriere ich, wie sehr der Zorn gerade dem meiner Mutter ähnelt, wenn sie in meiner Kindheit etwas an mir wegschlagen wollte. Dennoch beendet dieser Schreck nicht meine Wut. Im Gegenteil, das plötzlich ausgebrochene Raubtier will Raida endlich unter Kontrolle bringen und seine Verweigerung brechen. »Du-kommst-jetzt-hierher!«, brülle ich noch einmal, so fest ich kann, und meine Stimme hört sich dabei seltsam kindlich an. Raida sieht jetzt nicht einmal mehr auf, und ich beginne zu zittern vor Ohnmacht und Erregung.

Fahrig stolpere ich weiter durch das Unterholz und stürze plötzlich rückwärts in eine Bodenkuhle. Es ist, als fiele ich abrupt in meine eigene Wut hinein, und ich komme zur Besinnung. Ich setze mich auf, lege eine Hand auf mein Herz, das rasend klopft, und die andere an meinen Hals, der wie zugeschnürt ist und brennt. Auch jetzt ignoriert mich Raida, während ich ihn entsetzt von so viel vermeintlicher Gleichgültigkeit anstarre. *Wie kannst du nur*, denke ich. *Warum ist es für dich vollkommen unerheblich, was ich fühle und was mit mir ist!* Ein tiefer Schmerz setzt sich wie ein zweiter Körper in mich hinein. In diesem Moment schiebt sich das Gesicht meiner Mutter vor den Hund. Ich sehe ihren unwilligen Blick, der kalt über mich hinweggeht. Ein tiefes Schluchzen schüttelt mich bei dieser Erinnerung, die der Hund in mir weckte. Ich wiege meinen Oberkörper vor und zurück und registriere plötzlich erstaunt, dass Raida ganz nah vor mir steht und mich aufmerksam ansieht.

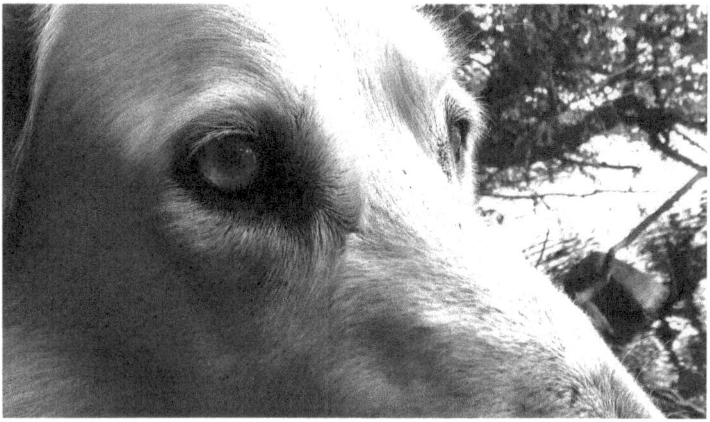

Raida sieht mich an

Auch Frieda, Mitja und Tinka sind unbemerkt herangekommen und stehen ruhig neben mir. Sie geben mir ein Gefühl von Geborgenheit und Annahme, wie damals die russischen Hunde in der Gewitternacht.

Ich schließe noch einmal die Augen, und eine stumpfe kleine graue Kugel erscheint, in der offenbar der gerade erlebte Schmerz gefangen ist. Über der Kugel schwingt eine Perlenkette, und ich weiß intuitiv, jede Perle steht für all die Wertschätzung und die Liebesbeweise, die ich inzwischen von anderen Menschen erhalten habe. Während ich die einsame graue Kugel und die Perlenkette betrachte, wird mir klar, warum mich auch spätere Anerkennungen nie von einem latenten Gefühl der Wertlosigkeit erlösen konnten: Während ich mit der Ansammlung neuer Perlen beschäftigt war, um mich besser zu fühlen, ist die graue Kugel nie erlöst worden. Der in ihr enthaltene Schmerz enthält so viel Schwere, dass ich unbewusst immer davon beschwert blieb.

Plötzlich erscheint das Wort »Schmerz« in einer Art Monitorscheibe und starrt mich an wie ein Ungeheuer, das ich scheinbar niemals besiegen kann.

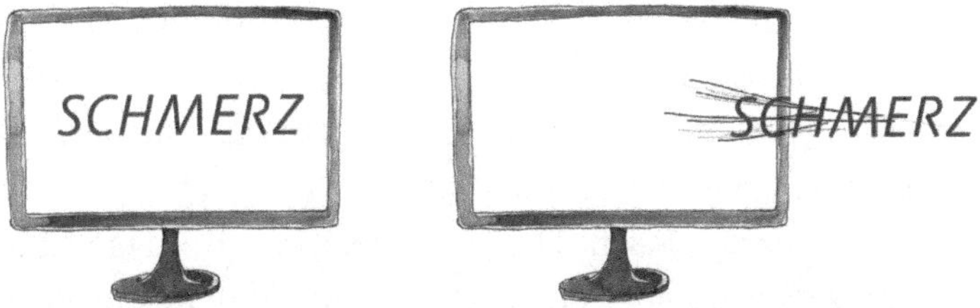

Einer Eingebung folgend wische ich das Wort »Schmerz« aus dem Monitor heraus, sodass nur noch das Gefühl zurückbleibt, ohne eine Bezeichnung dafür.

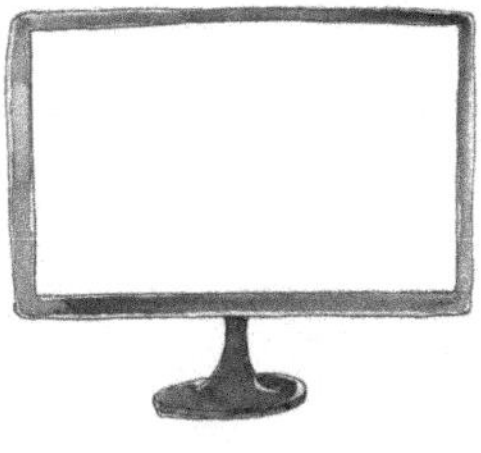

Jetzt verändert sich alles. Was mich zuvor fast überwältigt hat, kann ich nun ohne Zögern in mich aufnehmen und verdauen. Die Energie in meinem Herzen und Hals fließt in meine Hände, die wie heilsame Hüter auf ihnen liegen und den Schmerz in mir ganz ohne Last beheimaten. Wie viele Jahre habe ich damit zugebracht, ihm auszuweichen in der Annahme, er würde mich überwältigen. Was habe ich alles an Strategien ausprobiert, um ihn zu umwandern, zu überlisten, zuzudecken und zu verleugnen. Mir dämmert, dass ich durch seine Ablehnung auch das kleine Mädchen aus seinem Grabhügel nicht befreien konnte, weil es ja mit diesem Schmerz verbunden war.

Tiefe Reue steigt in mir auf, dass ich es so allein gelassen habe. Während ich seiner Einsamkeit und Schutzlosigkeit nachspüre, fühle ich das kleine Mädchen von damals. »Verzeih mir«, flüstere ich und lege sein Gesicht in meine Hände. Es ist eine alles verändernde Erfahrung, dass etwas in mir lebt, das auch den größten Schmerz akzeptieren und verdauen kann. Die Lehrerschaft, die ich gerade durch ihn erfahre, ist die Akzeptanz des Lebens in all seinen Farben.

Plötzlich bewegt sich die kleine graue Kugel auf die Perlen zu und reiht sich wie selbstverständlich in die Kette hinein. Perplex nehme ich wahr, wie der in ihr enthaltene Schmerz sich auflöst zwischen all den Perlen erlebter Zuneigung und Anerkennung. Er verwandelt sich nun ebenfalls in eine Perle und wird zu einem neuen Teil meines Lebens.

Sich befreien

Trauma bedeutet, dass etwas in uns abgespalten wurde, um schockierende Kurz- oder Langzeiterfahrungen zu überleben, um im Alltag weiter zu funktionieren. Diese Möglichkeit der Trennung von uns selbst ist dafür ausgelegt, uns so lange zu schützen, bis die Gefahr vorbei ist.

Gibt das Nervensystem Entwarnung, weil genügend Sicherheit vorhanden ist, wird die Energie der überwältigenden Erfahrung wieder freigesetzt, in dem wir sie abzittern. Vielleicht hast du das bereits einmal nach einer OP erlebt, einem Unfall oder einer anderen bedrohlich wirkenden Begebenheit. Deine Lebensenergie kann dann wieder frei fließen und wird nicht mehr blockiert von dieser abgekapselten Erfahrung. Du kannst dir das vorstellen wie einen Bachlauf. Ist ein Hindernis im Weg, wie zum Beispiel ein großer Stein, staut sich das Wasser. Nimmst du den Stein weg, fließt es wieder frei. So stoppen auch alle Blockaden in uns den Fluss unserer Lebensenergie.

Besteht ein Trauma nicht aus einem Einzelvorfall, sondern darin, als Kind Eigenschaften von sich abspalten zu müssen, die in Eltern oder anderen Personen Unmut erzeugten, Abwertung mit sich brachten oder gar offene Aggressionen auslösten, so nennt man das heute Entwicklungstrauma. Es entsteht dadurch, dass die wahrgenommene Gefahr der Ausgrenzung und Ablehnung nicht endet. Ein kleiner Mensch, dessen unmittelbarer Lebensausdruck gebremst oder abgelehnt wird, muss natürlich herausfinden, wofür er stattdessen Akzeptanz erhält. Er entwickelt Strategien, die ihn davor bewahren sollen, ausgeschlossen zu werden oder um beschützt zu bleiben. Dieses Bedürfnis ist zutiefst menschlich.

Dennoch sagt es etwas über unsere Menschheit aus, welche

Blüten die Sehnsucht nach Akzeptanz und Wertschätzung treiben. Es gibt inzwischen kaum noch Menschen, denen wir wirklich etwas glauben. Das Streben nach Profit, Glanz, Berühmtheit und Macht überlagert alles – auch wenn nichts das Vakuum füllen kann, das die Trennung vom eigenen Selbst hinterlässt. Je unverbundener unsere konditionierte Persönlichkeit mit unserem wahren Selbst ist, umso mehr hält sie sich für das Selbst. Eine Verzerrung der Eigenwahrnehmung ist die Folge.

Steven zum Beispiel hatte das Selbstbild eines gewitzten Menschen, der in der Lage ist, alle mit seinen Argumenten zu überzeugen. In der Seminargruppe wurde er als Besserwisser empfunden, und viele Teilnehmende gingen ihm aus dem Weg, um nicht von ihm belehrt zu werden.

Doch es stellte sich heraus, dass ein Besserwisser wie Steven mitunter wirklich viel weiß und ihm in der Kindheit nur nicht zugehört wurde. Seine Wahrnehmungen wurden vom Vater als abseitig und dumm bewertet, seine Argumente weggewischt oder weggeprügelt. »Als wenn du mir die Welt erklären kannst, du Dussel!« war offenbar der Standardsatz des Vaters für Stevens erstaunliche Beobachtungen. Nun als erwachsener Mann wurde der Schmerz seiner Demütigungen immer wieder berührt, wenn ein anderer ihm nicht recht gab. So wurde er zum vollendeten Rhetoriker, der vorsichtshalber jeden plattmachte, um nicht selbst eine vermeintliche Vernichtung zu erfahren. Diese Abwehrstrategie gegen den Schmerz war eine Sisyphusarbeit, wie fast alle Strategien, die wir entwerfen, um dazuzugehören.

Alle Teilnehmenden waren von Stevens Geschichte sehr berührt und unterstützten ihn von diesem Moment an in echter Anteilnahme. Stevens mutig geäußerte Wahrheit hinter seiner

Maskierung sorgte also dafür, dass er endlich Zuhörer fand, die ihn auch ernst nahmen.

Dennoch trauen wir uns im gewöhnlichen Umfeld nicht einfach zu sagen: »April, April – ich bin eigentlich jemand ganz anderes.« Das Kind in uns, das ja noch immer glaubt, es wäre gefährlich, das wahre Selbst zu zeigen, hat oft noch nicht genügend Signale zur Entwarnung erfahren, und die neu gebildete Persönlichkeit, die es beschützt, denkt, sie muss sterben, wenn sie sich enttarnt. Sie hat deshalb ihre Strategien eher verfeinert und die äußeren Rollen verfestigt. Dadurch wird es für den eigenen Ausdruck in uns immer schwerer, Raum zu finden und wieder zu Wort zu kommen.

Wir erlauben uns nicht, etwas Neues zu wagen, aus Angst vor Misserfolg – bringen kein Vertrauen auf, um Enttäuschung zu vermeiden – sind vorsichtig bei neuen Begegnungen, um keine Ablehnung zu erleben – zeigen uns nicht mehr in dem, was wir sind, sondern nur eine Auswahl von uns, um erneuter Entwürdigung auszuweichen. Jede noch so geringe Niederlage, Abweisung, Ohnmacht und Entwertung könnte die Zündschnur entfachen, die zu unserem riesigen Berg an Schmerz führt.

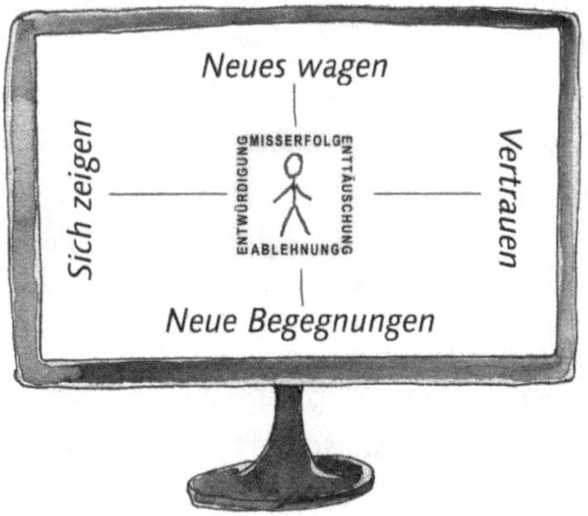

Solange einem Menschen diese Trümmer um die Ohren fliegen könnten, wird er zu vermeiden suchen, was den Schmerz emotional zünden kann. Er wird danach streben, sich eine Komfortzone zu erhalten, in der er sich einigermaßen sicher fühlt – auch wenn diese sein Schmerzgefängnis wird.

Damit das Nervensystem wieder Entwarnung geben und sich aus dem festgefahrenen Zustand der Alarmiertheit befreien kann, braucht es ausreichend Signale, die ihm Sicherheit vermitteln. Bei meinen beiden ersten Traumaintegrationen in Selbstbegleitung (»Das Gewitter in mir«, Seite 15, und »Die neue Perle«, Seite 46) waren es die Hunde, die mir das Gefühl von absoluter Geborgenheit gaben. So konnte ich trotz der Berührung mit dem Schmerz durch ihn hindurchgehen und den kindlichen Anteil in mir heil in die Gegenwart retten. Die Schlüssel waren die Akzeptanz des Schmerzes und die Begegnung mit meiner Seelenkraft.

Es gibt viele verschiedene Bezeichnungen für die Seele und unterschiedlich gemeinte Hintergründe für das Wort Bewusstsein. Egal, welche Worte du dafür verwenden magst, sie alle haben wir Menschen erfunden, um Zusammenhänge zu klären und nicht, weil diese Worte richtig oder falsch sind. Ich kann dir nur sagen, was sie für mich bedeuten, ohne einen Anspruch auf eine allgemeingültige Wahrheit.

Die Seele spricht weder über unseren Verstand noch über unsere Emotionen zu uns. Wir nehmen sie wahr mit unserem Bewusstsein, das weit über unsere Köpfe hinausreicht. Unser Bewusstsein äußert sich in Eingebungen, also in Wissensimpulsen, die wir erhalten und in einem Gefühl von großer Klarheit, Weisheit und Weite.

Mit dem Begriff »das Selbst« meine ich immer eine verkörperte Seele. Also einen Menschen aus Fleisch und Blut, der seinen Selbstausdruck beseelt lebt.

Mit dem Begriff Seele verbinde ich eine körperlose Präsenz, die uns führt und organisiert und uns mit einer übergeordneten Intelligenz verbindet, die uns unterstützt, wenn wir unserer Seele folgen. Dann ordnen sich die Dinge wie von allein – während wir Sand im Getriebe spüren, wenn wir etwas erzwingen oder ignorieren wollen.

Bis heute können wir weder unser Bewusstsein noch die Seele wirklich erklären, weil sie sich unserem Verstand entziehen. Dennoch nehmen wir sie wahr, wenn wir damit verbunden sind. Alles fließt dann leicht und frei heraus, und wir sind ganz erstaunt, woher die Weisheit kommt. Das, was da staunt, ist unser Verstand, denn die Weisheit ist nicht von ihm – sonst müsste er ja nicht staunen.

Um dir das Leben zurückzuerobern, brauchst du nicht immer weitere Kontrollmechanismen, Optimierungen und Maskierungen. Du brauchst die tragende Kraft deiner Seele, um durch den Schmerz hindurchzugehen, den du immer wieder erleben wirst, wenn du lebendig sein willst. Die Alltagserfahrungen von Misserfolg, Ablehnung, Entwürdigung und Enttäuschung können dich dann nicht mehr aufhalten. Sie gehören zum Lebendigsein dazu. Bist du nicht mehr in ihnen eingesperrt, bist du frei.

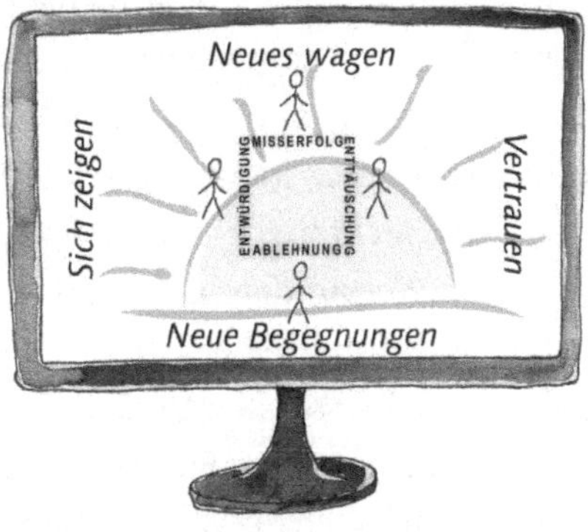

Durch den Schmerz hindurchgehen

Heilwerkzeug:
»Einladung an deine Seele«

Live-Erfahrung 1

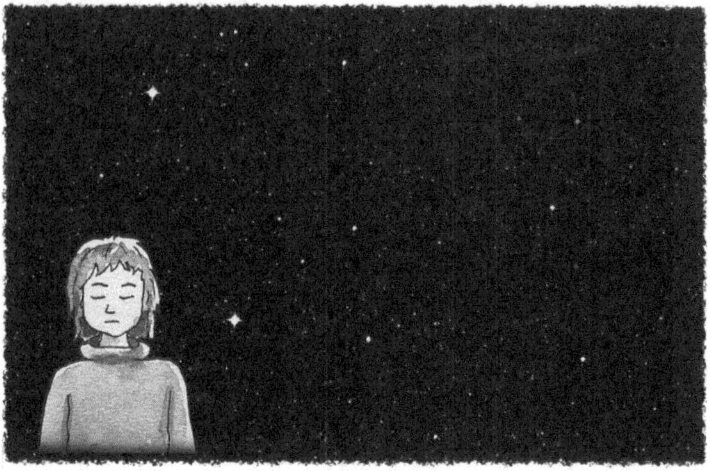

Einführung:
Vielleicht machst du auch gerade die Erfahrung, nicht zu wissen, ob du deine Seele noch spürst oder nicht. Vielleicht erinnerst du dich gar nicht mehr an sie, oder bist dir einfach nicht sicher, ob die Stimme, die du manchmal in dir hörst, die ihre ist oder eine Sinnestäuschung. Es kann sich sehr verwirrend und beängstigend anfühlen, nicht mehr hinreichend mit sich selbst in Verbindung zu sein. Verbunden sein heißt unter anderem, die eigenen Bedürfnisse unmittelbar und uneingeschränkt zu spüren und angemessen im sozialen Umfeld vertreten zu können. Es bedeutet auch, eine innere Führung zu haben und ihr zu folgen, ein klares Empfinden für Wahrhaftigkeit zu besitzen, in sich selbst zu ruhen, Empathie zu empfinden.

Ich lade dich jetzt ein, deiner Seele wieder zu begegnen.

- Du findest Musik für diese Übung bei Spotify, in der Playlist »Maja Nowak – Seelenbegegnung«. Dort habe ich verschiedene Titel für dich zusammengestellt, die du hintereinander laufen lassen kannst, solange deine Erfahrung dauert. Wichtige Hinweise, bevor du beginnst: Wenn du Angst hast, deine Seele könne nicht erscheinen, du könntest sie verpassen oder alles könne ohnehin nur schiefgehen, sprich diese Bedenken laut aus oder denke sie. Etwas in dir fühlt so und hat seine Gründe dafür. Lass diese Stimme bis zu Ende sprechen und höre mit Anteilnahme zu. Erst wenn alle Bedenken geäußert sind, ist es gut.
- Vielleicht bist du auch gleich voller Neugier wie ein Kind und mit allem verbunden, was sich dir zeigen wird. Wenn du keine Erwartungen hast – kann es eine tiefe Erfahrung werden.
- Die Seele ist nicht manipulierbar. Du kannst sie nicht herbeizwingen oder herbeizitieren. Ich habe jedoch noch nie erlebt, dass sie sich verweigert, wenn man sich innerlich öffnet und die engen Maschen der Persönlichkeit weitet. Deine Seele braucht Raum, um zu erscheinen. Wenn du alles loslässt, entsteht er. Du spürst das an einem Gefühl von Ruhe und Weite in dir.

Ablauf:

- Lege dich entspannt auf eine Unterlage auf den Boden. (Nimm nicht das Bett, dort könntest du schläfrig werden.)
- Zähle in mehreren Durchgängen beim Einatmen bis vier und beim Ausatmen bis sieben.
- Gib deinem Unterbewusstsein die Anweisung, dir deine Seele auf eine Weise zu zeigen, die du verstehen kannst. Zum Bei-

spiel: »Bitte zeige mir meine Seele so, dass ich sie erkennen kann.« Das Unterbewusstsein verwendet kindliche Bilder. Es ist nicht intellektuell. Es wird dir Bilder zeigen, die du emotional begreifst. Wenn du dir nicht sicher bist, kannst du immer fragen und wirst eine genauere Antwort bekommen. Falls dir also ein Hase über den Weg läuft, in dem du nicht deine Seele vermutest, frag ihn, was seine Botschaft ist. Deine Seele kann sich als Landschaft zeigen, als Tier, als Licht, als Gefühl oder als besondere Stimmung. Sie kann alles sein, was du als unglaublich weit, präsent und friedlich empfindest. Fühlt sich etwas schwierig an – dann ist es nicht deine Seele.

- Lass dich von der Musik tragen. Du musst nichts tun. Du brauchst nur zuzusehen, was entsteht. Wenn du spürst, dass deine Seele deiner Einladung gefolgt ist, sieh genau hin, was sie dir zeigt und sagen will. Wie weit ist sie von dir entfernt? Welche Erscheinung hat sie? Wie ist es für dich, sie zu treffen? Du kannst deine Seele um etwas bitten und sie alles fragen.

Empfehlung:

Geh in der folgenden Zeit jeden Tag zu diesem inneren Bild zurück und sieh nach, was sich verändert hat. Wenn du in Kontakt damit bleibst, kannst du dich immer stärker mit deinem Seelenfeld verbinden. Diese Verbindung wird dein ganzes Leben verändern, weil du durch sie eine Führung erhältst, die dir Vertrauen, Mut und Selbstausdruck verleiht.

Wenn du dich mit etwas in Not fühlst, vertraue dieses Thema deiner Seelenlandschaft an und sieh zu, was sie damit macht. So findest du immer mehr zurück in eine beseelte Führung durch dein Leben.

Seelenkompass Hund

Wie ein Uhrwerk arbeiten alle Helfenden vor dem Seminar »Seelenkompass Hund« zusammen. Sie weisen Parkplätze zu, machen die Anmeldung, orientieren die Teilnehmenden und versorgen sie mit allem, was sie brauchen, um gut anzukommen. Während ich die letzten Vorbereitungen mache, fühle ich mich wie vor einem Blind Date. Die Menschen, die zu mir kommen, lehren mich jedes Mal so viel über das Menschsein, dass ich mit einer Art von Liebe in mir in Berührung komme, die dieses gesamte Menschsein umschließt. Sie verströmt sich, schließt nichts an einem anderen aus, ist unerschrocken und versiegt nicht.

Schaue ich aus dem Fenster und sehe die Teilnehmenden mit einem Kaffee oder Tee in der Hand im Hof stehen, ist mir bewusst, wie tiefgreifend das Anliegen für jeden von ihnen ist. Der Übungsraum ist Zeuge Hunderter Geschichten, die erzählt, gemalt, getanzt, geträumt und aufgestellt wurden. Sie alle sind einzigartig und haben dennoch auch eine gemeinsame Wurzel in der Sehnsucht der Menschen nach Wertschätzung und bedingungsloser Annahme.

Noch stehen sie in Grüppchen zusammen oder haben sich allein auf einen Platz zurückgezogen, der ihnen sicher scheint.

Trete ich zur Begrüßung in den Hof, sehen mir die Kinder entgegen, die in den Erwachsenen leben. In ihren Augen zeigen sich Neugier, Hoffnung, Bangen, Angst vor Enttäuschung, Zuneigung, Vorschussvertrauen, Misstrauen, Begeisterung, Skepsis.

Es gibt Kinder in den Großen, die lugen angstvoll über den Rand einer Kaffeetasse – andere halten sich angespannt an einem Gartenstuhl fest. Einige wippen unruhig mit den Fußspitzen oder versuchen, ein Räuspern zu unterdrücken, das herauswill. Diese Vorboten der Angst, das eigene Anliegen bloßlegen zu sollen, es vielleicht wieder nicht lösen zu können, keine Annahme zu finden, nicht richtig zu sein, bewertet zu werden oder Ablehnung zu erfahren, sind von dem großen Mut begleitet, den Übungsraum dennoch zu betreten. Viele freuen sich über eine herzliche Umarmung, um besser anzukommen – andere brauchen eher die respektvolle Akzeptanz ihrer Angst und eine abgewandelte Willkommensgeste. Während dieser Einzelbegrüßungen darf ich anfühlen, wie es den Teilnehmenden gerade geht, und kann ein paar aufmunternde Worte sagen oder meine gefühlte Verbindung in einer anderen Geste äußern.

Gerade als ich vor der Gruppe die Treppe zum Übungsraum hinaufgehen will, wird die Außentür aufgerissen. Die Teilnehmenden stehen vor mir, und so kann ich nicht sehen, wer hereinkommt, doch die beschwerdeführende Stimme erkenne ich wieder: »Es gibt hier zu wenig Schattenparkplätze, ich habe jetzt eine halbe Stunde lang gesucht!«, donnert Carla erregt. »Alle anderen haben einen Parkplatz bekommen, ich nicht!«

Die Köpfe in der Gruppe drehen sich irritiert und befremdet um.

Unsere Einstimmung ist dahin. Es ist, als hätten wir zuvor viele Kerzen angezündet und Carla pustet sie mit einem Schlag aus. Lena, die die Parkplatzeinweisung machte, nickt mir zu und geht zu Carla, um sie zu beruhigen.

Während alle die Treppe hinaufwandern und im Übungsraum Platz nehmen, dringen laute Sprachfetzen nach oben: »Das ist schlecht organisiert! ... Immer muss man hinterher sein ... Ich sage nur, was ich denke ...« Die sanften Sprachwellen von Lena schieben sich immer wieder zwischen die Brandung von Carlas Stimme.

Das Büro hat im letzten Jahr einhundertvierundsiebzig

E-Mails von Carla erhalten. Dabei ging stets ein Anliegen voraus, dem viele weitere Ableger folgten. Sie begannen immer mit Bemerkungen wie: *Ich habe noch eine klitzekleine Frage …* Machte das Büro Carla darauf aufmerksam, dass diese Art der Betreuung nicht zu leisten sei und auch andere Menschen noch Anliegen hätten, antwortete Carla: *Aber es geht doch ganz schnell. Es ist ja nur eine klitzekleine Frage.* Dem Ganzen mit Schweigen zu begegnen hatte zur Folge, dass die Flut der E-Mails proportional zu dieser Antwortpause zunahm.

Als Lena sich nach ihrem Gespräch mit Carla neben mich setzt, sagt sie mit leiser Stimme: »Es sind noch zwei Schattenparkplätze da – aber Carla hat im Alleingang gesucht, und so konnte ich sie nicht einweisen.«

Mit verschränkten Armen blickt Carla in die Runde, und es ist deutlich spürbar, dass sie sich zu kurz gekommen und ungerecht behandelt fühlt.

»Herzlich willkommen, Carla«, begrüße ich sie freundlich.

Für einen kurzen Moment leuchtet etwas auf in ihrem Gesicht, dann verwandelt sich dieser Anflug von Freude in unangreifbare Härte. Ihr Kinn hebt sich, die stahlblauen Augen blicken abschätzig kühl. »Die eigentliche Begrüßung habe ich ja nun verpasst«, vermeldet sie eisig.

Plötzlich sehe ich vor meinem inneren Auge zwei verschiedene Seiten von Carla. Mitunter gleicht sie einem Küken in einem leeren Nest. Es freut sich über meine Zuwendung, doch dann erscheint ein Greifvogel, der es weghackt und sich zu einer Drohgebärde aufrichtet. Ich begreife auf einmal, dass es dieser fordernde Vogel ist, der alles tut, um das Erscheinen des bedürftigen Kükens zu boykottieren. In einem fliegenden Wechsel sorgt dieser Aufpasser offenbar stets dafür, dass das Kind, welches in Carla um Unterstützung nachsucht, letztlich nie an einem Seminar teilnimmt – sondern nur der Aufpasser.

Carlas Zusammenfassung ihrer Kindheit hallt in mir nach: »Ich musste mit einer schwer gestörten, narzisstischen Mutter leben, die mir jeden Atemzug missgönnt hat. Sie hat mich geprügelt, eingesperrt, verachtet, gedemütigt und von anderen ferngehalten.« Auf gespenstische Weise wiederholt sich dieses Szenario nun in ihr selbst. Mir wird bewusst, dass ich an diesem »Türsteher« vorbeimuss, um dem Kind zu helfen, und diese Herausforderung elektrisiert mich und macht mich neugierig.

Neben all den wunderbaren Eigenschaften, die ich an Hunden liebe, sind ihre Bereitschaft zur Zusammenarbeit, ihre Sensibilität und Klarheit wohl das Berührendste, was ich für mich entdecken durfte. Auch Carlas Hund Pedro gibt mir am Nachmittag bereitwillig Hinweise, durch die ich Carla besser verstehen und unterstützen kann.

Er ist ein kleiner brauner, struppiger Mix, der sie auf Trab hält und sich ihrer Kontrolle entzieht. Carla berichtet, er führe sie regelmäßig im Park vor, wenn er zu anderen Hunden laufe und auf ihr Rufen hin nicht zurückkomme. »Dann glotzen alle mich schadenfroh an, als wenn ihnen das nicht auch schon passiert wäre. Die haben doch viel weniger Ahnung als ich. Ich hatte immerhin schon mehrere Hunde, und die waren alle top erzogen!«, sagt sie verärgert.

Um Pedro kennenzulernen, spiele ich ein wenig Hase und Jäger mit ihm. Dazu schleiche ich mich lauernd an ihn heran, als würde ich ihn fangen wollen. Begeistert geht er darauf ein und springt zur Seite weg. Ich beschleunige die Verfolgung, woraufhin er immer wieder gerade so weit wegrennt, dass ich ihn noch einholen kann. Dann entwischt er erneut, und die Freude über diesen Triumph ist ihm deutlich anzusehen. Enthusiastisch nimmt er einen kleinen Stock auf, wirft den

Kopf zurück und kaut überdeutlich darauf herum, wie um zu demonstrieren, was er gefunden hat und ich nicht.

Verblüfft bremst er ab, als er wahrnimmt, dass ich einen anderen Stock aufnehme und nun meinerseits damit weglaufe. Aus den Augenwinkeln sehe ich Pedros verdatterten Ausdruck. Mit schief gelegtem Kopf sieht er mir zu, kratzt sich hinter den Ohren, schüttelt sich und nimmt die Verfolgung auf. Als er bei mir ist, lasse ich den Stock auf den Boden fallen und stelle meinen Fuß davor. Die Pfote auf oder vor etwas zu setzen ist eine Vokabel aus der Hundesprache, die einen Besitzanspruch anzeigt. Der gewitzte Pedro umkreist mich und versucht durch meine Beine hindurch an den Stock heranzukommen. Ich mache sie dicht – Pedro springt von der anderen Seite heran. So geht es eine Weile hin und her, und wir lernen uns im Spiel kennen. Pedro ist ein kontaktfreudiger, neugieriger und fröhlicher Hund und nach meinem Gefühl auch sehr ansprechbar, und das möchte ich Carla zeigen. Laut ihrer Aussage ist er sofort weg, wenn ein Hund erscheint. Deshalb bitte ich eine Helferin, einen Labrador hereinzulassen. Dieser springt kurze Zeit später wie ein abgeschossener Pfeil auf uns zu, doch Pedro wedelt nur ein kurzes, beiläufiges Hallo mit der Rute und sieht weiter auf den Stock zwischen meinen Beinen. Erneut versucht er, nach der Beute zu schnappen. Diesmal lege ich ein deutliches Stoppzeichen in meinen ganzen Körper und Blick und stelle mich wie ein Mahnmal davor. Mir ist bewusst, dass eine klare Grenzsetzung viel interessanter für Pedro ist, als ihn mit etwas locken oder bestechen zu wollen, um seine Aufmerksamkeit zu behalten. Pedro hat Freude daran, Grenzen zu überprüfen. Das machen sie so spannend für ihn. Tatsächlich ignoriert er den Labrador und scannt mein Gesicht, meine Körperhaltung, mein Energiefeld, wohl um einzuschätzen, was er jetzt tun kann.

Ich sehe zu Carla, in der Hoffnung, sie nähme wahr, dass

Pedro dazu in der Lage ist, den Kontakt zu halten, auch wenn ein anderer Hund ins Spiel kommt – doch sie beobachtet die Szene mit zusammengekniffenen Augen, und es ist ihr anzusehen, dass sie sich fragt, worauf ich eigentlich hinauswill.

Deshalb gebe ich den Stock für Pedro frei und gehe zu Carla herüber. Ihr Hund stürzt sich auf die unverhoffte Beute und läuft damit triumphierend über das Gelände. Der Labrador nimmt seine Verfolgung auf, und ein Spiel zwischen den beiden beginnt.

»Ist das so eine Situation, in der er nicht kommen würde?«, frage ich Carla.

Sie nickt.

»Und willst du ihn jetzt einmal ansprechen, damit wir es sehen können?«, frage ich weiter.

»Peeeedro, hierher!«, ruft sie lautstark, obwohl der Hund nur wenige Meter entfernt ist. Pedro wendet den Kopf, sieht Carla an, scheint das Ganze abzuwägen und spurtet erneut davon.

Carla schluckt, weist mit der Hand auf Pedro und sagt: »Siehst du, mit dem stimmt doch was nicht. Das nervt ... Peeeedro!!!« Sie donnert den Namen über die Wiese wie eine Drohung. Pedro bewegt nun nicht einmal mehr die Ohren. Carla wird blass vor Zorn, und ihre Stimme zittert, als sie sagt: »Ehrlich, manchmal könnte ich ihn erschlagen!«

In gewisser Weise erinnert mich diese Szene an mein Erlebnis mit Raida im Wald, und deshalb frage ich: »Bist du für ein Experiment offen?«

Carla nickt bedächtig.

»Könntest du einmal mit einer Hand ausdrücken, wie du dich fühlst, wenn Pedro dich so stehen lässt?« Carla zieht die Augenbrauen fragend hoch, und ich ergänze: »Wenn ich wütend bin, dann könnte meine Hand zum Beispiel so machen.« Ich hämmere mit der geballten Faust in die Luft.

Carla nickt verstehend. Sie winkelt den rechten Arm an, streckt ihn hinter den Kopf und stößt ihn ausgestreckt wieder nach vorn wie ein Schwert. Fast verwundert sieht sie dieser Geste hinterher, und ich bitte sie, diese zu wiederholen und zu erforschen, was sie ausdrückt. »Ich mache auch mit«, kündige ich an, um ihr die Scham vor der Gruppe zu nehmen, die so eine Vorführung auslösen kann. Synchron führen wir nun die Schwertbewegung aus, und Carla ruft gleich nach dem ersten Schlag: »Das bedeutet: Lass es, hör auf!«

»Und wollen wir mal erkunden, warum du ihn manchmal erschlagen könntest, wenn er nicht lässt, was er tut?«, frage ich nach, und sie nickt still. Ich spüre Carlas schnellen Atem, als ich meine Hand auf ihren Rücken lege, um ihr etwas Halt zu geben.

»Wenn er nicht auf dich hört …?« Ich nicke ihr zu, damit sie den Satz vollendet.

»Dann kriege ich die Krise«, fährt es aus ihr heraus.

»Ich bekomme eine Krise, weil …«

»Ich mich scheiße fühle, wenn er nicht kommt.«

»Scheiße fühle ich mich, weil …«

»Ich nichts machen kann.«

»Wenn ich nichts machen kann, dann fühle ich mich …«

»Hilflos.«

»Wenn ich mich hilflos fühle …«

»Bin ich verloren.«

»Wenn ich verloren bin …«

»Sterbe ich.«

Carla hat jetzt die Stimme eines kleinen Mädchens. Zum ersten Mal darf es öffentlich sprechen.

»Ist dir bewusst, dass ein Teil in dir offenbar Todesangst hat, wenn dein Hund nicht kommt, und du deshalb so brüllst?«

Carla macht große Augen.

»Was tust du denn im Alltag, damit du dich auf gar keinen Fall so verloren fühlst?«, frage ich interessiert.

Die Beschützerin in Carla richtet sich hoch auf, hebt das Kinn und ruft: »Das kann mir nicht passieren, und was du hier machst, finde ich sowieso Pillepalle. Was soll dieser Humbug denn bringen? Ruf du doch mal meinen Hund. Dann werden wir ja sehen, was das alles bringt.« Carla stemmt die Arme in die Hüften und sieht mich triumphierend an.

Zum ersten Mal fällt mir auf, wie kindlich auch ihre Beschützerin in ihrer Drohgebärde wirkt. Deshalb sage ich weich und anerkennend wie zu einem Kind: »Das ist eine echt gute Strategie, dir alle vom Leib zu kritisieren.«

Carla lässt die Arme sinken und sieht mich erstaunt und irritiert an. Ihr Blick gleicht einem Röntgengerät, das herausfinden möchte, ob ich das wirklich ernst meine oder nicht. Als sie spürt, dass dies wohl nicht nur rhetorisch, sondern ernst gemeint war, blinzelt sie und senkt verlegen den Blick.

»In welchem Alter hast du denn diese Superkraft entwickelt, keinen mehr an dich heranzulassen?«, frage ich weiter nach.

Carla versucht nachzudenken.

»Aus dem Bauch heraus«, ermuntere ich sie. »Dein Verstand weiß es nicht, dein Unterbewusstsein wohl, lass es einfach eine Antwort geben. Die erste Zahl, die kommt, ist richtig.«

»Fünf«, fährt es aus Carla heraus. Sie beginnt mit den Fingern am Reißverschluss ihres Anoraks zu nesteln.

»Was sollte so ein kleines Mädchen auch sonst machen, um zu überleben«, sage ich ruhig. »Immer unfehlbar sein zu wollen und andere anzuzweifeln hat sicher viel Kraft gekostet über eine so lange Zeit, nicht wahr? Wie geht es dieser kleinen Beschützerin denn heute?« Ich nehme Carlas Hände in meine und sehe sie an.

Sie stülpt die Lippen nach vorn, um nicht zu weinen. Dann

fällt ihr Blick auf Pedro, der seit einiger Zeit still neben ihr sitzt und sie mit warmen Augen ansieht. Carla geht in die Hocke und streichelt ihn. »Eigentlich ist es schön, wie viel Freude er hat und dass er mit anderen so herumtollen kann«, sagt sie leise. »Es fühlt sich nur so schrecklich an, wenn er mich vor anderen so vorführt, als wäre ich eine Niete, und mich allein lässt …« Sie wirft mir einen Seitenblick zu, als wolle sie abschätzen, wie ich diese unvermittelte Offenbarung aufnehme, und noch etwas hinzufügen. Ich hocke mich neben sie und sehe sie ruhig und erwartungsvoll an. Carla schluckt und flüstert dann für die Gruppe nicht hörbar: »Es tut verdammt weh, wenn man um jedes Fünkchen Anerkennung Angst haben muss und nie weiß, ob man es behalten kann.« Dabei sieht sie mich durchdringend an. Es scheint, als wären in ihrem leicht vorwurfsvollen Blick einhundertvierundsiebzig E-Mails enthalten, die ich ihrer Meinung nach nicht ausreichend beantwortet habe, um ihre Misstrauensanträge auszuräumen.

»Du kannst den Schmerz über deine nichterfahrene Mutterliebe nicht ungeschehen machen, indem du andere in dieses Schmerzgefängnis hineinholen willst«, sage ich sachlich. »Du kannst jedoch meine Unterstützung haben, um dich selbst daraus zu befreien. Du darfst dabei Fehler machen, dich an alten Strategien festhalten und mich vor den Kopf stoßen. Mir ist bewusst, dass es einen Wert und einen Sinn hat, wie du bisher deinen Weg gegangen bist. Gern würde ich mit dir herausfinden, wie du dies für dich selbst und andere in eine Bereicherung verwandeln kannst.«

Carla sieht mich ungläubig, aber auch mit einem Funken Hoffnung an.

Der Hund als Brücke

Carla war die Erfahrung fremd, wie sich Vertrauen, Wertschätzung und Liebe anfühlen. In der weiteren Arbeit berichtete sie, dass sie Zuneigung und Annahme nur bei den Hunden gefunden hatte. Bis zu Pedro waren alle Hunde leicht führig gewesen und hatten sich »unauffällig und gut erzogen« verhalten, wie Carla es ausdrückte. Durch diese Beziehungen konnte sie sich nach und nach innerlich etwas stabilisieren.

Oft werden Menschen abgewertet, die ausschließlich mit Tieren leben, anstatt das Wunder anzuerkennen, dass sie damit einen Weg gefunden haben, am Leben teilzunehmen.

Menschen gegenüber halfen ihr diese Erfahrungen jedoch nicht. Dort reinszenierte Carla immer wieder die Erfahrung mit ihrer Mutter, fühlte sich unverstanden, benachteiligt und ungerecht behandelt.

Als Carla Pedro auswählte, hatte sich ihre Psyche offenbar insoweit stabilisiert, als dass ein nächster Schritt in Frage kam. Pedro wurde so etwas wie eine Brücke zu den Menschen, brachte er doch Carlas Abwehrstrategien immer wieder ins Wanken. Dadurch, dass er sie in Anwesenheit anderer vorführte, wie sie sagte, nicht hörte und nicht dazu zu bewegen war, so zu funktionieren, wie Carla es wollte, musste sie sich damit auseinandersetzen, dass ihr etwas nicht gelang und sie in den Augen anderer Hundehalter und Hundehalterinnen etwas nicht hinbekam. Dadurch kehrten die schmerzhaften Gefühle der erlebten Abwertungen zurück, die sie durch ihre Mutter erfahren hatte. Das war, so paradox es auch klingen mag, ihre Rettung, denn dadurch begann sie, sich mit ihnen auseinanderzusetzen und sie aufzulösen.

Bereits diese durch einen Stellvertreter abgeschwächte Form der eigenen Spiegelung ist für die meisten Menschen so ungeheuer anspruchsvoll, dass klar wird, warum eine sofortige Annäherung an die Ursprungsthemen gar nicht möglich wäre. Wären Carlas Erfahrungen sofort mit konkreten Kindheitserinnerungen verbunden gewesen, wäre ihre Psyche vielleicht zusammengebrochen. So aber konnte sie diese Gefühle zuerst in Bezug auf Pedro verarbeiten.

Der Anteil in ihr, der alle anderen Menschen als minderbemittelt und sich selbst als unfehlbar einschätzte, wurde unsicher. Von anderen häufig als größenwahnsinnig, arrogant oder narzisstisch wahrgenommen, zeigte er sich in der therapeutischen Arbeit als ein kindlicher Beschützeranteil. Er hatte wie die meisten Beschützer zu seiner Strategie gefunden, um weiteren Verletzungen vorzubeugen oder sie gegebenenfalls abzuwehren. Seine Taktik war ziemlich genial. Er entwertete andere Menschen einfach von vornherein, weil sie dann nicht im Recht sein konnten, egal, was sie Carla antaten.

Pedro war so etwas wie ein Abstandshalter zu Carlas Themen und wurde zugleich langsam eine Brücke, auf der sie sich selbst begegnen konnte.

Heilwerkzeug: »Einladung an den Schmerz«

Live-Erfahrung 2

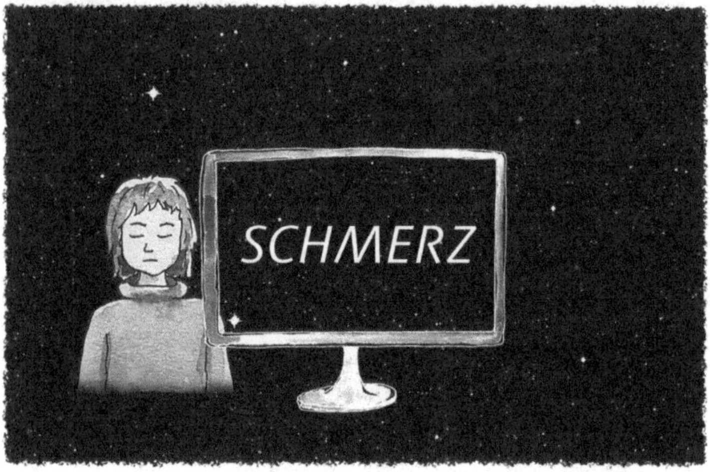

Einführung:
Der Schmerz ist ein großer Lehrer. Er sorgt für deine Sicherheit, wenn du als Kind das erste Mal in eine Kerzenflamme greifst, und lässt dich die Hand zurückziehen. Er zeigt dir, dass es wehtut, durch dichtes Dornengestrüpp zu kriechen oder hinzufallen, damit du lernst, dich nicht zu verletzen. Oft ist er ein Lehrer, den du erst in der Zukunft verstehst – nachdem schmerzhafte Ereignisse vorbei sind, die du jetzt anders betrachtest, weil du etwas Wesentliches durch sie verstanden hast.

Der Schmerz kann dich aufwachen lassen, wenn du dich in der Vergangenheit verloren hast und feststeckst, denn du kannst ihn immer nur in der Gegenwart spüren. Er sagt dir, dass du alte Erinnerungen noch nicht losgelassen hast, obwohl das Leid längst vorbei ist. Wenn du ihn immer weiter mit der Vergangenheit befeuerst, leidest du in der Gegenwart. Erst wenn du damit aufhörst, kannst du wahrnehmen, welchem Spuk du verfangen bist. Nichts vom Vergangenen findet in diesem Moment statt.

Bei der folgenden Praktik geht es nicht darum, den in dir zurückgestauten Schmerz zu negieren oder nicht ernst zu nehmen. Es geht darum, eine Möglichkeit zu finden, ihn einzuladen, zu verdauen und damit auch zu entlassen. Du selbst bist sein Gefängnis, wenn du ihn in dir festhältst.

Der innere Schmerz ist wie eine Tür, durch die du hindurchgehen kannst, um in den Raum der Heilung zu kommen.
Willst du mit dem Kopf durch die Wand, braucht es mitunter dein ganzes Leben, bis du zerschlagen aufgibst.
Die Tür aber bleibt dir. Auch wenn du erst im Tod durch sie hindurchgehst.

Es kann deine Sicht vollkommen verändern, wenn du erlebst, dass es nicht der Schmerz ist, der dir so zu schaffen macht, sondern seine Leugnung und Verdrängung. Den Schmerz abzulehnen, den bestimmte Ereignisse im Leben immer wieder mit sich bringen, ist, wie einen Ball dauerhaft unter Wasser drücken zu wollen. Das ist unglaublich kräfteraubend, und du lebst in einem Zustand anhaltender Alarmiertheit, um allem zuvorzukommen, was den »Ball« nach oben holen könnte. Doch erinnere dich, irgendwann, wenn du einmal nicht achtsam warst oder zu viel auf dich einstürmte, ploppte er über die Wasseroberfläche, und du konntest nicht mehr kontrollieren, wohin er sprang, nicht wahr?

Um die folgende neue Erfahrung zu machen, ist es wichtig, den Schmerzbegriff von allen Konditionierungen zu befreien, die du persönlich damit verbindest und die gesellschaftlich gelebt und dir beigebracht wurden. Wenn du die Bezeichnung »Schmerz« für deine innerste Empfindung einmal löschst und wirklich anfühlst, was dann noch bleibt, könntest du staunen.

Ablauf:

- Lege dich entspannt auf eine Unterlage auf den Boden oder setz dich bequem hin.
- Wichtiger Hinweis, bevor du beginnst: Steigere dich bei dieser Übung niemals in Bilder aus deiner Erinnerung hinein, die dich bereits einmal überwältigt haben. Es reicht, einen Schnappschuss dieser Situationen zu empfangen, um den Schmerz in dir zu fühlen. Wenn du nichts fühlst, kannst du auch nichts verdauen. Gehst du jedoch emotional ganz hinein, wirst du ausgeknockt. Du musst also einen guten Mittelweg finden, und der gelingt dir, wenn du den Schmerz kommen spürst und ihn nur in dir hältst, aber nicht immer weiter mit Bildern fütterst.
- Welche Erinnerung bereitet dir immer wieder Schmerz? Nimm etwas ganz Konkretes aus deinem Leben. Das kann eine Kränkung sein, eine Enttäuschung oder etwas, das du für immer verloren hast. Wie stark empfindest du den Schmerz darüber auf einer Skala von eins bis zehn, wenn zehn den intensivsten Schmerz darstellt?
- Zähle nun in mehreren Durchgängen beim Einatmen bis vier und beim Ausatmen bis sieben.
- Lasse deinen Körper ganz in die Unterlage sinken, die dich trägt.
- Stell dir einen Bildschirm vor, auf dem in großen Buchstaben

das Wort SCHMERZ für diese Situation erscheint, die du dir gerade präsent machst.
Wische nun das Wort gedanklich aus dem Bildschirm heraus. Du kannst das mit einer Augenbewegung tun oder auf andere vorgestellte Weise.

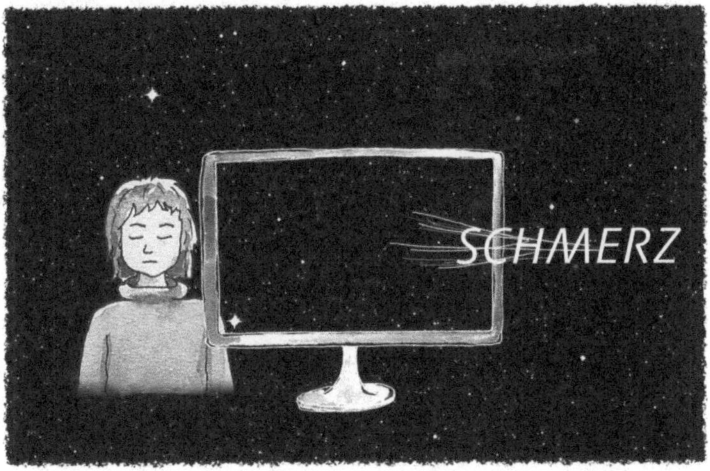

- Ist es verschwunden, betrachte das leere Feld im Bildschirm. Spüre, wie sich dieses Feld anfühlt, wenn es keine Bezeichnung mehr hat.
- Wie groß ist das Gefühl von Schmerz jetzt noch auf einer Skala von eins bis zehn?

Empfehlung:

Du kannst diese Übung mit dem entsprechenden Thema immer wieder machen, bis es in dir nicht mehr auftaucht.

Du kannst sie auch durchführen, wenn du eine bereichernde Begegnung scheust, einen mutigen Schritt nicht wagst oder deine Liebe nicht verschenkst, weil du Angst vor einer neuen Enttäuschung, Kränkung oder einem möglichen Verlust hast. Nimm dann das Wort »Enttäuschung«, »Kränkung« oder »Verlust« in derselben Weise in den Bildschirm, fühle hin, wische es heraus und verbinde dich nur mit dem leeren Feld. Das, was du dort fühlst, ist die Wahrheit.

Teil 2 – Entfaltung

Sein Blick erinnert mich an etwas lang Vergessenes.
Es ist seine unbedingte Wahrhaftigkeit, die mich anzieht.
Sie schaut aus seinen gelben Hundeaugen tief in mich hinein, und etwas in mir fühlt sich wie eine Schiffbrüchige, die nach langer Zeit gefunden wird. Zugleich flattert Angst in mir auf wie ein erschreckter, panischer Vogel. Wenn der große blonde Hund mich so eindringlich ansieht, erfüllt mich eine große Scham.
Mir ist bewusst, dass er jede meiner Verhüllungen durchschaut.
Mir war nicht klar, wie beängstigend es sich anfühlen kann, ganz nackt gesehen zu werden. Seit ich denken kann, sehne ich mich danach, und nun fürchte ich mich, erkannt zu werden.
Doch eine Stimme sagt in mir:
Hab keine Angst. Genauso findest du dich.
Damals ahne ich noch nicht, welche Tiefe der Spiegel hat, den Raida mir vorhält, und wie viel Mut es mich kosten würde, wirklich hineinzusehen.

Der Hund als Spiegel
Live-Impulse

Während meiner früheren Arbeit als »Hundeflüsterin« im ZDF (2013/14) wurde es mir immer unangenehmer, Wünschen nachzukommen, in denen es nur darum ging, ein hündisches Verhalten abzustellen, das den menschlichen Alltag stört. Erfolgversprechende Tipps, Tricks und Schnellmethoden lösen ein Unbehagen in mir aus und ein Gefühl von Unwahrheit. Häufig ahmen Menschen dann Methoden nach, ohne sich mit ihren eigenen inneren Fähigkeiten verbinden zu können. Dadurch entfernen sie sich immer weiter von sich selbst und können dem Hund nicht mit einem Ausdruck echter Präsenz begegnen. Diese kommt immer von innen, nie von äußerlich gelernten Dingen. Agiert ein Wesen wie ein Hund (oder Kind) aus seinem Kern heraus, und wir begegnen ihm nur mit der äußeren Hülle unserer konditionierten Persönlichkeit, kann kein wahrer Kontakt entstehen.

Um ein Beispiel zu nennen: Der Jagdtrieb eines Hundes ist in seinem natürlichen Wesen verankert. Menschen wollen diesen jedoch häufig wegzwingen wie eine Unart, die der Hund sich angewöhnt hat. Erlernte Techniken, die wir dann mit unserer äußeren Hülle ausführen, haben wenig Kraft gegenüber der natürlichen Jagd-Kernpräsenz des Hundes.

Damit ein Hund auf dieses Wegzwingen reagiert, muss auch er eine Hülle der Anpassung durch Dressur haben, die der Mensch erreichen und beeinflussen kann. Sobald wir nur noch mit unserer äußeren, angepassten Person agieren und unsere Selbstführung verloren haben, zwingen wir andere Wesen in die Dressur, weil wir keine andere Möglichkeit mehr zu ihrer Beherrschung sehen.

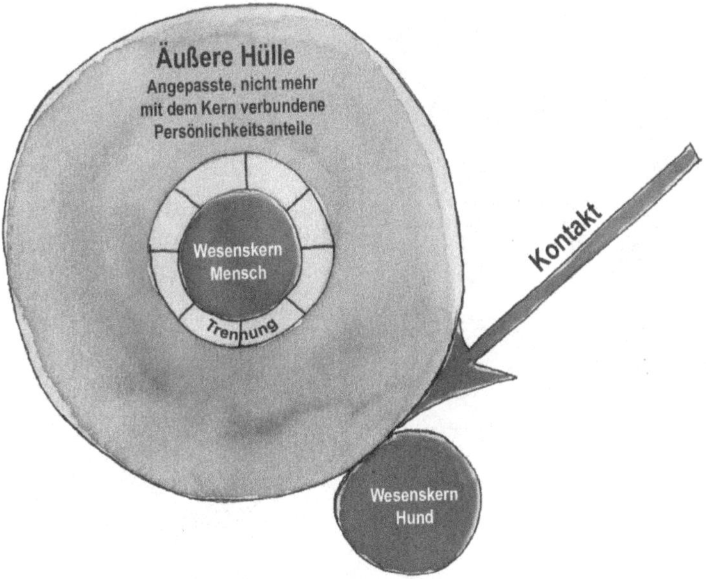

Kontakt unserer äußeren Persönlichkeit mit dem Wesenskern eines Hundes

Oft wundern wir uns jedoch, wenn Hunde einem Menschen auf fast magische Weise folgen. Damit meine ich nicht den Folgetrieb, der durch massiven Druck erreicht wird – also durch Einschüchterung.

Agiert ein Mensch aus seinem Selbst heraus, geht von ihm eine große Präsenz und Ausstrahlung aus, der sich ein Hund (wie auch Mensch) gern anschließt, weil sie so anziehend ist.

Wir alle können nur überleben, wenn wir auch eine angepasste Persönlichkeit entwickeln, mit der wir auf unser Umfeld reagieren können. Solange wir dabei mit unserem Wesenskern verbunden bleiben und dieser unsere Persönlichkeit bestimmt und führt, bleiben wir ein selbstbestimmtes Wesen, das auch andere in ihrem Kern wahrnehmen und respektieren kann.

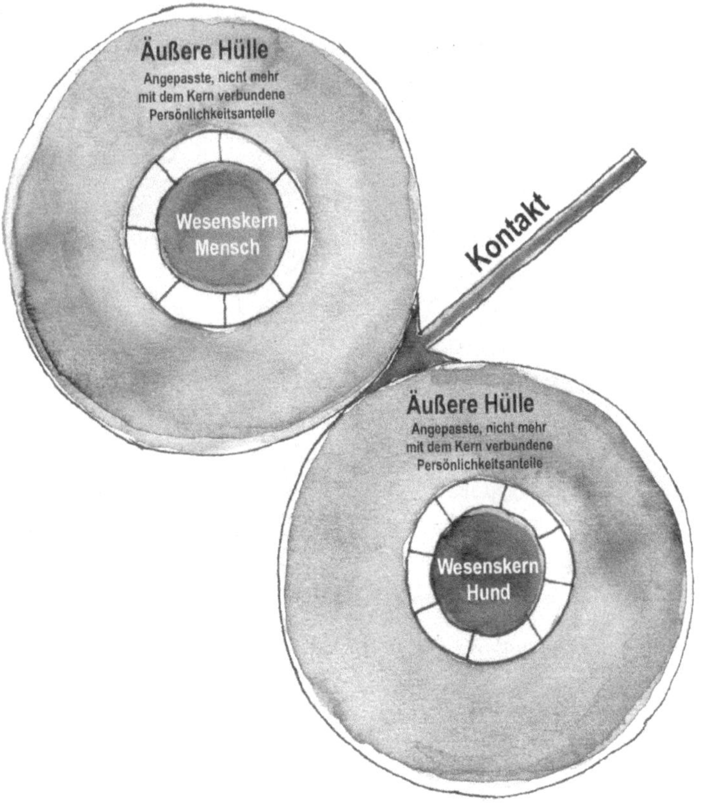

Kontakt der konditionierten Persönlichkeit, getrennt vom Wesenskern

Unsere Persönlichkeit ist dann verbunden mit den Ursprungsressourcen unseres Wesens. Beides bildet eine harmonische Identität, mit der ein echter Kontakt zu anderen möglich ist.

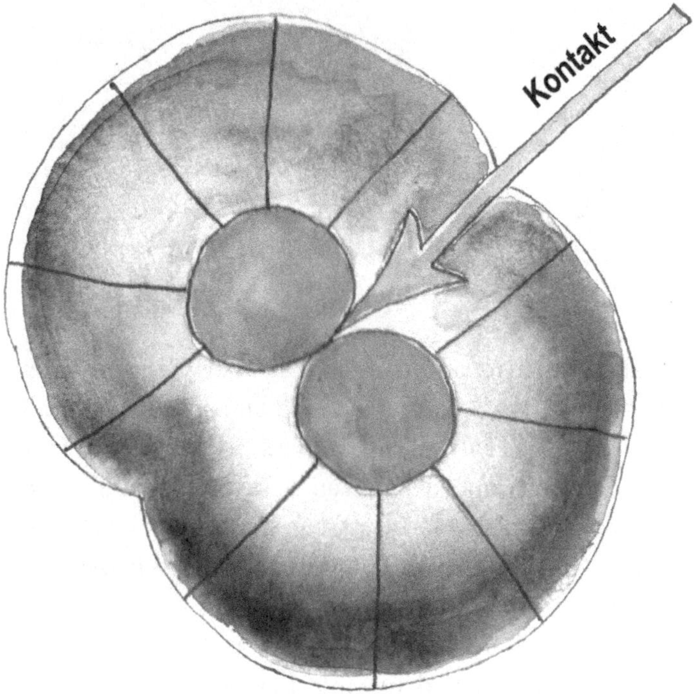

Kontakt aller Ressourcen

Solange unsere äußere Person jedoch vorgibt, etwas zu sein, das wir in unserem Wesenskern nicht sind, leben wir in der Diskrepanz dieser Lücke und müssen sie mit Täuschungen füllen. Ein selbstunsicherer Mensch, der sich hart und dominant gibt, muss jeden Tag die Selbstunsicherheit verdrängen. Ein anderer, der sich immer freundlich und nett gibt, muss jeden Tag die zurückgedrängte Wut im Zaum halten, um seinem entworfenen Bild zu entsprechen. Die Lebenszeit verrinnt mit der Anstrengung, die Täuschung aufrechtzuerhalten, und dem gleichzeitigen Versuch, die Lücke zu überwinden, die immer größer zwischen unserem Selbst und unserer angepassten Persönlichkeit klafft.

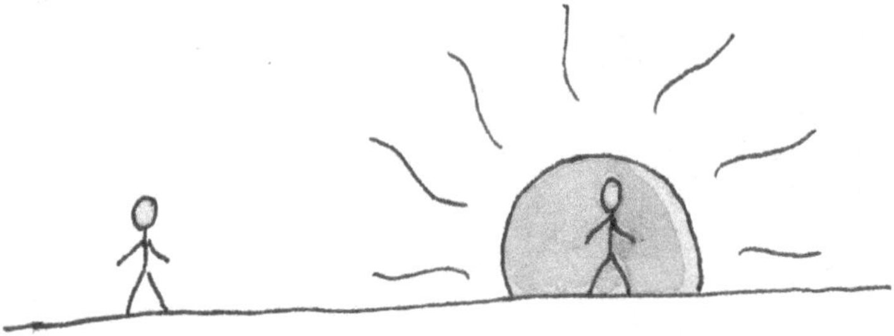

Wir haben oft ein Ideal von uns, das aus der Erfahrung heraus entstanden ist, wie wir Anerkennung finden. Wir haben also eine äußere Figur entworfen, die unser Selbst vor Verletzung und Herabwürdigung zu schützen versucht, indem sie es zurückdrängt und in eine vermeintliche Sicherheit bringt. So entsteht eine Trennung in uns, die wir schmerzhaft in der Sehnsucht nach uns selbst spüren.

Hunde können liebevolle und heilsame Spiegel für das falsche Selbstbild sein, an dem wir festhalten. Die Fähigkeit der Hunde (und anderer Tiere), einen Menschen auch in dieser Entfremdung anzunehmen, ist das wohl Heilsamste, was ich bisher kennenlernen durfte. Der reine Selbstausdruck eines Tieres (oder Kindes) kann auch das eigene Selbst berühren und eine spontane Verbindung herstellen. Auch wenn diese Momente selten sind oder nicht lange anhalten, feuern sie doch unseren Wunsch an, solcherart heilsame Begegnungen mit uns selbst erneut zu erleben und wieder mit unserem Kern in Kontakt zu kommen. Alles, was dich mit dir in Berührung bringt, kann deinen Willen stärken, dich auf den Weg zu machen.

Viele verhalten sich ihrem Hund gegenüber ungezwungener und freier als mit Menschen, weil sie seine Ablehnung nicht fürchten. Nach meiner Erfahrung wählen wir nicht nur menschliche Lebenspartner und Lebenspartnerinnen, sondern auch einen Hund intuitiv richtig aus, um zu wachsen. Es gibt Menschen, die brauchen zuerst einen Hund (oder mehrere Hunde), der sie einfach nur trägt und annimmt. Haben Menschen die Erfahrung bedingungsloser Annahme noch nie machen können, bildet diese erfahrene Liebe durch ein anderes Wesen oft eine Basis für den nächsten Entwicklungsschritt. Häufig folgt dann auf so einen »tragenden« Hund einer, der sie herausfordert und an ihnen rüttelt. Kommen wir an die Grenzen unserer Möglichkeiten und stranden in unseren Alltagsstrategien, sind wir gezwungen, auf eine andere Kraft in uns zurückzugreifen – oder den Hund aufzugeben. Doch sosehr Menschen sich auch von sich selbst zu trennen vermögen, von ihrem Hund können sie es für gewöhnlich nicht.

Das ist eine große Chance für die therapeutische Arbeit mit Menschen, denn der Wunsch, dem eigenen Hund zu helfen oder ihn zu entlasten, kann Mut, Willenskraft und Elan freisetzen, die wir für diesen Weg brauchen.

Von Hunden fühlte ich mich immer auf bisher ungekannte Weise angenommen und mit wertvollen Impulsen beschenkt. Sie sind ein natürlicher Spiegel, nach dem ich immer gesucht hatte. Sie reagieren ohne die Verzerrung menschlicher Höflichkeit und Manipulation, ohne Zeitverzögerung, ohne Lob oder Tadel.

Als ich den marokkanischen Herdenschutzhund Raida das erste Mal sah, spürte ich intuitiv, dass mir mein umfangreicher »Werkzeugkasten« für den Umgang mit ihm wenig nützen würde. Dieses Gefühl belebte mich, hatte ich mich doch gerade in dem beruflichen Eindruck festgefahren, eine Fließbandarbeiterin zu sein, die Hunde funktional für den menschlichen Alltag aufbereitet. Ich wusste, dass ich so nicht weitermachen wollte – aber noch nicht, wie ich da herausfinden könnte. Meine Intuition hatte mich nicht getrogen, Raida half mir. Er wurde ein Spiegel, der nie beschlug, auch wenn ich meine eigenen Illusionen dagegen blies, und er ging nie zu Bruch, auch wenn ich an ihm rüttelte.

Diese Lektion lernte ich gleich, als ich ihn zum ersten Mal davon abhalten wollte, draußen etwas zu fressen. Ich empfand dies als Akt der Fürsorge, denn zu dieser Zeit wurden immer wieder Giftköder an unserem damaligen Wohnsitz in Berlin-Frohnau ausgelegt. Meine anderen Hunde warfen mir in so einer Situation »nur« einen unglücklichen Blick zu, wenn sie ihren Schatz wieder freigeben mussten. Der neu hinzugekommene Raida jedoch schraubte bei meinem energischen Anruf einfach seinen Kiefer wie einen Schraubstock zusammen. Meine Aufforderung wurde aus diesem Grunde bestimmt zackiger und lauter. Dies war der Punkt, an dem Raida das Gefundene zwar fallen ließ, aber nur um an mir hochzusteigen, mit den Zähnen in meinen Oberarm zu greifen und mir Einhalt zu gebieten.

In meine Überraschung mischte sich Entrüstung. *Spinnt er? … Schließlich sorge ich doch nur für sein Wohlergehen … Ich will das Beste für ihn,* waren nur einige der Gedanken, die ich im ersten Moment hatte. Tief in mir spürte ich jedoch, dass seine Maßregelung nur die Form betraf, in der ich ihm das Ganze kommuniziert hatte, und ich es auch anders probieren könnte. Vielleicht war das der Moment, der mir zeigte, wie tief die gesellschaftliche Ansicht in mich hineingewachsen war, ein Hund hätte allein deshalb zu hören, weil ein Mensch ihm etwas sagt. Erwartete ich doch, dass dieser souveräne Hund sofort alles stehen und liegen ließ, obwohl ich ihm noch gar keine eigenen Führungsqualitäten nachgewiesen hatte. Nicht nur, weil ich die Lage als bedrohlich einschätzte, sollte er hören, sondern auch, weil ich sauer war, dass er mich so resolut in Frage stellte. »He«, blaffte ich ihn an. »Runter, aber ganz schnell!«, woraufhin sich seine Zähne tiefer in das Fleisch meines Oberarmes bohrten. Erst da dämmerte mir, dass dieser Hund es sehr ernst meinte in seiner Lehrerschaft und ich auf diese Weise nicht weiterkam.

Mitunter verblieben wir für dreißig Minuten wie eine reglose Skulptur in dieser Haltung, bis ich innerlich nachgab und er von mir abstieg. Irgendwann begriff ich, was er mir beibringen wollte.

Ähnlich wie bei meiner Kinderbegegnung mit dem Bullen auf der Weide, erlebte ich ein großes Gefühl von Weite, Furchtlosigkeit und Akzeptanz, als Raida meinen inneren Strategen vor die Wand fahren ließ. Erst da spürte ich, dass in seiner Grenzsetzung weder Erregung noch Gereiztheit lagen. Selbst der Zugriff mit dem Maul, den ich am Anfang für Aggression gehalten hatte – erschien mir nur noch wie eine Geste, die mir Einhalt gebot in Ermangelung einer Hand, mit der er mich hätte festhalten können. Sein Nein stand einfach da wie eine friedliche, unverrückbare Säule, an der ich nicht vorbeikam. Diese unverrückbare Präsenz in ihm war es wohl, die mich die Idee aufgeben ließ, mich als Mensch immer durchsetzen zu müssen und mich im Recht zu fühlen, wenn ich nur einen stichhaltigen Grund (wie im Falle der Giftköder) finde.

Der funktionale Bewältiger in mir (und anderen), der einfach etwas durchdrücken will, ist Raida offenbar so fremd wie ein Marsmensch. Dieser ursprüngliche Hund besteht auf einen Kontakt mit dem Wesenskern eines Menschen oder auf die ehrliche Zugabe der eigenen Hilflosigkeit.

Fast alle Menschen in meinem damaligen Helferteam kamen auf die eine oder andere Weise mit seiner Schule in Berührung. Antje kehrte etwas blass von einem Spaziergang zurück, wollte sich jedoch nicht äußern, warum. Erst sehr viel später gestand sie mir, dass sie keinen eigenen Weg hatte wählen können, sondern Raida auf einen großen Umweg folgen musste, den er bestimmt hatte.

Manuela dagegen erlebte, dass Raida sehr entgegenkommend sein kann, wenn man die eigene Hilflosigkeit eingesteht und ihn einfach bittet. Weil sie ihn schon dreimal energisch aufgefordert hatte, in mein Auto einzusteigen, sah Raida sie an wie eine geistig umnachtete Person. Er hat dann einen Blick, so als würde er noch mehrere Leben brauchen, um diese Unreife zu begreifen – mit der ein Mensch von ihm Gehorsam forderte. Manuela spürte dies wohl und sagte, ihre Forderung aufgebend: »Raida, ich weiß, dass du auf mich nicht hören musst und ich dich nur bitten kann einzusteigen. Also bitte, das wäre sehr freundlich von dir.« Raida schnäuzte kurz ab, wie er das oft tut, wenn etwas für ihn erledigt ist, und sprang lässig auf die Ladefläche meines Autos.

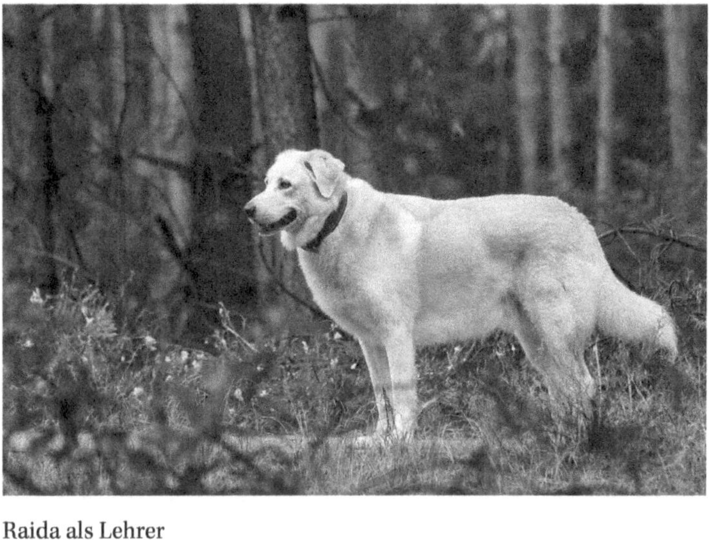

Raida als Lehrer

Da diese Situation passierte, während ich ein Seminar abhielt, war die Verwunderung auf den Gesichtern einiger Teilnehmenden nicht zu übersehen. Schließlich waren sie in der Hoffnung gekommen, ihr Leben würde leichter werden, wenn sie dem Hund eine sogenannte Unart abgewöhnen könnten. Dieser Umgang nun war sicher nicht das, was sie erwartet hatten.

Bei der Aufzählung aller sogenannten Verhaltensprobleme fiel mir häufig auf, dass Menschen hauptsächlich in Not geraten, wenn andere Menschen das Verhalten ihres Hundes beurteilen könnten. Fragte ich, ob das Problem auch bestünde, wenn sie auf einer einsamen Insel mit ihrem Hund allein wären, verneinen die meisten Hundehalter und Hundehalterinnen spontan. Nun würde der Hund aber auch dort weiter Außenreize melden und verbellen, er würde seinen Schutztrieb leben und seinem Jagdinstinkt folgen. Es gäbe jedoch keine anderen Menschen, die diese Verhaltensweisen beurteilten.

Je tiefer ich diese Hintergründe wahrnahm, umso mehr dämmerte mir, dass Menschen im Umgang mit ihrem Hund oft gar nicht vom Verhalten ihres Hundes getriggert werden, sondern von dem, was andere dazu sagen könnten. Aus diesem Grunde sollte das Verhalten unbedingt weg – nicht weil sie ihren Hund so nicht mochten. In meiner Arbeit erlebte ich geschätzt neunzig Prozent Hundehalter und Hundehalterinnen, die alles an ihrem Hund liebten, wenn sie allein mit ihm zu Hause waren und nur draußen ein Thema mit ihm hatten.

Mir ist bewusst, dass dies oft aus Trainersicht anders erklärt wird. *Ein Hund, der drinnen alles darf, kann draußen nicht plötzlich hören.* Oder: *Menschen, die sich zu Hause wie Bedürftige benehmen, können im Wald oder Park nicht erwarten, dass sie der Hund als souveränen Entscheidungsträger wahrnimmt.* Diese Feststellungen stimmen rein sachlich. Dennoch nützen sie wenig. Viele Hundehalter, die eine bestimmte Technik erlernt haben, um das unerwünschte Verhalten ihres Hundes abzustellen, fühlen sich zwar erst einmal machtvoller und erleben einen kurzen Aufschwung. Doch funktional beigebrachte Methoden verändern uns Menschen selten nachhaltig. Früher oder später fallen wir in unser altes Verhalten zurück und sind frustriert.

Deshalb lag es für mich nahe, Menschen in eine Verbindung zu sich selbst zu führen und sie aus sich heraus zu stärken, damit sie einen neuen Weg immer wieder gehen können, weil er ihnen entspricht. Hunde sind dabei hervorragende Unterstützer.

Sie zeigen sehr genau, wer in uns gerade aktiv ist, und können uns so bei der Selbstbegleitung helfen. Ich habe drei verschiedene Verfassungen bei uns Menschen beobachtet, auf die die Hunde ganz unterschiedlich reagieren. Auf diese Weise bin ich zu der Arbeit mit inneren Anteilen gekommen.

1. Traumaanteile

Sind Traumaanteile von uns aktiv, die Angst haben oder erneute Überwältigung kommen spüren, beginnen Hunde ihren Menschen häufig zu sichern und zu bewachen. Es kann sein, dass sie ihm wie ein Schatten folgen, alles verbellen, ihn die ganze Zeit beobachten oder massiv verteidigen. Sie spüren diese Anteile, auch wenn sie einem Menschen nicht bewusst sind. (Es kann für diese Verhaltensweisen auch noch andere Gründe geben. Ich spreche hier von denen, die sich bei der therapeutischen Traumaarbeit mit Menschen herausgestellt haben.)

2. Bewältigeranteile

Auf die funktionalen Anteile unserer Persönlichkeit, die den Alltag bewältigen, reagieren Hunde in anderer Weise. Je nach Wesen widersetzen sie sich oder beugen sich dem Druck, den wir ausüben, um etwas Bestimmtes zu erreichen. Conny mit ihrem Hund Filou zum Beispiel, bekommt jedes Mal Schweißausbrüche, wenn sie beim Spaziergang Nachbarn trifft. Sie hat dann Angst, ihr Hund könnte nicht hören und dies würde sich in der Nachbarschaft verbreiten. Ihr innerer Bewältiger nimmt die Leine dann besonders kurz und ist sehr streng zu Filou. Der Hund jedoch reagiert auf ihre Angst und will sie beschützen. Deshalb verweigert er sich ihrem Bewältiger und verbellt die Nachbarn. Das wiederum bringt Conny dazu, diese Begegnungen noch mehr zu fürchten. Trifft sie auf fremde Menschen, ist Conny innerlich entspannter, und Filou bleibt ruhig.

Ich habe jedoch auch Hunde kennengelernt, die aus Angst vor dem Bewältiger in einem Menschen ein erwünschtes Verhalten zeigen, das gegen ihren eigenen Instinkt geht. Man sieht dann Beschwichtigungssignale wie zum Beispiel zurückgelegte Ohren, eine eingeklemmte Rute oder dass sie sich über das Maul lecken, um einen zornigen Bewältiger zu besänftigen.

Es gibt auch Hunde, die genau wie ein menschlicher Bewältiger einfach nur noch funktionieren, wenn sie lange für ein erwünschtes Verhalten belohnt werden. Egal ob ein Auto kommt oder nicht, Mensch wie Hund bleiben dann am Bordsteinrand stehen, bevor sie eine Straße überqueren, weil sie sich nicht situativ verständigen, sondern nach bestimmten Prinzipien leben.

Sind unsere Beschützeranteile gerade vorn, geht ein Hund häufig aus der Verbindung, und es ist dann nicht möglich, ihn durch schwierige Situationen zu führen. Hunde spüren, wenn wir gerade nur funktionieren, und vertrauen uns ihr Leben dann nicht an.

Mitunter versuchen uns Hunde jedoch auch darauf aufmerksam zu machen, wenn wir in eine hohe Anspannung geraten, und maßregeln uns durch Laute oder Berührungen.

Unser Alltagsbewältiger kann auch sehr bedürftig sein, weil er sich häufig nur noch nach dem Außen richtet und vom eigenen Selbst, also der inneren Orientierung, abgeschnitten ist. Wollen Menschen diese Bedürftigkeit durch den Hund stillen lassen, kommt es auch vor, dass sich diese situativ oder dauerhaft zurückziehen, weil sie instinktiv spüren, dass diese Bedürftigkeit im Grunde unstillbar ist.

3. Das Selbst

Sind Menschen gerade mit ihrem Selbst verbunden, gehen plötzlich auch die Dinge wie von selbst, bei denen es sonst immer Schwierigkeiten gibt. Hunde können sich mit der Lebensfreude, Leichtigkeit und Kraft, die aus dem Selbst kommen, gut verbinden, weil es sie in ihrem eigenen Sein widerspiegelt – sofern sie in ihrem Wesen bejaht wurden und sich selbst behalten durften. Einem Menschen, der gerade mit seinem Kern verbunden ist, folgen Hunde auf ganz natürliche Weise.

Ich erkenne meine Bewältigerin immer daran, dass sie etwas weghaben will, das in mir Druck auslöst. Als sie Bambi und ihre unvergleichliche Jagdkompetenz kennenlernte, ging ihr die Hutschnur hoch, und sie bekam Schnappatmung. Ihr dämmerte, dass bei dieser Hochbegabung zum Jagen nichts von dem helfen würde, was sie draufhatte. Andererseits weiß sie jedoch inzwischen, dass sie jedes Mal Erlösung findet, wenn sie mit ihren Strategien nicht weiterkommt und aufgeben muss, weil sie es oft genug erlebt hat.

Deshalb suche ich mir häufig Herausforderungen, die meine Bewältigerin nicht bestehen kann. Sobald sie die Kontrolle aufgibt, übernimmt mein Selbst, und sie wird geführt.
Das ist herrlich, denn wenn das Selbst führt, geht auch alles wie von selbst.

Mein Selbst hat Eingebungen, Ideen, Einfälle, die meiner Bewältigerin niemals kommen würden, weil sie so unter Erfolgsdruck steht und unbedingt etwas erreichen möchte. Bin ich mit meinem Wesenskern verbunden, fühle ich mich einfach neugierig, will etwas erforschen, betrachte das Leben als Übung und nicht als Prüfung und bin mir ganz sicher, dass es einen Weg gibt.

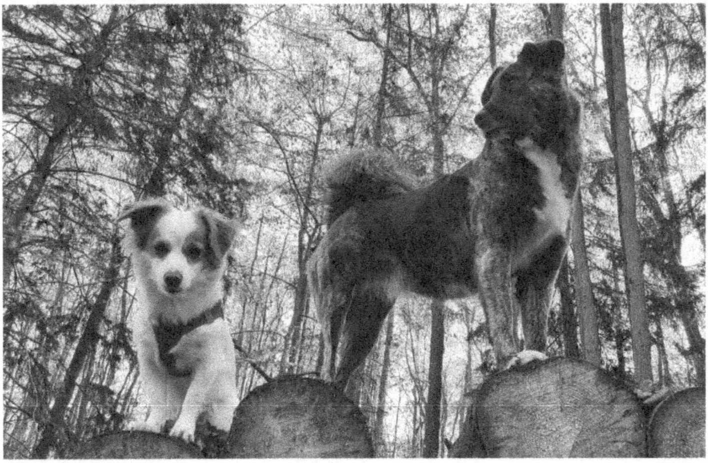

Bambi und Pauline

Bambi nun könnte mit ihrem Jagdeifer sicher einem Podenco, Terrier und Dackel alle Ehre machen. Mit einer unglaublichen Ernsthaftigkeit registriert sie jede Spur, jeden Wildpfad, jede Höhle, jeden Bau, jedes Eichhörnchen und jeden Vogel auf einem Baum. In ihr schlummern die Fähigkeiten zum Aufstöbern, Hetzen und Stellen. Da ich bis auf den russischen Hund Felix noch nie persönlich die Bekanntschaft mit so viel Kompetenz gemacht hatte, bedurfte es eine Zeit des Zusammenlebens, um herauszufinden, wie ich diese wertschätzen und zugleich lenken kann.

In der Jägerszene werden bis heute oft grausame Methoden verteidigt oder bagatellisiert, die einen Hund dazu bringen sollen, sich in seinem Jagdverhalten steuern zu lassen. Es ist wie fast immer, wenn wir nicht weiterwissen und etwas nicht kontrollieren können, es soll er- oder weggezwungen werden.

Hunde selbst können sich jedoch während einer Jagd »absprechen« und lenken, ohne sich Gewalt anzutun. Häufig genug habe ich erlebt, dass der Terrier Felix von einem anderen Hund aus meiner russischen Truppe am Aufstöbern von Wild gehindert wurde, wenn es gerade nicht passte. Unter Hunden geht all das auf natürliche Weise, und dies ist es auch, was mich immer fasziniert hat, von ihnen zu lernen.

Oft verlangen wir von einem Hund, er solle von selbst mit uns in Verbindung bleiben, auch wenn wir in Gedanken ganz woanders sind. Aber stellen wir uns einmal vor, ein Mensch würde von uns wollen, dass wir während eines gemeinsamen Spazierganges die ganze Zeit über mit ihm im Kontakt bleiben, während er in sein Handy sieht, träumt, gedanklich abwesend ist oder mit einem anderen Menschen schwatzt. Wie lange hätten wir darauf Lust? Würde er uns dann noch am Arm festhalten wie an einer Leine und jedes Mal, wenn wir uns entfernen wollen, um etwas zu betrachten, an uns herumreißen und schimpfen – würden wir wahrscheinlich nie wieder mit diesem Menschen spazieren gehen wollen. Oft staune ich über die Geduld der Hunde, von denen wir so etwas häufig wie eine Selbstverständlichkeit verlangen.

Ich nehme Bambi also nicht übel, dass sie es als wenig reizvoll betrachtet, sich in meiner Nähe aufzuhalten und mir Spuren anzuzeigen, wenn ich dies gar nicht wahrnehme und beachte. Schwinge ich innerlich mit ihr mit und bewundere mit einem »Bravo« ehrlich ihre unglaubliche Fähigkeit, auch die winzigsten Anzeichen anderer Tiere zu finden, teilt sie mir diese mit großer Freude mit, und es fällt ihr gar nicht ein wegzulaufen, weil sie ihre Begeisterung dann nicht mehr mit mir teilen könnte. (Du kannst die Praxis dazu in einem Film auf YouTube sehen unter dem Titel: *Im Verbund mit jagenden Hunden.*)

Diese innere Verbindung ist rein empathischer Art. Sie besteht nicht aus einer optischen und akustischen Dauerkontrolle und nicht aus einem statischen Loben. Nach meiner heutigen Erfahrung ist der einzige Grund, warum Menschen auf diese Form der Verbindung nicht zurückgreifen, der Umstand, dass sie nicht wissen, wie sie das machen sollen.

Versuchen wir rein funktional das Leben zu bewältigen, sind wir von unserer Empathie und unserem Selbstausdruck abgeschnitten. Wie sehr wir uns auch anstrengen, diese Art Kontakt aufzunehmen – der Bewältiger KANN ES NICHT! Diese Verbindung kann nur im Herzen geschehen – also genau dort, wo der Beschützer aus Angst vor neuem Schmerz nicht mehr hinfühlen will. Unser Selbst hingegen muss sich nicht bemühen, die Verbindung mit einem anderen Wesen zu halten, weil es immer in der Verbindung zu anderen ist.

Hunde besitzen eine untrügliche Fähigkeit zur Wahrnehmung. Sie spüren, wenn ein Mensch, der nach außen immer nett ist, jederzeit explodieren könnte, weil so viel verdrängte Wut in ihm versammelt ist, dass sie mitunter herausmuss, damit der Mensch überhaupt weiterleben kann. Sie nehmen das dauerhaft alarmierte Vibrieren in einem Menschen wahr, auch wenn seine äußere Erstarrung vermeintliche Ruhe signalisiert.

Ich habe viele Hunde kennengelernt, die genau das zum Ausdruck bringen, was ihr Mensch in sich zurückstaut. Intuitiv folgen sie, wie oft auch kleine Kinder, damit einem ganz natürlichen Lebensprinzip. Denn alles, was sich ausdrückt, verwandelt sich wieder in Lebensenergie.

Nun lade ich dich ein, Hunde als Spiegel kennenzulernen. Ich habe sie für diese Beispiele herangezogen, weil ich auf diesem Gebiet über viele Jahre tiefe Einblicke erhalten durfte. Würde ich mit Eltern und Kindern arbeiten oder als Paartherapeutin, so hätte ich mich auf diesen Feldern bewegt. Die Spiegel richten sich also nicht spezifisch auf Menschen mit Hund aus, sondern sind auch in Mensch-Mensch-Beziehungen zu finden, wie du später im Buch noch erleben wirst.

Nachgeholte Flucht

2012 macht mich die Begegnung mit Sabine und ihrer Hündin Clara erstmals darauf aufmerksam, dass die Auswahl eines bestimmten Hundes mit der unbewussten Entscheidung zu tun haben kann, sich einem verdrängten Thema zu stellen und damit auseinanderzusetzen. Das Tier wirkt dann wie ein Puffer, an dem man die eigenen überwältigenden Erlebnisse zuerst einmal aus dem Abstand heraus wahrnehmen kann. Dennoch ist genügend emotionaler Bezug zu ihm vorhanden, um sich einem Thema anzunähern.

Sabine hat etwas kindlich Strahlendes. Ihre Hoffnung und ihr Tatendrang wirken ansteckend, während sie mir auf der eingezäunten Wiese Claras Geschichte erzählt. Die große Hündin dagegen zieht an der Leine in Richtung Ausgang, und ihre Augen sind vor Angst geweitet. Sie ist eine weiße Schäferhündin, die unter grausamen Bedingungen für Nachwuchs auf dem Schwarzmarkt sorgen musste. Bis zu ihrer Befreiung stand sie in einem kleinen Boxenverschlag ohne jegliche Abwechslung. Ihr einziger Kontakt zur Außenwelt waren die Zwangsbesteigungen durch einen Rüden, um neue Welpen zu »produzieren«.

Sabine berichtet von ihrer Bemühung, der Hündin die Panik vor all den neuen Außenreizen zu nehmen, die nun bei den ersten Spaziergängen auf sie einströmen. Seit vier Wochen versucht sie Clara deshalb hinter sich zu bringen, um ihr Führung und Sicherheit von vorn zu bieten – so wie ich es in einigen meiner Bücher beschreibe. Doch Clara drängt mit der ganzen Körperkraft ihrer dreiunddreißig Kilo nach vorn und ist kaum zu halten. Nun will Sabine wissen, wo der Fehler liegt und warum sie es nicht schafft. Um Clara weniger Reizen auszusetzen, haben wir uns von der Seminargruppe entfernt, die hinter dem Zaun zusieht.

Sabine übergibt mir die Leine, damit ich die Hündin selbst anfühlen kann, und Clara stemmt sich sogleich mit ihrem Gewicht nach vorn, als müsse sie gegen einen Orkan ankämpfen. Obwohl sie Angst hat, hechelt sie nicht, und ihre Kiefer sind fest zusammengepresst. Nur ihre Augen sind weit aufgerissen, während ihr Körper erstarrt und wie versteinert wirkt.

Alle meine Versuche, sie hinter mich zu bringen, scheitern, und ich nehme wahr, dass sie ihre Angst eher verschlimmern. Was bei vielen anderen Hunden für ein Gefühl von Sicherheit sorgt, bewirkt bei ihr das Gegenteil. Ich spüre ihre Verzweiflung und den Drang, nach vorn zu streben, und beginne, mich darauf einzulassen. Im Zickzack rennen wir über das Gelände, und sie zieht mich so stark hinter sich her, dass ich mehrfach fast stürze. Aus den Augenwinkeln sehe ich mitunter die Blicke der Seminarteilnehmenden, die wohl erwarten, dass ich die Führung übernehme. Mein Impuls, dies nicht zu tun, ist jedoch stärker.

Tatsächlich werden Claras Bewegungen immer fließender, und wir finden langsam in einen gemeinsamen Rhythmus. Runde für Runde spurten wir über das große Gelände, bis sich plötzlich ihr Maul öffnet und sie zu hecheln beginnt.

Als sie anhält, setzt sie sich ab, und dieses Hinsetzen wirkt wie ein erstes Ankommen in sich selbst.

»Ich weiß nicht, ob du joggst, aber ich würde mit ihr jeden Tag laufen«, fasse ich Sabine meinen Eindruck zusammen. »Ich habe das Gefühl, das wäre eine gute Möglichkeit, um sie aus dieser inneren wie äußeren Erstarrung wieder herauszuholen. Schließlich stand sie die ganze Zeit über eingesperrt in dem Verschlag, und wenn wir sie nach hinten zwingen, scheint das wie ein neues Gefängnis auf sie zu wirken und nicht wie ein Schutzraum.« Sabine stimmt diesem Vorschlag zu.

Sechs Wochen später kommt sie erneut in ein Seminar. Diesmal nicht nur mit Clara, sondern auch mit ihrem Mann und ihrer achtzehnjährigen Tochter. »Wir sind im Wechsel mit Clara gelaufen«, berichtet sie mit glänzenden Augen und zeigt auf die Hündin, die immer noch zurückhaltend, doch mit einer weichen, würdevollen Ausstrahlung und Präsenz neben ihr steht. »Jetzt ist es eher so, dass sie bei neuen Eindrücken stehen bleibt und wir sehr lange warten müssen, bis sie diese verarbeitet hat.«

Clara wird in diesem Seminar von anderen Hunden mit respektvollen Begrüßungsgesten als Leithündin ausgewiesen. Die Entscheidungsträger unter den Hunden wollen, wie auch menschliche Führungskräfte, in neuen Situationen eine Bewertung treffen, und dafür benötigen sie Zeit. Bekommen sie diesen Raum nicht, werden sie fahrig und nervös. Aus diesem Grund ist es für Leithunde zum Beispiel sehr verunsichernd, neben einem Fahrrad herlaufen zu sollen. Sie müssen dann alle Eindrücke ungefiltert auf sich zurauschen lassen, ohne sie vorher einschätzen zu können.

Claras Weg jedoch verläuft heilsam dank Sabine und ihrer Familie, die sich so liebe- und respektvoll für sie einsetzen. Damals glaube ich, niemanden von dieser Familie noch einmal wiederzusehen, weil sie meine Hilfe nicht mehr brauchen.

Umso überraschter und erfreuter bin ich, als Sabine ein Jahr später zu einem Seminar ohne Clara erscheint, weil sie etwas ganz für sich selbst tun möchte, nachdem Clara ein ausgeglichener, selbstbewusster Hund geworden ist.

Innerhalb dieser Veranstaltung gibt es einen Schweigespaziergang, auf den ich etwas näher eingehen möchte, weil er ein Schlüssel zu einem Thema von Sabine wird.

Die Teilnehmenden folgen dabei die ganze Zeit über dem,

der vor ihnen läuft. Dabei halten sie einen Abstand von ungefähr zwanzig Metern, der weder wesentlich vergrößert noch verkleinert werden darf. So wie man also von vorn geführt wird, hat man nach hinten die Aufgabe, auf den nachfolgenden Menschen zu achten, um diesen seinerseits zu führen. Dazu gehört, sich zu vergewissern, ob er wahrnimmt, wenn man irgendwo abbiegt und aus seinem Blickfeld verschwindet, ob er irgendwo hängen bleibt, weil er sich gerade etwas im Wald ansieht, träumt, oder gerade einen Schuh zubindet.

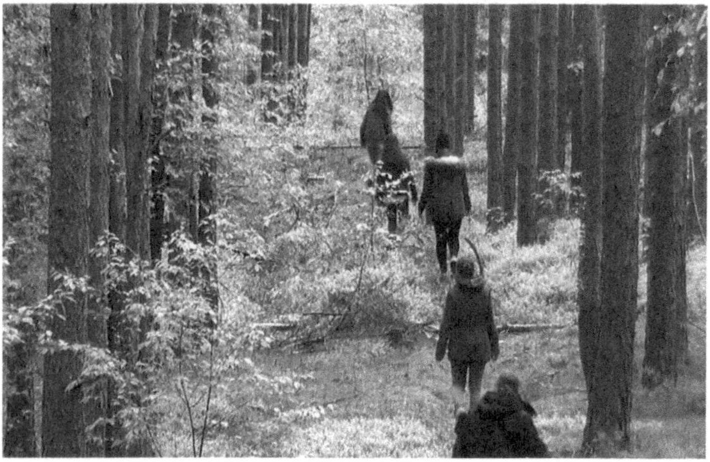

Schweigespaziergang

In so einem Falle wartet der oder die Vorangehende auf ihn, damit sich der Abstand nicht vergrößert und die Menschenkette nicht abreißt. Die Person davor tut dasselbe, und die Person dahinter bleibt ebenfalls stehen, um nicht aufzulaufen. So kann nur eine einzige Person die ganze Gruppe verlangsamen oder beschleunigen. Der Hintergrund für diesen Schweigespaziergang war ursprünglich, dass Menschen besser verstehen, wie eine Hundegruppe im Kontakt miteinander unterwegs ist.

Schnell stellte sich jedoch heraus, dass viel mehr Stoff in ihm steckt, als ich dachte.

Um zu zeigen, wie tief die Erfahrungen dabei gehen können, möchte ich vor Sabines Rückmeldung noch von den Reaktionen ein paar anderer Teilnehmenden berichten.

Nachdem alle wieder eingetroffen sind, versammeln wir uns zu einem Stuhlkreis. Hannelore ist sehr aufgeregt und hat Mühe, sich zu beherrschen, als sie sich zu Wort meldet. Während sie ihren schnellen Atem zu unterdrücken sucht, sagt sie recht eisig mit einem kurzen Blick auf ihre Vorgängerin beim Spaziergang: »Also, ich wurde überhaupt nicht beachtet. Mir hätte sonst was passieren können.«

Ursel, die vor ihr gelaufen ist, hebt erstaunt die Brauen und öffnet den Mund, wie um sich zu rechtfertigen. Hannelore jedoch lässt sie nicht zu Wort kommen und fährt sie barsch an: »Du brauchst das gar nicht abzustreiten. Du hast überhaupt nie zurückgesehen, was mit mir ist und ob ich noch da bin. Ich war dir doch scheißegal.«

Betroffenheit breitet sich in der Gruppe aus über diesen Auftakt, und die Luft im Kreis scheint zu stehen.

»Hä?«, Ursel kratzt sich am Schlüsselbein, und die Ratlosigkeit ist ihr förmlich anzusehen. »Ich habe mich extra bemüht, dich nicht immer mit einem direkten Blick zu nerven. Deshalb habe ich den Kopf nur zur Seite gewendet, so als ob ich in den Wald schaue, und dich aus den Augenwinkeln heraus die ganze Zeit über wahrgenommen.« Nun wirkt auch sie ärgerlich. Sie verschränkt die Arme vor der Brust und sieht gekränkt zu Boden.

Hannelore hat große Augen bekommen, und ihr scheint langsam aufzugehen, dass sie im Irrtum war. Sie schluckt, dann kommen ihr plötzlich die Tränen. Im weiteren Gespräch stellt sich heraus, wie tief in ihr noch immer die Verletzung ist, als

Kind den Eindruck gehabt zu haben, ihren Eltern wäre es völlig egal, was mit ihr ist. Sie ist betroffen davon, wie wenig ausreicht, um diese Empfindungen wieder wachzurufen und Menschen als Verursacher anzusehen, die nur unschuldige Auslöser für eine schmerzhafte Erfahrung sind.

In der Runde ist Mitgefühl entstanden, und Ursel nimmt Hannelore tröstend in den Arm.

Nur Uwe wirkt angespannt, und es wundert mich nicht, dass er sich nach der Arbeit mit Hannelore sofort zu Wort meldet. »Also, ich bin echt genervt! Du hast dich benommen wie ein Fluglotse!« Er starrt seine Nachbarin Angelika fast feindselig an. »Denkst du, ich bin ein bisschen beschränkt, dass du so heftig mit den Armen wedeln musst, nur um mir zu zeigen, wenn du irgendwo abbiegst?« Er ist aufgesprungen und führt der Gruppe vor, wie Angelika ihm den Weg gewiesen hat. Dazu hebt er beide Arme, nickt einem Teilnehmer mit hochgezogenen Augenbrauen bedeutungsvoll zu und wendet dann in großer Geste den Kopf und die Arme nach links. Seine Bewegungen haben etwas Aufgesetztes, wie die eines Stewards, der seinen Fluggästen überdeutlich etwas vorführt. Uwe ist rot vor Empörung, und die zierliche Angelika rutscht mit betroffener Miene auf ihrem Stuhl zusammen.

In der folgenden Auseinandersetzung mit dem Thema zeigt sich auch bei Uwe eine tiefsitzende Kränkung über den Umgang seines Vaters mit ihm als kleinem Jungen. Obwohl er inzwischen weiß, dass sein Vater sich selbst sehr gern reden hört, macht es ihn noch immer sehr wütend, wenn dieser ihm fünfmal etwas erklärt. Er hat dann jedes Mal das Gefühl, nicht da zu sein, obwohl er schon lange sein Verständnis signalisiert hat. Sein Vater nimmt keine seiner Zustimmungen wahr und erzählt einfach weiter wie in die Luft hinein. Auch Angelika gegenüber hatte er bereits beim ersten Hinweis, dass sie abbiegen wollte, freundlich genickt, um auszudrücken, dass er diese Information verstanden hat. Wie bei seinem Vater schien das jedoch nicht bei ihr anzukommen, denn sie verstärkte daraufhin ihre erklärenden Gesten. Uwes Wut darüber verrauchte erst, als er erfuhr, warum Angelika sich so verhalten hatte. Es stellte sich nämlich heraus, dass sie laut Aussage ihrer Eltern in ihrer Kindheit nichts gut genug gemacht hatte. So hatte sie sich angewöhnt, die Dinge besser als gut machen zu wollen, und lebte ständig in der Angst, es würde dennoch nicht reichen.

Solcher Art Missverständnisse zu begreifen ist immer für die ganze Gruppe heilsam, denn jeder Mensch erlebt sie ja auf seine Weise.

Sabine sitzt im Stuhlkreis direkt neben mir, und ich kann nichts Ungewöhnliches an ihr wahrnehmen. Zugewandt blickt sie in die Runde und hört aufmerksam zu. Erst als sie an der Reihe ist, geschieht eine drastische Veränderung. Sie wird rot bis in den Ausschnitt ihres T-Shirts hinein, und ihre Füße wippen auf und ab, ohne dass sie es zu bemerken scheint. »Also, für mich war es kaum auszuhalten«, sagt sie nach Luft ringend. »Ich habe mich so furchtbar eingesperrt gefühlt.« Ihr Oberkörper sinkt leicht nach vorn, und sie schüttelt sich.

Die beiden Frauen, die sie in ihre Mitte genommen hatten, sehen zuerst Sabine, dann sich gegenseitig überrascht an. Es ist zu bemerken, dass sie nicht nachvollziehen können, was Sabine zu dieser Aussage bringt.

»Kannst du näher beschreiben, was dieses Gefühl ausgelöst hat?«, frage ich nach.

Sabine erstarrt, und nur ihre Füße trippeln wie von selbst auf einer Stelle. Während ich auf diese Bewegung schaue, stehe ich einer Intuition folgend auf, nehme ihre Hand und sage: »Komm, wir laufen. Ich bin jetzt bei dir, wie du bei deiner Hündin Clara.«

Dann renne ich los. Wir stolpern Hand in Hand über ein paar Maulwurfshügel hinweg, fangen uns wieder, laufen weiter, und ich spüre, wie sich eine starke Energie aus Sabine in Schüben entlädt. Das Gefühl erinnert mich an das heftige Stechen in meinen Händen in der Gewitternacht mit den russischen Hunden. Wieder ist es, als hätte ich eine Hochspannungsleitung berührt. Doch diesmal breitet sich die Ladung nicht in uns aus, sondern entweicht beim Laufen. Kurze Zeit später bricht ein salvenartiges Lachen aus Sabine hervor. Es klingt sehr kindlich und wirkt ansteckend, denn auch ich muss sehr befreit lachen.

Ein paar Tage darauf wird mir Sabine in einer E-Mail schreiben: *Ich habe mich noch nie so leicht und aufgerichtet gefühlt. Mir war immer, als wäre ich ganz krumm.*

Noch viel später stellt sich in einem Gespräch mit ihrer Großmutter heraus, worin sie mit Clara ein gemeinsames Schicksal teilt. Sabine wurde von ihrem Großvater missbraucht, hat diese Erlebnisse jedoch aus ihrer Erinnerung abgespalten, um zu überleben. Über ihre Hündin Clara konnte sie sich Stück für Stück diesem Thema nähern, ohne eine erneute Überwältigung zu erfahren. Nun war sie bereit, sich weiter damit auseinanderzusetzen.

Trauma kann in den Körper hineinwachsen und zu einer langanhaltenden Erstarrung führen. Erst wenn das Nervensystem eine tiefgreifende Information erhält, dass die Gefahr vorbei und man wieder handlungsfähig ist, kann es sich aus seiner Festgefahrenheit lösen und wieder zu schwingen beginnen. In Sabines und Claras Fall war es wohl die nachgeholte Flucht, die diese Initialzündung gab.

Das verdorrte Bäumchen lebt

Heike trägt während des gesamten Seminars Jagdbekleidung in Form einer braunen Softshelljacke, eines wasserfesten grünen Anoraks sowie einer robusten braunen Hose mit vielen aufgenähten Taschen. Auf die Frage einer Teilnehmerin, ob sie Jägerin sei, antwortet sie: »I wo, als Hundehalterin ist das nur praktisch.« Dabei klopft sie mit den Händen auf die Beintaschen ihrer Hose, wie um anzudeuten, dass dort viel zu verstauen ist. Als die Teilnehmerin nachfragt, was sie beim Hundespaziergang denn alles dabeihat, lässt Heike die Hände sinken und sieht ihre Gesprächspartnerin für einen Moment lang irritiert an. »Also, eigentlich nur Futter und mein Handy«, antwortet sie verlegen.

Am zweiten Tag wird ihre fünfjährige Hündin Sandy von ihrem Mann zum Seminarort gebracht. Heike bitte im Vorfeld um mehrere Sicherheitsmaßnahmen, die sie mit der Aggression der Hündin begründet. Kaum ist jene eingetroffen, geht Heike mit ihr allein auf ein gut gesichertes Gelände, während die Gruppe und ich hinter dem Zaun stehen. Bevor Heike die Leine löst, sagt sie an Sandy gewandt in angespanntem Tonfall: »Ganz ruhig, Mädchen!«

Der Sinn unserer Sicherheitsvorkehrungen zeigt sich kurz drauf, als Heike die Leine abklickt. Sandy spurtet übergangslos in großen Sprüngen auf uns Zuschauende los und wirft sich bellend gegen den Zaun. Es wird deutlich, dass sie uns ernsthaft angreifen will.

Weil sie gegen die Barriere nichts ausrichten kann, setzt sie sich hin und bellt uns wütend und hysterisch überschnappend an.

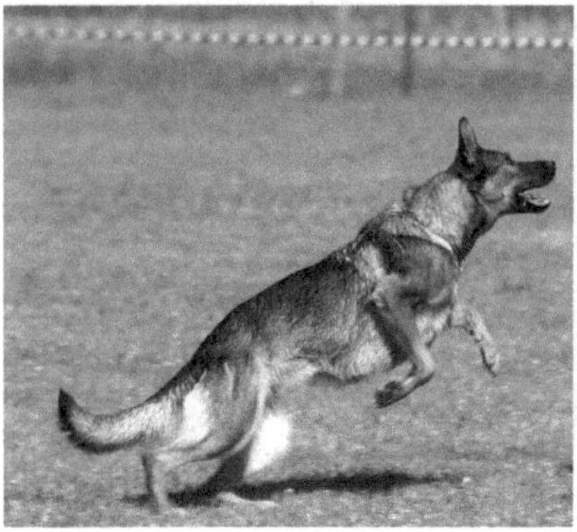 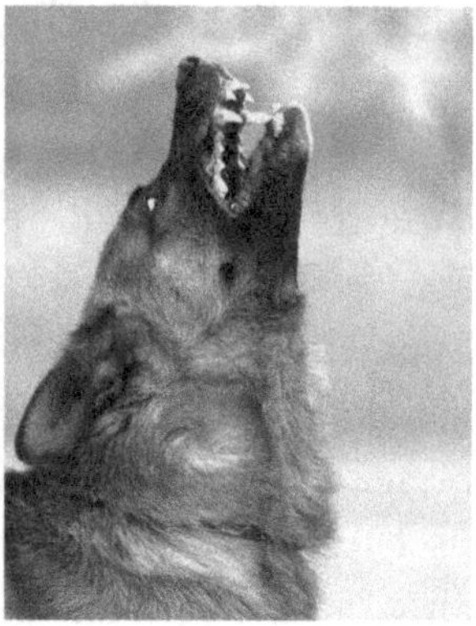

Heikes Schultern sind angespannt nach oben gezogen. Dennoch steht sie stramm da wie eine kleine Soldatin, die durchhalten will. Ich sehe fragend zu ihrem Mann Bernd, der sich zu uns hinter den Zaun gestellt hat. Er versteht die wortlose Aufforderung zum Beistand und sagt: »Das ist Sache meiner Frau. Ich gucke lieber von hier. Bei mir macht Sandy das alles nicht.«

Nun habe ich bereits von einigen Ehemännern gehört, dass der Hund bei ihnen zum Beispiel nicht an der Leine ziehe. Herausgestellt hat sich dann stets, dass es den kräftigen Männern nur nichts ausmacht, wenn er zieht, weil sie den Hund dennoch gut halten können. Aus dieser Erfahrung heraus sage ich zu Bernd: »Könnte ich einmal sehen, wie du sie führst? Dann hätte ich vielleicht einen Anhaltspunkt, woran Sandys Verhalten liegen könnte.«

»Wenn du meinst.« Bernd hebt ergeben die Arme und geht ein wenig lustlos zum Tor.

»Könntest du bitte einmal kurz rauskommen?«, rufe ich Heike zu.

Sie atmet deutlich erleichtert aus, lässt die Schultern sinken und verlässt die Wiese. Sandy merkt alarmiert auf und folgt ihr wie ein Schatten.

Am Tor angekommen tauschen Heike und Bernd die Plätze, und Sandy winselt Heike aufgeregt hinterher, als diese sich in Richtung Seminarhaus entfernt und wie von mir erbeten aus Sandys Blickfeld verschwindet.

»Soll ich irgendwas machen?« Bernd sieht mich von der Wiese her ratlos an.

»Ja, du könntest Sandy zu dir holen und bis auf ein paar Meter näher an uns herankommen«, rufe ich zurück.

Er wendet sich dem Hund zu und sagt schlicht: »Los.« Dann setzt er sich, ohne Sandy weiter zu beachten, mit schlurfendem Schritt in Bewegung. Die Hündin eilt herbei, sieht sich im Laufen jedoch immer wieder nach Heike um.

Bernd bleibt mit ihr ungefähr fünf Meter vor uns stehen, und Sandy scheint tatsächlich kein Interesse mehr an uns zu haben. Ihr Blick bleibt dorthin gerichtet, wohin Heike verschwunden ist. Dabei hechelt sie stark, hat zurückgezogene Stresslefzen und fiept leise. Der Druck, den sie erlebt, weil sie Heike nicht beschützen kann, ist deutlich spürbar.

Ich veranlasse einen erneuten Platztausch, und Heike wird geholt. Sandy bricht bei deren Rückkehr in ein lautes Geheul aus und bestürmt sie mit Anspringen und kurzen Bellern. Heike dreht sich genervt weg und ruft: »Lass das. Das tut mir weh. Du spinnst doch! Sitz. Mach jetzt Sitz!« Sandy setzt sich kurz ab, dann wandert ihr Blick zu uns, und sie startet durch.

Über ihr lautstarkes Bellen hinweg, mit dem sie uns nun erneut durch den Zaun bedenkt, rufe ich Heike zu: »Kannst du sie jetzt auch noch heranholen?«

Heike zieht eine Trillerpfeife aus ihrem Jackenausschnitt. Obwohl sie sich bereits die ganze Zeit über fast soldatisch steif bewegte, wirkt es nun, als wolle sie auch noch die Hacken zusammenschlagen, bevor sie in die Pfeife bläst. Sandy reißt auf den Pfiff hin ihren Oberkörper herum und rennt sofort zurück, um sich neben Heike abzulegen. Mit einem weichen, erwartungsvollen Blick sieht sie zu ihr auf und wartet offenbar auf Zustimmung und Wertschätzung.

»Du spinnst doch wohl. Du sollst das nicht machen!«, drückt Heike ihren Ärger über Sandys vorangegangenes Verhalten aus. Sandy wedelt beschwichtigend mit der Rute, dann dreht sie den Kopf in unsere Richtung und knurrt warnend.

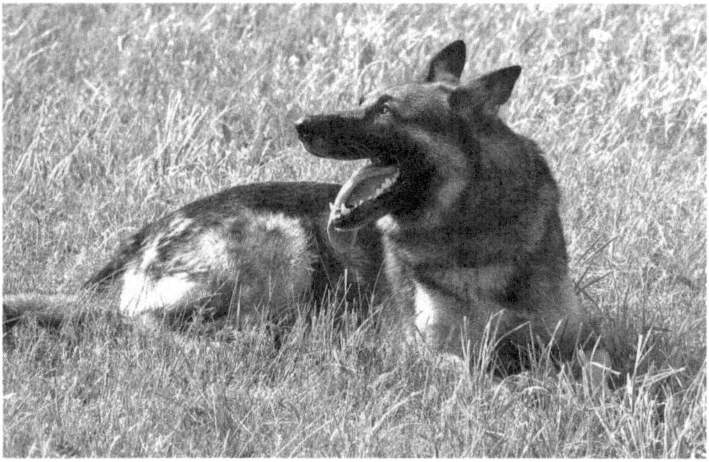

»Siehst du, was ich meine«, ruft Heike mir resigniert zu und weist mit dem Zeigefinger anklagend auf den Hund. »Sie macht einfach immer so weiter!«

Zurück im Seminarraum berichtet Heike: »Als wir Sandy aus dem Tierheim holten, war noch alles gut. Sie hat erst später ihr wahres Wesen gezeigt. Im Tierheim hat man uns das wohl verschwiegen. Die meinten, Sandy wäre sehr lieb, und drinnen ist sie das auch, oder wenn wir draußen zum Beispiel im Wald allein sind.« Sie sieht kurz in die Runde, dann senkt sie wieder den Kopf und fährt fort: »Nach ungefähr einem halben Jahr passierte aber dann der erste Vorfall. Ein Mann kam uns joggend entgegen, und Sandy rannte auf ihn zu und schnappte in sein Bein. Die Verletzung war nicht stark, nur ein leichtes Zwicken, wie der Mann sagte, und Gott sei Dank zeigte er uns nicht an. Natürlich führte ich sie dann nur noch mit Leine und Maulkorb und besuchte sechs Hundeschulen, um das Problem zu lösen. Sandy war dort im Gehorsamkeitstraining überall die Beste.« In Heikes Stimme schwingt Stolz mit, als sie das sagt. »Doch ihre Aggressionen wurden immer schlimmer, und sie ging jedes Mal auch auf die Trainer und Trainerinnen los, wenn die ihr näher kamen. Sie ist daraufhin auf den Rücken geworfen, getreten und mit Wasser übergossen worden. Auch ein Topfdeckel wurde ihr ins Gesicht geschlagen, und in einer anderen Hundeschule wurde geklickert, was das Zeug hält.[5] Genützt hat all das nichts. Wir flogen nach und nach aus jeder Hundeschule.

Für mich ist es bis heute furchtbar, dass ich mich so bemüht habe und mein Hund einfach nur schlecht behandelt wurde, ohne dass es etwas genützt hätte. Dennoch konnte ich ja nichts sagen, weil ich nicht im Recht war.« Heike verstummt und wippt mit dem Oberkörper leicht vor und zurück.

»Was meinst du damit, dass du nicht im Recht warst?«, frage ich nach, und Heike sieht mich überrascht an.

»Na, schließlich ist Sandy ja die Angreiferin, deshalb sind wir doch schuld.« Sie sieht mich mutlos an und erinnert in ihrer körperlichen Magerkeit an ein verdorrtes, kleines Bäumchen.

»Und wenn du dich an etwas schuldig fühlst, wie ist das für dich?«

Heike zieht fröstelnd die Schultern nach oben. »Furchtbar.«

5 Ein Klicker ist ein Knackfrosch, den man nach unten drückt, wenn ein Hund etwas richtig macht. Dem Geräusch folgt eine sofortige Belohnung, sodass der Hund eine erwünschte Handlung mit etwas Positivem verknüpft.

»Und es fühlt sich furchtbar an, weil …?« Ich lasse die Frage offen und sehe sie erwartungsvoll an.

»Weil es schlimm ist, wenn man Schuld auf sich lädt.« Sie stößt diesen Satz hervor wie ein Zitat und wirkt sehr überzeugt davon.

»Es ist schlimm, wenn man Schuld auf sich lädt, weil …« Wieder warte ich auf ihre Fortführung.

»Weil man dann in der Gesellschaft nichts mehr verloren hat und rausfliegt.« Heikes Stimme ist lauter und ungeduldiger geworden, und Tränen treten in ihre Augen.

»Was tust du, damit das auf keinen Fall geschieht?«, frage ich nach.

Sie überlegt einen Moment lang und antwortet in festem Tonfall: »Man muss sich eben bemühen. Ich habe mir noch nie etwas zuschulden kommen lassen. Und wenn ich Sandy nicht so lieben würde, hätte ich sie wieder abgegeben und mir all das nicht angetan. Ich will, dass das in Ordnung kommt und wir uns endlich korrekt benehmen können!«

»Was meinst du mit korrekt?«

»Na, kannst du dir nicht vorstellen, wie man angesehen wird, wenn ein Hund, der auch noch ein Schäferhund ist, in der Leine hängt und auf jeden losgehen will? Das ist doch für niemanden in Ordnung. Die Leute wissen ja nicht, dass ich mir schon seit Jahren Mühe gebe, und gucken mich an, als wäre ich eine Schwerverbrecherin.« Heikes Tonfall klingt jetzt wütend und entrüstet.

»Passiert das in deinem Leben öfter einmal, dass du dir Mühe gibst und niemand es bemerkt?«, frage ich aus einem Impuls heraus.

Heikes Gesicht wird flammend rot, und sie antwortet gereizt: »Vieles wird nicht nur nicht bemerkt, ich bekomme auch noch Ärger für Sachen, an denen ich gar nicht schuld bin.«

»Kannst du uns vielleicht ein Beispiel nennen, damit wir es uns besser vorstellen können?«

Heike hebt die Hände, so als wolle sie ausdrücken, dass nichts leichter wäre als das. »Auf Arbeit zum Beispiel hat vor einiger Zeit irgendeine Mitarbeiterin eine Akte namentlich falsch beschriftet. Ich wusste das nicht. Also habe ich die Akte unter dem beschrifteten Namen abgelegt, ohne zu wissen, dass sie einen anderen Inhalt hat. Der aber wurde dann von unserer Anwaltschefin kurze Zeit später gesucht. Natürlich konnte man nichts finden. Ich machte daraufhin sogar Überstunden, um nach der verschwundenen Akte zu suchen. Jemand anderes fand sie jedoch. Als sich herausstellte, dass ich sie einsortiert hatte, gab es ein Donnerwetter, das sich gewaschen hatte – nur weil ich die Beschriftung nicht mit dem Inhalt abgeglichen hatte. Und die Krönung war, dass die Person, die die Akte falsch beschriftet hat, sich nicht meldete.« Heike stößt gereizt die Luft aus.

»Und wie hast du reagiert?«, frage ich interessiert.

Sie sieht mich an, als wäre ich ein wenig zurückgeblieben. »Na, was sollte ich da machen? Ich konnte den Vorwurf meiner Chefin ja nicht entkräften. Ich hatte den Namen und den Inhalt der Akte ja wirklich nicht verglichen.«

»Du bist also davon überzeugt, dass man dich ungerecht behandeln darf, wenn man nur den richtigen Vorwurf parat hat?«

Heike schüttelt mit zusammengebissenen Zähnen den Kopf und antwortet: »Natürlich nicht. Das ärgert mich maßlos, aber wenn ich losbrüllen würde, würde ich die anderen doch noch mehr gegen mich aufbringen und dann …« Ihr Satz bleibt in der Luft hängen. Sie schluckt, und Tränen laufen ihr übers Gesicht.

Ich rutsche auf dem Fußboden näher an sie heran und lege meine Fußsohlen von vorn an ihre Fußsohlen, um ihr Halt zu geben.

»Und was tust du stattdessen, um die anderen zu beschwichtigen?«

»Ich versuche, alles einfach noch korrekter zu machen.« Heikes Stimme ist jetzt sehr leise. Unglücklich sieht sie mich an und sagt: »Kann denn nicht endlich einmal etwas perfekt sein?«

Mein Blick fällt auf einen Becher mit nagelneuen Bleistiften, der bereitsteht, falls jemand sein Schreibzeug vergessen hat. Ich nehme sie heraus und lasse sie wie Mikadostäbe auf den Boden fallen. Sie rollen durcheinander, kreuzen sich oder bleiben an verschiedenen Stellen liegen.

Dann sehe ich Heike freundlich an und frage: »Wie würdest du diese Stifte perfekt ausrichten?«

Ohne zu zögern, macht sich Heike an die Arbeit und beginnt, die Stifte ordentlich nebeneinanderzulegen. Dabei korrigiert sie immer wieder den oberen, unteren und den Zwischenabstand. Als für sie alles korrekt zu sein scheint, lehnt sie sich zurück, stützt beide Arme hinter sich auf den Boden und sagt fast fröhlich: »So, das hätten wir.«

Ich blicke auf die Anordnung und frage: »Und was könntest du jetzt mit diesen perfekt ausgerichteten Stiften tun, ohne dass du sie wieder in Unordnung bringst?«

Heike stößt sich vom Boden ab und sieht lange auf ihr Werk. »Soll das eine Fangfrage sein? Egal, was ich jetzt mache, es zerstört die Perfektion.«

»Richtig«, stimme ich ihr zu. »Und was heißt das im Rückschluss auf dein Leben, wenn da endlich etwas perfekt wäre?«

Heike sieht zur Decke, und in ihrem Gesicht arbeitet es. Dann kratzt sie sich an der Wange und sagt: »Wahrscheinlich ginge es dann auch nicht weiter, oder?«

Ich nicke lächelnd. »Kannst du dich an Ereignisse aus deiner Kindheit erinnern, die damit zu tun haben könnten, dass du dich sicherer fühlst, wenn du etwas ohne Fehler meisterst?«

Heikes Blick wandert nach innen. Unvermittelt sieht sie mir in die Augen und ruft: »Ja, tatsächlich. Sogar mehrere Sachen!« Ihr Tonfall klingt erfreut. Mit überraschend aufblühendem Temperament berichtet sie: »Mit sieben Jahren durfte ich zum ersten Mal allein den Weihnachtsbaum schmücken, weil ich Mutter so gelöchert hatte, dass sie es mir erlaubte. Mindestens eine Stunde lang habe ich herumprobiert, damit er wirklich richtig schön geschmückt ist. Weil ich oben nicht rankam, stand ich auf einem kleinen Hocker. Und so bin ich ständig runter, um den Baum aus der Ferne zu begutachten, und dann wieder hoch, um etwas zu verändern. Als ich mit meinem Werk zufrieden war, lief ich in die Küche zu meiner Mutter und holte sie in die Stube.

Sie sah mit einem kurzen Blick auf mein Werk, schüttelte den Kopf und klagte: ›Kind, das ist doch alles unordentlich, so kann man doch nicht Weihnachten feiern. Du musst wirklich lernen, die Dinge akkurat zu erledigen. Man kann doch nicht einfach immer so drauflosmachen. Du siehst nun schon mehrere Jahre lang, wie ich den Baum schmücke, warum machst du es denn dann ganz anders? Die Spitze muss gerade sein. Bei dir ist sie schief. Man nimmt nicht nur rote Kugeln auf die eine Seite und goldene auf die andere, sondern man mischt sie untereinander. Das Lametta kommt überall hin und nicht nur unten, was hast du dir denn dabei gedacht?‹« Heikes Stimme versagt, und Tränen treten ihr in die Augen.

»Diese Strafpredigt klingt mir echt bis heute im Ohr. Das hat ganz schön wehgetan. Ich hatte mit Absicht alles genau so gehängt, denn ich wollte, dass der Baum von jeder Seite anders aussieht. Aber ich konnte meiner Mutter eigentlich nie etwas recht machen.« Ihre Schultern sinken nach unten.

Ich nicke lächelnd, um mein Verständnis auszudrücken, und sage: »Da dieses kleine Mädchen ja nichts ohne Bedeutung getan hat, gab es doch sicher auch einen Grund, warum es den Baum nur unten mit Lametta geschmückt hat, nicht wahr? Das macht mich neugierig.«

Heike sieht mich nun tatsächlich mit dem Ausdruck eines Kindes an und sagt sichtlich erfreut über mein Interesse: »Das war kein Lametta, das war goldenes Heu für die Tiere im Winter. Wie sollen die denn oben an den Baum kommen. Deshalb hab ich es natürlich unten angebracht.«

Ein tiefes Schweigen breitet sich aus. Irgendwie ist spürbar, dass alle in der Gruppe gerade mit diesem kleinen Mädchen mitfühlen und sehr betroffen sind.

»Ist dieses fantasievolle Mädchen auch manchmal mit deinem Hund Sandy zusammen?«, frage ich, einer weiteren Intuition folgend, nach einer kurzen Pause.

Heikes Blick irrt umher, als müsse sie sich sehr anstrengen, um diese Frage zu beantworten. »Wenn wir allein sind, denke ich schon«, antwortet sie zögernd.

»Und was macht ihr da zusammen?«, möchte ich erfahren.

Spürbar verlegen scheint Heike abzuwägen, was sie jetzt sagt und stammelt dann: »So ein bisschen Dogdance.« Ihr Gesicht färbt sich rot. »Es ist aber nur zum Spaß und nichts Besonderes«, fügt sie beschwichtigend hinzu.

»Echten Spaß an etwas zu haben ist doch sehr besonders, oder?«, frage ich sie neckend. »Dazu braucht es in dieser ernsten Welt eine ganze Menge.«

Heike sieht mich überrascht an, und ein schüchternes Lächeln huscht über ihr Gesicht.

»Hat das kleine Mädchen diese Kunststücke mit Sandy schon einmal jemandem gezeigt?«

Die Röte in Heikes Gesicht vertieft sich, und sie hebt abwehrend die Hände: »Nein, auf keinen Fall. Das geht nicht.«

»Warum nicht?«, frage ich gespielt naiv.

Heike blickt zu Boden und sucht nach einer Antwort.

Ich versuche, dem kindlichen Anteil in ihr weiterzuhelfen, und formuliere: »Wenn wir das jemandem zeigen würden, dann …?«

»Dann könnte ich mich lächerlich machen«, führt Heike den Satz zu Ende.

»Und wenn du dich lächerlich machst, wie würde sich das für dich anfühlen?«

Heike weicht etwas zurück und sagt: »Na, beängstigend und furchtbar.«

»Es wäre furchtbar beängstigend, weil …«, treibe ich die innere Spurensuche voran.

»Weil mich ja dann keiner mehr mag, wenn ich einen Flop hinlege.«

Sie greift sich an den Hals, und ich frage, was sie dort fühlt.

»Es ist eng und heiß.« Heike hat die Augen geschlossen.

»Hat dieses Gefühl eine Form oder eine Farbe?«

»Es ist eine schwarze Stange. Brrr, sie soll weg!« Heike schüttelt sich.

»Lass uns zuerst herausfinden, warum sie überhaupt da ist«, bitte ich um Geduld.

»Aus welchem Material ist die Stange?«, frage ich, um Heikes Verbindung mit diesem inneren Bild zu verstärken.

»Metall«, antwortet Heike knapp.

»Ist es starr oder bewegt es sich?«

»Es ist starr.«

»Und welche Atmosphäre herrscht in der Stange?«

Heike schüttelt kurz wie fröstelnd die Schultern und sagt: »Eiskalt.«

»Welche Botschaft hat diese schwarze, kalte Eisenstange? Frag sie einmal.«

Nach wenigen Sekunden öffnet Heike überrascht die Augen und sagt: »Ich beschütze dich.«

»Ich beschütze dich, weil ...?«, frage ich nach.

»Weil ich verhindere, dass du spontan bist.« Heike öffnet betroffen den Mund.

Ruhig sage ich: »Starr zu sein ist eine gute Strategie, damit nichts Spontanes herauskommt und so auch nichts Schlimmes passieren kann. Magst du diesen Beschützer einmal fragen, in welchem Alter er entstanden ist?«

»Mit acht«, antwortet Heike bestürzt.

»Was für ein Ziel hat er damit verfolgt, frag ihn.«

»Er wollte alles ganz perfekt machen, damit es endlich einmal richtig ist.«

Ich nicke zustimmend und forsche weiter: »Bevor er perfekt werden musste, was hatte er da für eine Eigenschaft?«

Heike hebt mit einem Ausdruck von Ratlosigkeit die Augenbrauen. »Wie meinst du das?«

»Frag ihn einfach, er wird es dir sagen.«

Heikes Blick wendet sich wieder nach innen. »Er sagt, er war ein Spitzbube«, berichtet sie und öffnet ungläubig die Augen.

»Das überrascht mich nicht.« Ich muss schmunzeln. »Und wie fühlt sich die Eisenstange jetzt an, wo sie wieder weiß, wer sie vorher war?«

Heike greift sich an den Hals und sagt überrascht: »Sie ist weg. Da ist nur noch ein heller Strahl, der pulsiert.«

»Und was sagt der?«, führe ich Heikes innere Reise fort.

»Der Spitzbube und das kreative Mädchen könnten zusammen tausend Sachen machen, und wenn einmal etwas schiefgeht, haben sie die Eisenstange in Reserve.« Heikes Wangen röten sich, und sie atmet lächelnd tief aus.

Nach einer Pause finden wir uns erneut unten auf der Wiese zusammen.

»Wollen wir noch ein letztes Experiment machen?«, frage ich Heike, und sie nickt zögernd.

»Und was soll ich machen?« Ihre Stimme klingt vorsichtig fragend.

»Du musst gar nichts tun. Ich möchte vorschlagen, dass der Spitzbube und das kleine kreative Mädchen mit deinem Hund Sandy auf die Wiese gehen und sie etwas zusammen machen.«

Heike weicht erschrocken zurück. »Aber was sollen sie denn tun?«

»Was immer sie wollen, es sind ja Kinder«, sage ich fröhlich. »Diesen kindlichen Anteilen in dir ist es wahrscheinlich ganz egal, was passiert. Sie planen ja nicht und wollen einfach Spaß haben ... Lässt du sie?«, füge ich neckend hinzu.

Heike scheint das Ganze abzuwägen und kaut auf ihrer Unterlippe herum. »Und es ist wirklich schnurz, was passiert und wie Sandy sich benimmt oder ob es wirklich klappt?« Ihre grauen Augen sehen mich prüfend an.

»Selbstverständlich«, erwidere ich ungerührt.

Um ehrlich zu sein, erwarte ich nur etwas Entspannung für die Hündin, wenn nunmehr Heike sich entspannt. Die reale Reaktion von Sandy erstaunt uns jedoch alle.

Obwohl Heike beim Betreten des eingezäunten Geländes noch nervös wirkt, scheint die Hündin überraschend ruhig. Sie sieht Heike aufmerksam an, so als spüre sie deren Veränderung und wolle herausfinden, was geschehen ist. Vielleicht ermutigt von Sandys Aufmerksamkeit, klickt Heike die Leine ab und hebt die Hand. Sandy setzt sich abwartend hin und lässt Heike nicht aus den Augen. Jene macht plötzlich mehrere große Schritte, und Sandy durchläuft diese quer. Dann drückt sich die Hündin eng an das rechte Bein von Heike und läuft wie von einem Magneten gehalten auf diese Weise mit ihr über das Gelände. Heike dreht sich im Kreis, und Sandy läuft in einer Gegenbewegung um sie herum. Zum Abschluss beugt sich Heike zur Seite und schließt die Arme zu einem Kreis zusammen, den Sandy wie einen Reifen anmutig durchspringt.

Die Gruppe klatscht begeistert. Heike wirkt verlegen und gleichzeitig sehr stolz. Ihre Wangen sind rot, und sie streichelt Sandy ausgiebig lobend.

Es scheint so, als ob nur wir uns gerade darüber wundern, dass die Hündin auf unsere lautstarke Truppe nicht mehr reagiert. Heike hat offenbar vergessen, weswegen sie gekommen ist.

Die Ereignisse werfen bei den Seminarteilnehmenden viele Fragen auf. Den meisten Menschen wird zum ersten Mal bewusst, wie wesentlich es ist, welcher Anteil in ihnen agiert, wenn sie aktiv sind, und dass es dieser ist, der ihre Handlungen färbt. Es sind also häufig nicht die Handlungen dafür verantwortlich, ob wir scheitern oder etwas gelingt, sondern wer in uns sie ausführt. Auch wenn zum Beispiel in der Hundeerziehung die meisten sicher eine Vielzahl an Methoden ausprobiert haben, gibt es tief in uns Menschen eine Stimme, die uns weiter vorgaukelt, da wartet noch die eine wahre Methode – wir haben sie nur noch nicht gefunden.

Unzählige funktionale Methoden auszuprobieren erinnert an die Durchführung von Diäten. Sie erfüllen uns am Anfang mit Hoffnung – dann sperren sie mit ihren Zwängen unsere Lebensfreude ein. Auch wenn eine bestimmte Methode funktioniert, bleibt sie doch ein Gefängnis, wenn wir Angst haben, sie jemals zu verlassen und uns frei zu bewegen.

Heike ist für die Gruppe ein Geschenk in ihrem Mut, sich zu zeigen. So konnte sich offenbaren, wie nutzlos es blieb, den Aggressionen der Hündin mit menschlicher Aggression oder freundlich gehaltener Dressur beikommen zu wollen. Sandy hat ja ein eigenes hündisches Motiv, aus dem heraus sie Heike zu beschützen sucht. Wir wollen ihm auf die Spur kommen, und ich initiiere eine Aufstellung. So können wir erfahren, welcher Prozess stattfindet und welche Dynamiken wirken.

Ich verwende die prozessorientierte Aufstellungsarbeit sowohl als diagnostisches Mittel als auch um Heilungsprozesse in Gang zu bringen. In Heikes Fall geht es darum, die Hintergründe für Sandys Verhalten zu beleuchten.

»Such doch bitte einmal Sandy hier unter den Menschen aus. Einfach aus dem Bauch heraus mit deiner Intuition.«

»Also, ein Mensch hier soll Sandy sein?«, fragt Heike verblüfft.

»Ja, ihre Stellvertreterin«, antworte ich sachlich.

Heike sieht sich ein wenig verlegen in der Runde um und weist dann auf Ines, eine korpulente, kleine Frau mit einem kindlichen Gesicht.

»Echt, ich soll Sandy sein?« Ines' ohnehin schon große Augen weiten sich noch mehr.

Heike zuckt hilflos mit den Schultern, wie um anzudeuten, dass sie ihre Wahl auch nicht begründen kann, und bleibt dabei.

Nachdem Ines ihr Einverständnis erklärt hat, stelle ich sie neben Heike, und sie wird von dieser, anstatt an eine Leine, an die Hand genommen.

Zwei weitere Teilnehmerinnen stellen sich als Passantinnen zur Verfügung. Sie warten hinter dem Vorhang zu einem angrenzenden Raum.

Ich geselle mich zu Heike und ihrem gestellten Hund Sandy und versuche ein Ambiente zu zaubern: »Ihr seid jetzt allein auf einem Spaziergang im Wald. Die Vögel zwitschern, Sonne scheint auf dein Haar, und der Wind rauscht leise durch die Bäume. Wie fühlt sich das an?«

»Herrlich«, antwortet Heike und schließt kurz die Augen. »So idyllisch könnte es bleiben.«

Ich schnipse das vereinbarte Zeichen und sage beim Erscheinen der Passantinnen: »Jetzt kommen dir zwei Spaziergängerinnen entgegen, was denkst du als Erstes?«

»Scheiße, müssen die ausgerechnet hier langlaufen?«, entfährt es Heike, und sie starrt die beiden genervt an.

Der Stellvertreterhund springt nach vorn und bellt die Frauen mit der Menschenstimme von Ines lautstark an. Die Passantinnen weichen gespielt erschrocken zurück und rümpfen die Nase.

Heike nickt ärgerlich, als hätte sie damit gerechnet, und wendet sich wütend dem »Hund« zu.

»Hör-jetzt-auf!« Jedes einzelne Wort klingt wie ein Paukenschlag.

Daraufhin bellt der »Hund« immer hektischer und lauter.

Ich berühre Heikes Oberarm und frage sie: »Was meinst du, warum er sich jetzt so aufregt?«

»Keine Ahnung!«, fährt Heike aus der Haut. »Wenn ich das wüsste, wäre ich ja schon lange schlauer.«

»Du könntest Sandy jetzt fragen.« Ich weise auf den menschlichen Stellvertreterhund.

Heike sieht ihre Mitspielerin Ines verblüfft an und schaut dann ungläubig zu mir, so als würde ich mir einen Scherz erlauben.

»Versuch es, es kann nur schiefgehen wie jedes Experiment«, ermuntere ich sie.

»Und was soll ich da fragen?«, sagt sie zögernd.

»Zum Beispiel, wie Sandy sich gerade fühlt und warum sie die Frauen so aufregen.«

»Okay.« Heike nickt und fragt an den »Hund« gewandt: »Also, wie geht es dir und warum regen die dich so auf?« Dabei zeigt sie auf die beiden Teilnehmerinnen.

Der Stellvertreterhund sieht sie ruhig an und sagt: »Am Anfang fühlte ich mich gut, denn ich wollte dir nur helfen, weil du die Leute ja weghaben wolltest. Jetzt fühle ich mich schlecht, weil du dafür mit mir geschimpft hast. Ich weiß also nicht, wie ich es richtig machen soll, denn egal, wie ich es mache, es ist nicht richtig, und du schimpfst. Also gebe ich immer mehr Gas.«

Heike starrt auf ihren »Hund« wie auf ein Gespenst. »Du willst sagen, du bellst alle so aggressiv an, weil ich bedient bin, wenn uns jemand begegnet?«

Der Stellvertreterhund nickt ergeben.

»Aber ich habe doch nur Wut, *weil* du bellst«, ruft Heike fassungslos. »Wenn du das nicht machen würdest, gäbe es das Problem doch gar nicht!«

Der gestellte »Hund« weicht erschrocken zurück. »Das verstehe ich nicht.«

»Sie hat doch selbst damit angefangen bei dem Jogger, nicht ich!«, wendet sich Heike an mich wie ein Geschwisterkind, das den gerechten Beistand der Mutter erfleht.

»Dann lass uns doch herausfinden, was der Grund bei dem Jogger war«, antworte ich ruhig. »Vorher gab es ja keinen solchen Vorfall, wie du berichtet hast, und auch heute noch verhält sich Sandy bei deinem Mann nicht aggressiv. Also gibt es einen Grund, nicht wahr?«

»Könnte eine von euch beiden einmal durch den Raum joggen?«, frage ich die gestellten Passantinnen.

Eine der Frauen löst sich und spurtet durch den Raum. Der »Hund« springt impulsiv nach vorn und zieht Heike hinter sich her.

»Stopp«, rufe ich an die rennende Frau gerichtet und frage den Stellvertreterhund: »Was hat dich jetzt veranlasst, loszulaufen und hinterher zu wollen?«

»Ich wollte sie anhalten«, antwortet der »Hund«.

»Und warum?«, erkundige ich mich weiter.

»Na, so eine hohe Energie macht mich kribbelig. Ich habe selbst viel davon, und sobald noch etwas dazukommt, schwappt es bei mir über.«

»Und wenn du weiter hinspürst, was ist es noch?« Ich gebe der Frau einen Wink, damit sie noch einmal schnell durch den Raum läuft.

Ines hebt als gestellter Hund abwehrend die Hände: »In mir ist ein Drang, dass niemand in unseren Umkreis so hineinprescht. Ich will meine Gruppe beschützen, und die rennende Frau wirkt wie eine Angreiferin.«

Einer Intuition folgend, bitte ich Heike ihrerseits einmal wegzulaufen, während ich ihren »Hund« festhalte. Dieser will sofort hinterherspringen und bellt hysterisch.

»Wie fühlt sich das an, wenn Heike wegläuft?«, frage ich nach.

Als Stellvertreterhund verzieht Ines ihr rundes Gesicht, als hätte sie in eine Zitrone gebissen. »Das geht gar nicht. Wie soll ich sie denn beschützen, wenn sie wegrennt?«

Heike hat jetzt die Arme vor der Brust verschränkt und sagt in kindlich bockigem Ton: »Du brauchst mich vor Spaziergängern nicht zu beschützen, das habe ich dir schon hundertmal gesagt, und ich kann ja wohl hinlaufen, wohin ich will.«

Das Gesicht des gestellten Hundes überzieht sich mit Trauer.

»Was ist gerade passiert?«, frage ich mitfühlend.

»Alles fühlt sich so falsch an, als könnte ich niemals richtig sein, und das macht mich traurig und verwirrt mich.«

Heike ist blass geworden und steht noch ein wenig strammer da als sonst.

»Kommt dir bei dieser Rückmeldung etwas bekannt vor?«, frage ich sie.

»Ja klar. Jetzt bin ich also wie meine Mutter. Darauf willst du doch hinaus, oder?«, reagiert sie unwillig und gereizt.

»Du hast einen Hüte- und Wachhund in dein Leben geholt, Heike«, antworte ich sachlich. »Sehr loyal versucht Sandy nun diese Eigenschaften einzubringen. Und tatsächlich reagiert ein Anteil in dir darauf wie deine Mutter. Er versucht, diese wegzuzwingen, ohne sie verstehen zu wollen und damit umgehen zu lernen. Wir alle hier«, ich weise in die Runde und auf mich selbst, »haben Anteile in uns, die mitunter genauso reagieren wie die Menschen, die uns verletzt haben. Wir müssen uns dieser schmerzhaften Erkenntnis jedoch stellen, damit sich etwas ändern kann.

Vielleicht ist es hilfreich, wenn ich versuche zu erklären, warum die Übernahme solcher Verhaltensweisen fast unausweichlich scheint, bis wir sie erkennen und auflösen. In deinem Fall, Heike, musstest du dich als kleines Mädchen ja mit deiner Mutter solidarisieren, um zu überleben. Du musstest einen Weg finden, dich auf irgendeine Weise auch mit ihren Anteilen zu verbinden, die streng, herzlos, kühl oder einfach leer durch eigene Traumata waren.

Kinder brauchen diese elterliche Verbindung und zweifeln eher an sich selbst, als die Mutter in Frage zu stellen. So geben sich Kinder entweder immer mehr Mühe, weil sie dem Irrtum erliegen, dadurch liebenswerter zu werden – also mehr Liebe zu finden –, oder sie haben aufgegeben und verweigern sich einem weiteren Kontakt.

Schon häufiger haben mich Kinderschicksale mehr oder weniger stark an das Stockholm-Syndrom erinnert. Einige von euch werden den Begriff schon einmal gehört haben, nicht wahr?«

Ich werfe einen kurzen Blick in die Runde und registriere, dass viele nicken.

»Dieser Begriff beschreibt ja eine Dynamik, die bei den Opfern einer Geiselhaft beobachtet wurde. Auch wenn der Vergleich vielleicht hart klingt, haben dennoch auch Kinder wie Geiseln keinen Überblick über die Gesamtsituation, in der sie sich familiär wie gesellschaftlich befinden. Sie sind angewiesen auf die Gnade oder Ungnade der Erwachsenen. Viele Klienten, mit denen ich gesprochen habe, hatten keinen einzigen Menschen, dem sie sich anvertrauen konnten. Sie waren wie Geiseln ebenso isoliert, abhängig und fühlten sich ausweglos in einer Lebenssituation gefangen. Zum Ausgleich für diese Ohnmacht versuchten sie, als Kinder und oft auch noch als Erwachsene für ihre Eltern auf irgendeine Weise unentbehrlich zu werden, um endlich das Gefühl zu haben, ihnen etwas zu bedeuten. Wie Geiseln haben auch Kinder keine Kontrolle über ihr Leben und sind dadurch beherrsch- und manipulierbar. Sie fassen oft die kleinsten Zugeständnisse – wie ein freundliches Wort oder eine Erlaubnis – als großen Akt der Gnade und Dankbarkeit auf. Das alles kann zu einer Veränderung der Wahrnehmung und zu einer Wirklichkeitsverzerrung führen, die in unserem Unterbewusstsein jedoch als Realität abgespeichert wird.

Damit möchte ich nicht sagen, dass Eltern Geiselnehmer sind – ich möchte mit diesem Beispiel nur ausdrücken, warum wir auch später in den Sog einer ähnlichen Dynamik geraten können. Es ist uns dabei möglich, die Rolle des Opfers zu wiederholen oder unbewusst das einst erlebte ›Täter‹-Repertoire abzuspulen, um auf keinen Fall erneut in die Opferrolle zu geraten. Oft leben wir beides im Wechsel in dem unbewussten Versuch, dieses innere Drama endlich aufzulösen. Wir können es mit Menschen wiederholen, aber auch mit Haustieren oder Pferden, zu denen wir ein enges Verhältnis haben.«

Direkt an Heike gewandt, sage ich in versöhnlichem Ton: »Auch wenn wir es nie so machen wollen wie unsere Eltern, kommt doch irgendwann etwas aus uns heraus, das sich genauso anhört und anfühlt. Dennoch gehört es nicht zu uns, und deshalb ist es gut, wenn es sich durch einen Beziehungspartner zeigt. Erst wenn uns das alles bewusst wird, können wir uns auch davon lösen. Man kann die Muster im Unterbewusstsein leider nicht wegmeditieren, durch Affirmationen beseitigen oder verdrängen – man kann sie jedoch bewusst wahrnehmen lernen, und bereits dadurch verändern sie sich.

Um auf Sandy zurückzukommen: Ein Hüte- und zugleich Wachhund benimmt sich eigentlich nur wie eine verantwortungsvolle Kindergärtnerin, die darauf achtet, dass in ihre Gruppe niemand Fremdes hineinprescht oder ein Kind herausprescht.

Wir haben extra Hunderassen gezüchtet, um Hüte- und Wacheigenschaften zu verstärken. Deshalb wäre es vielleicht fairer, Sandy ein angemessenes Verhalten beizubringen und nicht gegen ihre Natur anzukämpfen. Sandy ist trotz allem so gehorsam, weil sie gern etwas für dich tut. Du könntest also lernen, ihr zu kommunizieren, was in der Menschenwelt angemessen ist.«

Heike runzelt die Stirn. »Aber«, sie hebt den Zeigefinger und sieht mich bedeutungsvoll an, »das mit dem Hütehund kann ja nur beim Jogger stimmen, denn danach sind die Leute ja nicht mehr gerannt. Dennoch ist es immer schlimmer geworden.« Sie verschränkt die Arme vor der Brust. »Wie erklärst du denn das?«

»Dazu muss ich eine Gegenfrage stellen. Was hast du nach dem Vorfall mit dem Jogger bei der nächsten Begegnung gefühlt?«

»Weiß ich nicht mehr«, erklärt Heike abwehrend. »Sandy lief da ja schon nicht mehr frei, weil ich sie bereits an der Leine hatte. Und ich habe sie vorsichtshalber auch noch mit einem Leinenruck darauf aufmerksam gemacht, dass sie ruhig bleiben soll, wenn wir jemanden trafen. Doch genützt hat es nichts. Sie benahm sich wie ein Berserker.«

»Kannst du mir bitte einmal vormachen, wie das ablief?« Ich bitte die Passantinnen, sich erneut in Bewegung zu setzen.

Heike ruckt daraufhin kräftig an der Hand von Ines, die den Hund stellt, und sagt drohend: »Ganz ruhig!«

Ines sieht sie entgeistert an und zieht ihre Hand zurück, um sie auszuschütteln. Auf Heikes Gesicht entsteht ein Fragezeichen. Hilfesuchend wendet sie sich mir zu.

Einladend sage ich: »Ich würde dich gern einmal in Sandys Situation versetzen, damit du selbst spüren kannst, warum sich Ines gerade so unwohl fühlt als dein Hund. Können wir dazu Folgendes spielen? Wir sind zwei Freundinnen und gehen im Wald spazieren.«

Heike hebt mit einem Ausdruck gespielter Ergebenheit die Schultern und nickt.

Um den Spielablauf herzustellen, bitte ich zwei neue Gruppenmitglieder hinter den Vorhang. Sie sollen im Abstand einiger Sekunden nacheinander auftauchen. An Heike gewandt, erkläre ich: »Du achtest bitte nur darauf, was in dir für Gefühle entstehen bei meiner Reaktion, ja?«

Sie nickt erneut.

Wir starten zu einer kleinen Wanderung durch den Raum und sehen uns in der imaginären Waldlandschaft um. »Dieser Baum ist doch besonders schön gewachsen«, weise ich auf einen Dachstützbalken.

»Und er hat interessantes Fallobst.« Heike deutet auf eine Tasche, die an ihm lehnt, und alle brechen in Gelächter aus über ihre erneut unvermittelt humorvolle Schlagfertigkeit.

Der Vorhang bewegt sich, und ein großer Mann aus der Gruppe tritt in den Raum. Ich ziehe mit meinem eingehenkelten Arm ruckartig an Heikes Arm und sage drohend zu ihr: »Ganz ruhig!«

Sie sieht mich mit großen Augen an.

Unbeeindruckt gehe ich weiter, bis die zweite Teilnehmerin den Raum betritt. Erneut reiße ich Heike am Arm und sage streng warnend: »Ganz ruhig!« Aus der Rolle der Freundin wieder aussteigend, kommentiere ich: »Und das mache ich jetzt jedes Mal, wenn wir auf unserem Spaziergang einen Menschen sehen. Wie würde sich das für dich anfühlen?«

Heike zieht ihren Arm zurück, und ihr Mund hat sich in jähem Begreifen geöffnet. »Aber das ist ja furchtbar«, ruft sie verzweifelt und den Tränen nahe.

Mit einer Geste bitte ich alle aus der Gruppe, sich wieder auf ihre Plätze zu begeben und lade Heike ein, sich mit mir auf den Boden zu setzen.

Für eine Weile bleibt es sehr still. Nur das leise Schniefen von Heike ist zu hören. Sie starrt auf den Boden, und ihre Finger zupfen am Rand ihrer braunen Softshelljacke. Ihr Gesicht wirkt von einer tiefen Trauer durchdrungen.

»Wie blöd kann man als Mensch sein«, sagt sie ernüchtert. Danach verstummt sie erneut, und auf ihrem Gesicht arbeitet es, als würde eine schmerzhafte Erkenntnis sich einen Weg in ihr Bewusstsein bahnen.

»Magst du einmal beschreiben, was in dir vorgeht?«, frage ich nach einer Weile.

Schmerzlich berührt schiebt sie die Unterlippe nach vorn und antwortet: »Als du so an mir gerissen hast, bin ich echt erschrocken und habe gedacht, wir sind in Gefahr, weil ein Mensch auftaucht. Und als du sagtest: *Ganz ruhig!*, kam von dir gar keine Ruhe rüber, sondern nur eine unglaubliche Anspannung und Strenge. Ich habe Sandy also auf diese Weise beigebracht, dass wir bei jeder Begegnung in Gefahr sind und das mit meinem Verhalten bestätigt.« Sie trommelt mit den Fingern auf den Boden. Ein tiefer Seufzer kommt aus ihrer Brust. »Sie wollte mir und sich also tatsächlich nur helfen, und die Sache mit dem Jogger war diese Hütehund-Kiste. Was für ein Missverständnis, wie blöd!« Sie schlägt sich mit der Hand vor den Kopf. »Deshalb macht sie auch nichts bei Bernd ... Aaah!« Ihre Hände öffnen sich betont theatralisch gen Himmel.

»Und wie mache ich das jetzt wieder rückgängig?« Heike sieht mich fast flehentlich an.

»Vielleicht ist da wieder die Frage, mit welcher Energie du künftig agierst.«

»Und wenn ich nicht in der Lage bin, die richtige zu finden?« Heike wirkt ängstlich und unsicher.

Ich nehme ihre Hände in meine und sage beruhigend: »Hab Vertrauen, jeder Mensch kann das lernen. Willst du ein kleines Experiment machen?«

Du kannst die Erfahrung, die Heike und die gesamte Gruppe daraufhin hatte, nun in der folgenden Live-Erfahrung selbst erleben.

Heilwerkzeug: »Du kannst zaubern«

Live-Erfahrung 3

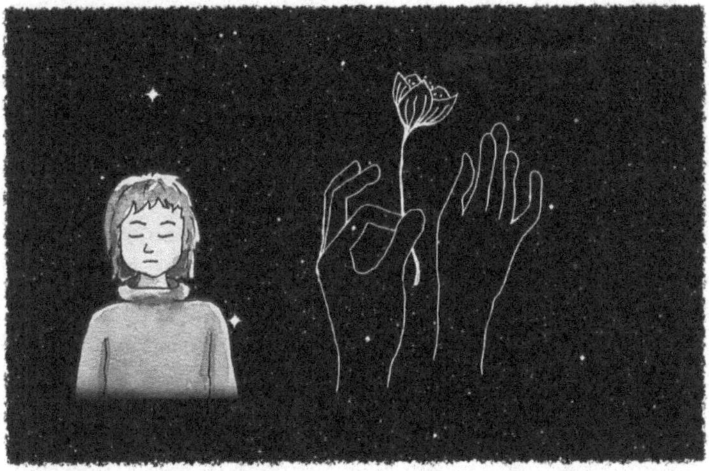

Einführung:
Sicher kennst auch du irgendeinen Konflikt mit einem anderen, den du bisher noch nicht lösen konntest. Das kann ein Thema mit einem Menschen sein, einem Haustier oder einem Anteil in dir selbst, mit dem du haderst.

Da ich das folgende Experiment seit vielen Jahren mit Hunderten Menschen durchgeführt habe, weiß ich aus Erfahrung, wie unterstützend die passende Musik dazu ist.

Ich verwende:

1. Für Teil A: »Dört Mevsim« von Fazil Say und Serenad Bağcan
2. Für Teil B: »Om Mani Padme Hum« von Majbritte Ulrikkeholm und Søren Frieboe

(Beide Titel findest du hintereinander in meiner Spotify-Playlist: Zum Buch *Behutsame Wege zur Traumaheilung.*)

Ablauf Teil A:

- Stell dir jetzt deinen Konfliktpartner oder deine Konfliktpartnerin vor. Spüre einmal in dich hinein, wie *du* dich während des Konfliktes fühlst.
- Drücke diese Energie mit einer spontanen Geste deiner Führhand aus, also der Hand, die du im Alltag für wichtige Dinge verwendest. Spürst du Wut, lass sie eine Bewegung machen, die diese zeigt. Vielleicht will sie auf einen imaginären Tisch schlagen oder nach vorn boxen. Vielleicht will sie aber auch eine Grenze setzen und etwas abblocken. Wichtig ist, zu einer knappen Geste zu finden, die du immer wieder neu ansetzen und wiederholen kannst.
- Dann versetze dich in deinen Konfliktpartner oder deine Konfliktpartnerin hinein. Welche Energie fühlst du dort? Gib auch dieser einen Ausdruck mit einer prägnanten Geste deiner zweiten Hand.
- Hast du die Bewegungen für dich und dein Gegenüber gefunden, starte die erste Musik: »Dört Mevsim« von Fazil Say und Serenad Bağcan.
- Dazu machst du dann im Wechsel erst deine Handbewegung und dann die deines Gegenübers. Also zum Beispiel boxt die rechte Hand nach vorn, danach blockt die linke Hand ab, die rechte Hand boxt nach vorn, die linke Hand blockt ab. Du drückst also immer zuerst deine kämpferische Geste aus, dann die des oder der anderen ... deine Geste, die des anderen.
- Beide Hände wollen recht haben, deshalb bleibe bei den Emotionen, die sie ausdrücken, damit du einmal anfühlen kannst, warum sich der Konflikt nicht verändern kann zwi-

schen euch beiden. Schreibe deinen Eindruck im Anschluss auf und bewerte die vorhandene Konfliktenergie auf einer Skala von eins bis zehn, wobei zehn am stärksten ist.

Ablauf Teil B:

- Wenn du die erste Live-Erfahrung »Einladung an deine Seele« bereits gemacht hast, gehe in diese Erinnerung zurück und lasse deine Hand eine Geste finden, die die Atmosphäre deiner Seelenerfahrung sanft ausdrückt.
- Falls du diese Erfahrung noch nicht machen konntest, stell dir etwas vor, das dich sehr weich stimmt, und finde dafür eine entsprechend liebevolle Geste. Du veränderst jetzt nur deine eigene Handbewegung, aber nicht die deines Gegenübers.
- Starte das zweite Musikstück: »Om Mani Padme Hum« von Majbritte Ulrikkeholm und Søren Frieboe.
- Nun machst du zuerst mit deiner Führhand eine weiche »Seelengeste«, dann mit der anderen die noch immer kämpferische Geste deines Gegenübers. Mach nie beide Bewegungen parallel. Immer erst die eine und dann die andere, bis die Musik zu Ende ist.
- Was geschieht während des Prozesses mit deiner Konfliktperson? Was verändert sich und warum?
- Wie viel Konfliktenergie ist auf einer Skala von eins bis zehn am Ende noch vorhanden?
- Schreibe diese Erfahrung auf. Das macht sie nachhaltiger.

Empfehlung:

Wenn du im Alltag diesen Konflikt erneut erlebst, kannst du diese Übung im Anschluss in einer Nachschau wiederholen. Das wird dir helfen, innerlich immer mehr herauszufinden.

Wenn du so weit bist, kannst du ein wirklich spannendes Experiment machen: Sieh bei einer nächsten Begegnung deinem Gegenüber in die Augen und stelle dir (ohne die Hand zu bewegen) deine Seelengeste nur vor deinem inneren Auge vor. Tauche in das Gefühl ein, das sie in dir erzeugt. Beobachte, was sich an deinem Gegenüber verändert!

Was dann passiert, wurde von einigen Menschen so beschrieben: »Ich habe das Gefühl, ich kann plötzlich zaubern.«

Wenn du wissen möchtest, was aus Heike und Sandy geworden ist, so gäbe es da noch viele Episoden von zwei weiteren Seminaren zu erzählen. Zusammenfassend möchte ich nur sagen: Beide gehen heute entspannt spazieren. Heike bedankt sich für alles, worauf Sandy sie aufmerksam macht, und übernimmt dann die Bewertung und Einschätzung der Situation. So kann Sandy ihre angeborene Wachsamkeit leben und muss nicht mehr selbst handeln. Sie hat ein freundliches, weiches Wesen, das in hysterische Überforderung kippen kann, wenn sie ohne Führung bleibt oder die Führung zu hart und unflexibel ist. Dadurch wächst Heike in eine Führungsrolle hinein, die ohne Strenge auskommt und eher innere Festigkeit wie auch Freundlichkeit besitzt.

Die zuverlässige Spiegelung durch Sandy hilft Heike im Alltag zu spüren, wann sie mit dem Anteil agiert, den sie im Seminar als starre Eisenstange beschrieb. Sie hat gelernt, dann tief Luft zu holen und sich zu erinnern, dass dieser kleine Beschützer bereits mit acht Jahren entstanden ist und noch immer, wie ein Kind, automatisch dasselbe tut. Es hilft ihm, wenn Heike sich dann für seinen Versuch bedankt und wie bei Sandy die Führung übernimmt. Sie hat diesen kleinen Soldaten in sich Hugo genannt. Mit dem ihr eigenen Humor berichtet Heike:

»Er staunt ganz schön über unsere Einfälle beim Dogdancing. Wir haben für ihn sogar einen Stechschritt eingebaut.«

Nachgeholte Umarmung

Carmen sitzt im Schneidersitz auf dem Stuhl, und ihre weiße Leinenhose ziert an der Hüftseite ein goldenes Mandala. Die kurzen braunen Haare umrahmen ihr Gesicht wie eine glatte Haube. Sie ist eine zierliche Frau um die fünfzig, und auf ihrem weißen T-Shirt steht *Namaste*.

Ihre schwarzen Augen blicken reglos wie die eines Vogels, und ihren Mund umspielt ein wissendes Lächeln.

Nach der ersten Pause ist das Lächeln verschwunden. Carmen wirkt angespannt und sieht sich ab und zu forschend in der Runde um.

Auch die Gruppe scheint von einem Misston berührt. Obwohl die meisten erwartungsvoll und freundlich schauen – die Stimmung im Raum fühlt sich klamm und betreten an. Mir ist bewusst, dass in der Pause etwas vorgefallen sein muss und nun hier Platz genommen hat wie ein unsichtbarer Gast.

Ich muss ihn sichtbar machen, sonst stört er die ganze Zeit über, sagt eine innere Stimme in mir.

So beschrifte ich fünf DIN-A4-Blätter mit den Grundgefühlen: *Freude, Trauer, Wut, Scham* und *Angst* und lege sie kreisförmig auf den Boden.

Dann taste ich mich einführend vor: »Sicher haben viele von euch im Vorfeld des Seminars eine Achterbahn der Gefühle erlebt. Vielleicht wollte ein Anteil in euch unbedingt kommen, weil er etwas ändern möchte und spürt, dass da mehr ist oder etwas fehlt. Vielleicht gab es aber auch eine weitere Stimme, die immer wieder das Gefühl vermittelt, es könne ganz schön gefährlich werden, das eigene Lebenshaus mit neuen Impulsen ins Wanken zu bringen. Schließlich ist in unserer Kindheit oft ein Stützpfeiler weggebrochen oder unsere Pfeiler stehen schief im Fundament, weil sie sich schon früh dem Druck von außen beugen mussten. Es hat also viel Mühe gekostet, dieses Lebenshaus aufrechtzuerhalten und eine ganz eigene Stabilität zu entwickeln. Deshalb wäre es mehr als verständlich, wenn ein Anteil in euch vielleicht befürchtet, eine zu starke Veränderung könnte das Haus wie ein Windstoß zum Einsturz bringen. Vielleicht haben solcherart Bedenken auch dazu geführt, sich noch im letzten Moment krankmelden zu wollen oder einen anderen Absagegrund zu finden.« Viele aus der Gruppe lachen zustimmend, und die Spannung löst sich.

»Ihr alle habt jedoch den Mut gehabt zu kommen, weil da eben mehr ist als diese Ängste. Was aber können wir mit den widersprüchlichen Gefühlen tun, damit sie nicht immer wieder über uns herfallen? Sie werden nämlich nicht weichen, bis sie endlich gehört werden.

Die folgende Übung ist also dazu da, ihnen Ausdruck zu verleihen. Auf dem Boden seht ihr fünf Zettel, auf denen die Grundgefühle Freude, Trauer, Wut, Scham und Angst stehen. Spürt in euch hinein, was ihr gerade empfindet, und dann könnt ihr euch hinter den Zettel stellen, der mit diesem Gefühl beschriftet ist. Ich empfehle euch, den Anteil, der sich gemeldet hat, leise oder auch laut sprechen zu lassen. Wenn alles gesagt ist, wartet, was sich als Nächstes zeigt, und geht zu diesem Gefühl. So könnt ihr den ganzen Kreis abwandern, bis ihr den Eindruck habt, jetzt ist alles ausgedrückt, was ihr gerade denkt und fühlt. Ihr werdet staunen, wie viel innere Ruhe einzieht, wenn sich einmal alles ausdrücken durfte und nicht mehr anklopfen muss, um wahrgenommen zu werden.«

Ich lege noch einen Stapel unbeschriftetes Papier und Stifte in die Mitte des Kreises, falls jemand weitere Befindlichkeiten benennen möchte. Sie können dann aufgeschrieben und zum Kreis dazugelegt werden.

»Wer aus der Gruppe möchte einmal beginnen und es vormachen?«

Einige schauen eilig weg, andere blicken sich angespannt um oder sehen zögernd auf die Zettelrunde. In Carmens Gesicht regt sich kein Muskel.

Eine blondgelockte, hochgewachsene Teilnehmerin gibt sich einen Ruck und geht mit zügigem Schritt auf den Zettel mit der Aufschrift *Freude* zu.

»Dann fange ich einfach mal an. Ich habe mich so gefreut, dass ich einen Platz bekommen habe«, sagt sie mit kräftiger Stimme. »Ich bin unglaublich neugierig und voller Hoffnung, dass ich etwas lernen kann, das mein Leben verändert. Ich erwarte mir Impulse und viele Eindrücke.«

Sie verstummt, besinnt sich einen Moment und geht dann zum Zettel mit der Aufschrift: *Angst*. Ihr eben noch aufgehelltes Gesicht verdunkelt sich, als sie sagt: »Ich habe Angst, was ich über mich erfahren könnte und dass lauter fremde Menschen es mitbekommen und mich dafür verurteilen könnten.« Sie schluckt. »Und ja, davor hatte ich solche Angst, dass ich vorgestern noch absagen wollte.« Einige aus der Gruppe nicken solidarisch.

Der Blick der jungen Frau gleitet forschend über die Zettel, dann geht sie weiter zur Scham. Mit leiserer Stimme erklärt sie: »Ich schäme mich, dass ich mein Leben nicht in den Griff bekomme, auch wenn ich mir Mühe gebe. Immer wieder habe ich Einbrüche, die ich mir nicht erklären kann, und versinke in Trauer.«

Weil ihr die Tränen kommen, gehe ich zu ihr und berühre sie sanft am Arm. Dann weise ich einladend auf den Zettel mit der Trauer.

Zustimmend nickt sie und wandert dorthin. »Mich macht traurig, dass ich im Alltag zu wenig Freude spüre. Auch wenn mir meine Arbeit früher einmal Spaß gemacht hat, fühle ich heute immer mehr Stress. Es ist alles irgendwie anstrengend und mühselig geworden, und ich kann mich immer schlechter auf etwas konzentrieren.« Sie sieht nach unten, und ihre Hände zupfen am Hosensaum. Fast unmerklich wandert ihr Blick zum Wut-Zettel. Sie wendet ihn jedoch gleich wieder ab, als lauere dort eine unsichtbare Gefahr.

»Empfindest du auch etwas als falsch und ungerecht in deinem Leben?«, frage ich intuitiv.

Sie wird rot und nickt heftig. »Meine Eltern interessiert nur, was ich verdiene und wie erfolgreich ich im Beruf bin. Sie sagen, sie wollen nur mein Bestes, damit ich abgesichert bin, doch es macht mich echt wütend, dass sie gar nicht interessiert, was mir wirklich Spaß macht und was ich noch will im Leben!« Mit energischen Schritten geht sie nun zum Wut-Zettel. »Ich könnte manchmal echt alles hinschmeißen. Wo ist denn da die Freude am Leben, wenn ich immer nur auf Absicherung achten soll, und zufrieden sind sie sowieso nie!« Sie verschränkt die Arme und gibt zu verstehen, dass das erst einmal alles ist. Auf ihrem Namensschild steht *Beate*.

Einige Gruppenmitglieder erheben sich und stellen sich hinter sie. Es ist spürbar, dass sie Beates Gefühle auf irgendeine Weise teilen und ähnliche Themen haben. Daraufhin kommt Bewegung in die Gruppe. Alle, bis auf Carmen, streben zum Kreis der Gefühle. Sie verteilen sich hinter die einzelnen Felder, besinnen sich und lösen sich wieder, um zu einem weiteren Gefühl zu gehen.

Diese stille Karawane von Menschen, die sich gerade selbst begegnen, strahlt eine große Würde aus. Auf vielen Gesichtern spiegelt sich Überraschung wider, und das anfängliche Zögern verwandelt sich rasch in eine konzentrierte Arbeit.

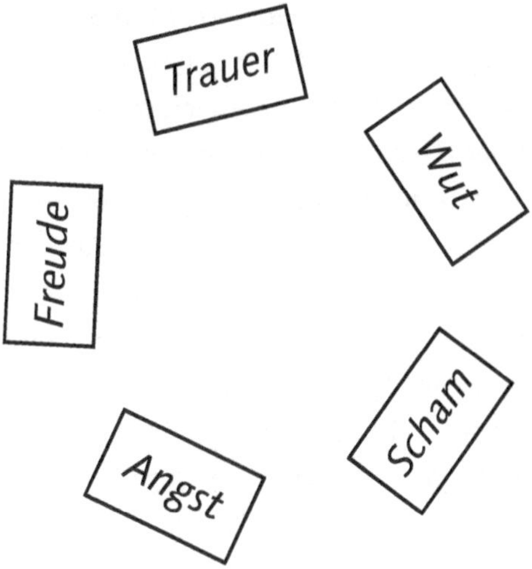

Einige beschriften neue Zettel mit Worten wie: *Neugier, Sehnsucht, Selbstunsicherheit, Zweifel* und reihen sie ein in den Kreis.

Carmen sieht den anderen zu wie Kindern auf einem Spielplatz. Dabei lächelt sie nachsichtig. Ich gehe zu ihr und frage sie, ob es gar nichts gibt, was sie fühlt.

Sie hebt gespielt ratlos die Schultern und atmet resigniert aus.

»Du kannst auch etwas anderes aufschreiben.« Ich weise auf den Stapel leerer Blätter in der Mitte.

Stöhnend löst sie die Beine aus dem Schneidersitz, geht in den Kreis und schreibt in großen Buchstaben: BEWUSSTHEIT auf ein Blatt. Diesen legt sie ins Zentrum und stellt sich darauf.

Die Gruppe im Außenring verharrt in ihrer Bewegung, und Stille legt sich über die Szene wie ein Deckel.

Ich weise auf die Zettel und frage: »Welches Gefühl drückt gerade am besten die aktuelle Stimmung hier aus?«

Eine Teilnehmerin mit dem Namensschild *Heidrun* tritt von

der Trauer weg auf das Wut-Feld. Dort sammelt sie sich tief ausatmend und sagt an Carmen gewandt: »Wenn man hier alles klären kann, möchte ich sagen, dass ich wütend über deine Äußerungen in der Pause bin.« Ihre blauen Augen blitzen hinter einer randlosen Brille. Dann sieht sie zu mir, als wolle sie in Erfahrung bringen, ob sie weitersprechen darf. Ich nicke einladend.

Erregt fährt sie fort: »Ich bin hier zu Maja ins Seminar gekommen und möchte nicht von dir als Teilnehmerin belehrt und gemaßregelt werden. Ich habe dich nicht um deine Meinung zu meinen Themen gebeten.« Sie verstummt und sieht Carmen erwartungsvoll an.

Diese spreizt, noch immer auf dem Zettel mit der Aufschrift »Bewusstheit« stehend, unvermittelt ihre Arme in Meditationshaltung zur Seite und dreht die Handflächen nach oben. Dabei lächelt sie und schweigt.

Viele aus der Gruppe wechseln jetzt zum Wut-Feld und versammeln sich dort wie ein Trupp Kriegerinnen und Krieger. Einige Gesichter sind eisig, andere schütteln mit ungläubigem Blick den Kopf.

In Carmens Gesicht regt sich nichts.

Um den Zorn der Gruppe in den Ausdruck zu bringen, frage ich Heidrun: »Was macht es mit dir, wenn du belehrt wirst, ohne darum gebeten zu haben?«

»Das steht niemandem zu«, antwortet sie gereizt.

»Ja, und was fühlst du dann?«, frage ich noch einmal nach.

Ein Moment der Stille tritt ein. »Es erinnert mich an meinen Vater, der immer das letzte Wort hat und bei dem immer alles falsch ist, was ich sage.« Tränen treten in ihre Augen. Sie wandert zum Zettel mit der Aufschrift *Trauer*.

»Was macht dich daran so traurig?«, frage ich weiter.

Heidrun stülpt ihre Unterlippe nach vorn und antwortet auf

den Boden sehend: »Dass er mich nicht sieht. Ich komme mit meinen Ansichten gar nicht vor in seiner Welt.«

»Und fühlst du dich dadurch richtig?«, gebe ich einen neuen Anstoß.

Heidrun schüttelt heftig den Kopf und sagt: »Aber nein. Er hat mir immer den Eindruck vermittelt, mit mir wäre etwas nicht in Ordnung, weil ich anders denke als er.«

Sanft schiebe ich sie zum Scham-Zettel und erkläre: »Wenn wir uns falsch fühlen, ist das eine Seite der Scham.«

»Ich habe dich aber nicht belehrt. Und ich bin nicht dein Vater«, unterbricht Carmen unvermittelt und lässt die gespreizten Arme fallen. Ihre Stimme wird betont ruhig. »Ich habe nur meine Meinung gesagt. Das wird man doch wohl dürfen.«

Heidrun klappt die Kinnlade herunter, und mit energischen Schritten geht sie zurück zum Wut-Zettel.

Bevor sie dort explodiert, halte ich die Szene kurz an. »Wir können diesen Konflikt nutzen, um zu lernen, wie wir etwas klären, ohne in die zerstörerische Kraft der Wut zu gehen. Versteht mich richtig«, sage ich an die Gruppe gewandt, »ihr könnt und sollt eure Wut ausdrücken. Sie ist ja dazu da, dass man sagen kann, was man als falsch empfindet, und sie ist eine hilfreiche Kraft, um etwas zu verändern. Bleibt dabei jedoch bitte bei euren Empfindungen und lasst alle Anschuldigungen weg.«

Die Frauen nicken, Carmen hebt genervt die Augenbrauen und meldet sich. Ich mache eine einladende Geste, und sie erklärt: »Wenn man Bewusstsein über bestimmte Dinge erlangt, sieht man die Dinge einfach anders und wird oft missverstanden. Es hilft doch nichts, über das Leben zu jammern«, führt sie fort. »Nur diese Ansicht habe ich vorhin geäußert. Und für alle, die nicht dabei waren«, sie sieht sich kurz in der Runde um, »ich habe nur gesagt, dass man lernen kann, über bestimmten Gefühlen zu stehen.«

Heidrun schüttelt empört den Kopf und erwidert zornig: »Du hast das Wichtigste vergessen. Du hast nämlich gesagt, dass wir uns offenbar ein Trauma leisten müssen, um mit unserem Ego Aufmerksamkeit zu bekommen. Das empfinde ich als verletzend und anmaßend.« Die Teilnehmerinnen hinter ihr nicken zustimmend und aufgebracht.

»Wenn hier alle so empfindlich sind, sage ich nichts mehr.« Carmen will aus dem Kreis heraustreten, und ich tippe sie mit dem Finger von hinten leicht an die Schulter, um sie noch etwas zu fragen. Mit einer heftigen Reaktion fährt sie herum und sagt: »Nicht anfassen bitte. Das mag ich gar nicht.«

Ich hebe beide Hände nach oben und trete einen Schritt zurück, um anzuzeigen, dass es mir leidtut und ich diesen Wunsch respektiere. Dann versuche ich zusammenzufassen: »Wenn ich dich richtig verstehe, ist dir eine Bewusstheit wichtig, die ohne Gefühle auskommt …« Ich warte auf ihre Zustimmung, und sie nickt ausdruckslos. »Kannst du die Gefühle anderer hier dennoch achten und keine Urteile darüber fällen? Ich weiß nicht, welche spirituelle Richtung du verfolgst, doch die meisten Schulen streben an, andere nicht mehr bewerten zu wollen.«

Carmen hebt betont ergeben die Schultern und nickt seufzend.

»Mich beschäftigt, warum du überhaupt hier bist, wenn du bereits über allem drüberstehst?«, fragt eine kräftige Frau in ruhigem Tonfall.

Carmen nickt, als hätte sie auf diese Frage bereits gewartet und antwortet: »Wegen meinem Hund. Nur er braucht Hilfe. Deshalb bin ich hier.« Sie verlässt den Kreis und setzt sich wieder auf den Stuhl.

Einige wenden sich daraufhin ab, andere schütteln den Kopf. Die Runde löst sich auf.

»Eine Frage an euch. Wer kennt das Buch *Traumfänger* von Marlo Morgan?«,[6] erkundige ich mich, und einige heben die Hände. »Erinnert ihr euch, sie beschreibt darin eine Tradition der früheren Aboriginevölker«, fahre ich fort. »Diese hielten es für wichtig, andere zu beobachten, wenn sie wie wir in einem Kreis zusammensaßen. Besonders genau solle man sich dabei die Person anschauen, die einem direkt gegenübersitzt, denn in ihr spiegele sich das eigene Wesen. Sie waren der Überzeugung, man bewundere Eigenschaften an seinem Gegenüber, die man bei sich selbst verstärkt finden möchte. Auch die unangenehmen Wesenszüge und Verhaltensweisen des Gegenübers sind dieselben, an denen man selbst arbeiten darf. Die Aborigines gingen davon aus, dass man nur Stärken und Schwächen an anderen erkennt, über die man selbst verfügt. Wir können uns also ärgern oder es als Geschenk betrachten, wenn uns ein anderer Mensch triggert.«

»Aber wie meinst du das?«, fragt Heidrun. »Ich ärgere mich über Ignoranz. Aber ich selbst bin doch nicht ignorant zu anderen. Ich gebe eher mein letztes Hemd und opfere mich auf.«

»Es geht nicht nur darum, wie du zu anderen bist, sondern vor allem, wie du dir selbst begegnest. Du könntest dich also fragen, wie ignorant du dir selbst gegenüber bist. Auf einer Skala von eins bis zehn, wo wärst du da?«, frage ich interessiert.

Heidrun wird rot und schluckt. Dann senkt sie den Kopf und sagte leise: »So habe ich das noch nicht betrachtet. Vermutlich eine Acht, wenn die Zehn das Höchste ist.«

Ein kleiner schnurrbärtiger Mann hebt den Arm und fragt: »Aber warum regt einen so etwas an anderen auf?«

»Was muss denn passieren, damit du dich ärgerst?«, stelle ich eine Gegenfrage.

6 Marlo Morgan: *Traumfänger*. Goldmann Verlag, München 1998.

»Jemand muss mich anlügen«, erwidert der Mann prompt.

»Und wie ehrlich bist du dir selbst gegenüber?«, frage ich sanft nach. Er sieht mich betroffen an, und Tränen schießen ihm in die Augen.

Ich trete an ihn heran, nehme seine Hände in die meinen und sage: »Siehst du. Es ist dieser Schmerz, den wir vermeiden wollen, wenn wir ein verdrängtes Thema auf andere abschieben. Zum Geschenk wird so eine Projektion erst dann, wenn wir uns ihrer bewusst werden und an uns selbst arbeiten.«

Nach der Pause lege ich Musik für eine besondere Erfahrung auf. Um zu beschreiben, wie ich auf diese Eingebung kam, ist es vielleicht hilfreich von einem Buch und einer eigenen, frühen Erfahrung zu berichten.

Mit Mitte zwanzig las ich ein Buch von Yvette Guilbert: *Die Kunst, ein Chanson zu singen.*[7] Darin beschreibt sie, wie sie ihren Schülern beibringt, ein Chanson auch mit dem Körper zu erzählen. Sie verhängt deren Kopf mit einem Tuch, sodass diese keinen Gesichtsausdruck zur Verfügung haben, und lässt sie ein Chanson singen.

Ich probierte ihren Vorschlag aus, und tatsächlich geschah etwas Beeindruckendes. Viele äußere Gesten, die ich zuvor als Liedermacherin auf der Bühne gemacht hatte, stellten sich nicht mehr ein, denn mein Körper wollte eine ganz andere Geschichte erzählen.

Vielleicht zum ersten Mal wurde mir bewusst, welchen Unterschied es ausmacht, ob mein Körper selbst spricht oder ob ich ihn zum Sprechen verwende.

---

7 Yvette Gilbert: *Die Kunst, ein Chanson zu singen.* Henschel, Berlin 1981.

Ich bemerkte, wie unbedingt ehrlich er war und wie trainiert mein Gesicht, um sich Alltagssituationen anzupassen. Viele Menschen sehen Fotos von sich selbst nicht gern an, weil sie Angst vor dem Spiegel ihres Körpers haben. Seine Wahrheit ist jedoch der Schlüssel aus dem Gefängnis der inneren Verwirrung.

Irgendwann hatte ich die Eingebung, diesen unmittelbaren, ehrlichen Selbstausdruck des Körpers in die Seminare einzubringen. Die Musik, die ich dazu verwende, unterstützt das Kindliche, Natürliche, das dabei oft zum Vorschein kommt, und wirkt anregend, impulsgebend und tragend. Ich habe daraus eine Zweierübung gemacht, weil es ein nachhaltiges Geschenk ist, für dieses eigene Stattfinden ein Gegenüber zu haben, das uns bezeugt und mit Liebe und Interesse beisteht.

Während also eine Person mit verhangenem Gesicht auf die Musik lauscht und mit dem Körper ausdrückt, was sie gerade erlebt, steht die andere gegenüber und hält einen sicheren Raum.

Carmen hat beide Hände auf ihrem Herz übereinandergelegt und sieht ihrer zart wirkenden, jungen Partnerin zu. Diese ist in die Hocke gegangen und formt ihre Hände zu einer Blüte, die sich langsam öffnet. Während ihr Körper leichte, schwingende Bewegungen macht, um in die Höhe zu treiben, blickt Carmen sich nach den anderen um. Ihr Blick wirkt verloren und zerstreut.

Ich bewege mich langsam in ihre Richtung und bleibe kurz vor ihr stehen, dann sage ich leise flüsternd: »Bitte denk daran, um für dein Gegenüber den Raum zu halten, braucht es dein Interesse und Mitgefühl für das, was dir erzählt wird.« Ich weise auf die junge Frau, die gerade heftig mit dem Oberkörper schwingt.

Carmen sieht mich verständnislos an, und ich spüre, dass sie ihr Abschweifen offenbar gar nicht bemerkt hat und sich über meinen Hinweis wundert. Dennoch bleibt ihr Blick jetzt bis zum Ende der Musik statisch auf ihre Partnerin gerichtet.

Nach dem Wechsel möchte ihr die junge Frau helfen, das Tuch hinter dem Kopf zusammenzubinden, doch Carmen schreckt vor dieser körperlichen Annäherung erneut zurück. Sie dreht sich um, und obwohl ich nicht hören kann, was sie sagt, wird an der Reaktion ihrer Partnerin deutlich, dass sie wohl harsch um Abstand gebeten hat, denn die junge Frau tritt bestürzt zurück.

Eine neue Musik beginnt, und während viele aus der Gruppe etwas mit ihrem Körper ausdrücken, bleibt Carmen mit hängenden Armen stehen. Ihre Haltung wirkt jedoch nicht lustlos – eher, als wüsste sie nicht weiter. Nach ungefähr einer Minute hebt sie langsam die Arme, legt den Kopf in den Nacken und streckt ihre Hände in Gebetshaltung nach oben. So verharrt sie die restlichen drei Minuten des Musikstückes.

Ihr Körper wirkt wie einzementiert von ihrem Willen, und der jungen Partnerin ist deutlich anzusehen, wie viel Mühe es sie kostet, dem beizuwohnen. Mit bekümmertem Gesicht sieht sie auf die regungslose Statue, dann blickt sie hilfesuchend zu mir. Ich greife mir an mein Herz und deute mit dem Kopf eine mitfühlende Verneigung in Richtung Carmen an. Die junge Frau begreift und legt beide Hände auf ihre Brust. Sie hat Tränen in den Augen, während sie dem stummgemachten Körper von Carmen beisteht.

Die Arbeit mit den Hunden findet am Nachmittag statt. Das Los entscheidet sicher nicht ganz zufällig, dass wir Carmens Hund zuerst kennenlernen. Er heißt Felix und ist ein imposanter Griffon Korthals. Seine buschigen Augenbrauen und ein heller Schnurrbart verleihen ihm einen strengen Gesichtsausdruck. Kaum abgeleint schnellt der braune, struppige Jagdhund nach vorn und erschnüffelt hektisch die Wiese. Im Zickzack springt er von hier nach dort und wirkt planlos getrieben. Er bleibt vor dem Zaun stehen, hinter dem die Seminargruppe steht, und wedelt beschwichtigend mit der Rute. Als keiner reagiert, bellt er die Menschen verunsichert an. Mir fällt auf, dass er sich bei Carmen kein einziges Mal eine Rückmeldung dazu holt, wie sie die Situation einschätzt. Er sieht sich weder zu ihr um, noch schaut er aus den Augenwinkeln, wo sie ist.

Wenn ich Eingebungen habe, sind sie häufig auch bildlicher Art. Während ich diesem unruhigen Hund zusehe, habe ich einen Schnellzug vor Augen, dem die Schienen fehlen. Er wirkt verloren und so, als suche er in all seinen hektischen Handlungen etwas, woran er sich festhalten kann.

»Du siehst ja selbst, er ist nicht ansprechbar«, eröffnet Carmen das Gespräch und weist auf Felix. »Das kommt sicher von einem Trauma, als er auf der Tötungsstation war.« Während sie das Wort *Tötungsstation* ausspricht, bekommt ihr Blick etwas Bedeutsames, und sie forscht in meinem Gesicht nach einer Reaktion.

»Wie lange lebt Felix schon bei dir?«, frage ich sachlich.

»Fünf Jahre.« Carmen sieht mich skeptisch an und ergänzt: »Es war am Anfang noch viel schlimmer, falls du denkst, ich wäre daran schuld.«

Ich lächle sie freundlich an und sage: »Es geht nie um Schuld. Ich frage nur, um zu erfahren, wie lange er bereits in dieser Verfassung ist.«

Zum ersten Mal wirkt Carmen etwas besänftigt und nickt.

»Was wünschst du dir denn?«, frage ich nach.

Carmen kratzt sich am Ohr und sieht ratlos zur Seite. Es wirkt, als würde sie abwägen, ob es sich hier um eine Fangfrage handelt, dann sagt sie vorsichtig: »Natürlich, dass er ruhiger wird.«

»Was meinst du, warum ist er so unruhig? Was sagt dir dein Gefühl?«

»Ich weiß es nicht.« Carmen hebt ratlos die Hände. »Ich mache mit ihm Fährtenarbeit, und er hat auf Kommando Vorstehen gelernt.[8] Dabei kann er sich für kurze Zeit konzentrieren, doch in seiner Fahrigkeit beißt er dann doch in das Fell hinein, das wir zum Üben nehmen, obwohl er ja genau das beim Vorstehen nicht darf. Er kommt auch mit zur Arbeit, und zweimal am Tag gehen wir spazieren. Was soll ich denn noch machen?« Sie wirkt verzweifelt und starrt mich mit weit geöffneten Augen hilfesuchend an.

Instinktiv trete ich etwas näher an sie heran, und sie weicht unangenehm berührt zurück. Innerlich schlage ich mir vor den Kopf, weil ich ihren Wunsch nach Distanz kurz außer Acht gelassen habe, und trete ebenfalls einen kleinen Schritt zurück, um ihr meinen Respekt anzudeuten. »Was arbeitest du denn?«, frage ich nach.

Carmen richtet sich kerzengerade auf und antwortet: »Ich bin Yogalehrerin.«

Während ich ihr Bild in mir aufnehme, sehe ich unvermittelt ein kleines Haus vor mir. Seine Tür ist mit Brettern vernagelt, und ein Herein- oder Herauskommen scheint unmöglich. Die Fenster des Hauses wirken von innen verdunkelt wie die Augen von Carmen, die mich mit einer ausdruckslosen Schwärze ansehen. Nur aus dem Schornstein wächst eine durchsichtige Membran in den Himmel, und in dieser sehe ich Carmen sitzen.

Ich atme tief durch, und mir wird intuitiv bewusst, dass Carmen offenbar nicht nur den Umzug in die »Dachstube«, also in

8 Vorstehen ist das Anzeigen von Wild, ohne es zu hetzen oder zu berühren.

den Kopf, gewählt haben könnte, wie viele traumatisierte Menschen das tun, wenn sie den Schmerz nicht mehr fühlen wollen – sie ist offenbar ganz aus ihrem Körperhaus ausgezogen.

Ein entkörperter Mensch, der Geborgenheit und Zuversicht nur noch in der esoterischen oder spirituellen Welt sucht, erinnert mich oft an ein Bäumchen, das keine Wurzeln mehr in der Erde hat und sich nur noch mit der Krone in der geistigen Welt festhält.

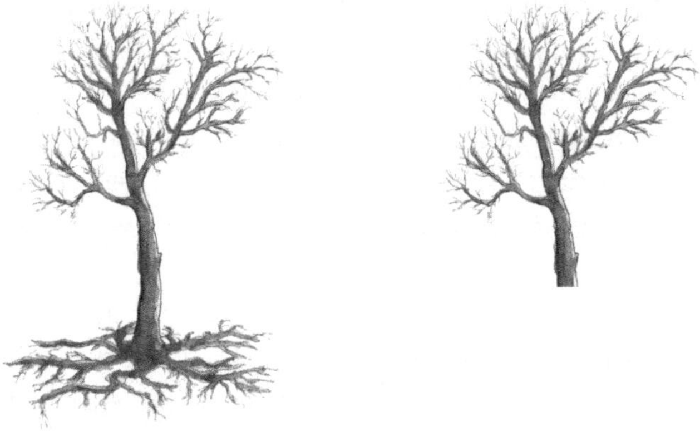

In der Traumaarbeit habe ich gelernt, jede Schutzstrategie ernst zu nehmen – behütet sie doch oft etwas vollkommen Schutzloses. Auch für Carmen scheint die »spirituelle Membran«, in die sie sich hineinbegeben und von anderen getrennt hat, ein solcher Schutz zu sein.

Carmens Hund Felix gehört zu den besonders seltenen Jagdhunderassen und ist ein Vorstehhund. Ihm ist also kein Hetztrieb in die Gene gelegt, sondern nur das Anzeigen von Wild.

»Welches Wort habt ihr für das Vorstehen vereinbart?«, frage ich Carmen.

»Steh vor!«, antwortet sie überrascht.

»Darf ich mit Felix einmal das Vorstehen ohne Worte ausprobieren?«, frage ich sie.

Carmens Blick ist eine Mischung aus Neugier und Skepsis, doch sie nickt zustimmend. »Mir ist egal, ob du redest oder nicht. Es wäre einfach gut, wenn er dabei ruhig bleiben könnte.«

Während der Hund noch immer ziellos über den Platz hastet, nehme ich eine Beute-Angel und schnalze mit der Zunge, um ihn darauf aufmerksam zu machen. Er fährt herum und blickt auf die kleine Plüschmaus, die ich an einer Schnur mit der Angel über den Boden hoppeln lasse. Offenbar froh über diese Ablenkung, kommt er angespurtet, bremst vor der Maus ab und schnüffelt vorsichtig in deren Richtung.

»Bravo«, bestätige ich dieses Verharren, auch wenn Felix sich nur nicht traut, an das unbekannte Ding heranzutreten. Erstaunt blickt er mich an. Da beginne ich, ihn wortlos anzufunken.

Hunde wirken oft überrascht von dieser Art der Kommunikation mit einem Menschen, wenn sie sich bisher nur auf menschliche Laute eingestellt haben. Auch Felix legt lustig den Kopf schief, so als wolle er sichergehen, dass er sich nicht irrt, als ich ihm ein Bild sende. Vor meinem inneren Auge erlebe ich, wie Felix sich ruhig hinlegt.

Wenn du wissen möchtest, wie das geht, so schließe einmal die Augen und stelle dir eine Apfelsine vor, die du gerade schälst. Jetzt rieche ihren Duft, sobald du die Schale abziehst.

Genauso wie du die Apfelsine riechen kannst, ohne eine solche vor dir zu haben, kann ich in meiner Vorstellung das Hinlegen von Felix spüren und quasi vor-erleben. Denke ich diese Bilder nur, haben sie keine Wirkung. Es braucht das Erleben, um diese Art von Kopf zu Kopf Verständigung zu erzeugen.

Das besagt natürlich noch nicht, dass ein Hund dann auch bereit ist, dem Folge zu leisten oder überhaupt zuzuhören.

Felix starrt mich unverwandt an und schwenkt sein ganzes Hinterteil beim Wedeln seiner kurzen Rute. Er beginnt zu fiepen, und ich höre zu, was er erzählt: *Ich kann mich nicht hinlegen. Ich fühle mich so kribbelig. Ich könnte verrückt werden. Hilf mir.*

Beim Beginn einer Heilarbeit erlebe ich jedes Mal so etwas wie eine Übernahme. Mein Verstand rückt in den Hintergrund und hat bis auf ein paar wenige Kommentare nichts mehr einzuwerfen. Mein Herz dehnt sich aus, und eine Woge von Empathie sowie eine große Weite nehmen mich ein. Ich kann das nicht willentlich herbeiführen. Es geschieht jedoch, wenn ich alle rationalen Vorhaben loslasse und mich einem Prozess anvertraue. Auch jetzt, als ich die Beute-Angel beiseitelege, spüre ich diese Weite in mir aufsteigen.

Einer Eingebung folgend hocke ich mich auf den Boden, und Felix drängt sich an mich heran wie an die Zapfsäule einer Tankstelle. Ich spüre, wie ausgehungert nach Kontakt er ist und dass er gern etwas von meiner Ruhe aufnehmen würde, doch es nicht kann. Jedes Mal wenn er mit diesem ruhig schwingenden Raum in mir in Berührung kommt, zuckt er zurück wie vor einer heißen Herdplatte. Sein starkes Hecheln und Schmatzen drücken die Anstrengung aus, die es ihn kostet, herunterzufahren. Dennoch erzählt es auch davon, dass bereits eine Veränderung stattfindet und er mein Angebot zu verarbeiten beginnt. Der »Schnellzug« in ihm hat sich bereits auf eine »Schiene« gesetzt. Es ist ihm jedoch noch nicht möglich, zu bremsen und langsamer zu werden. Dazu müsste Felix noch aus der eigenen Erregung herausfinden.

Es gibt Menschen, denen übel wird, wenn sie zu schnell in die Entspannung geführt werden, die zusammenfallen, als habe man einen Stecker gezogen, oder die dann wütend werden und noch mehr hochfahren. Das ist eine natürliche Reaktion eines festgefahrenen Nervensystems, das nicht mehr von der Aufregung zurück in die Entspannung schwingen kann. Es wehrt ab oder kollabiert. Um einen Menschen oder ein Tier aus einer Dauererregung herauszuholen, braucht es also eine große Achtsamkeit und vor allem viel Geduld.

Wobei das Wort Geduld nicht ganz stimmt, trifft es doch nur dann zu, wenn wir uns einer Aufgabe zielführend stellen.

Im Raum der Stille gibt es kein Ziel. Obwohl ich mit der Absicht beginne, Felix in eine Entspannung zu verhelfen, lasse ich mich dann von dem entstehenden Prozess führen, der sich wie ein kleines Wunder entfaltet. Ich ordne meinen Willen dem Prozess unter und vertraue mich ihm an. Dadurch entsteht eine gewisse Zeitlosigkeit, in der ich mich treiben lasse. Dieses Gefühl ist mit keinerlei Anspannung verbunden und deshalb auch nicht gleichzusetzen mit der Form von Geduld, die wir mit Disziplin oder Mühe assoziieren.

Felix löst sich von mir und befreit sich vom Druck, indem er sich auf die Plüschmaus stürzt, die neben mir auf dem Boden liegt. Ich spüre Carmens erstaunten Blick und ihre Unzufriedenheit darüber, dass ich ihn nicht korrigiere. Sie möchte gerade einen Schritt auf Felix zumachen, doch ich hebe abwehrend die Hand, um anzudeuten, dass alles in Ordnung ist und sie nicht stören möge. Ich kann ihr jetzt nicht erklären, dass ich die Arbeit mit der Beute-Angel schon längst aufgegeben habe, weil sie nur dazu diente, um das Ausmaß an Anspannung bei Felix kennenzulernen und mit ihm in Kontakt zu kommen. Lernen kann er jedoch nichts, solange er so erregt ist.

Einmal nicht zu kommentieren, was ich gerade warum tue, habe ich mir angewöhnt, wenn es einen Kontaktabbruch zum Hund bedeuten würde.

Das wäre nicht viel anders, als würde sich während eines intensiven Austausches zweier Menschen einer der beiden unvermittelt einem Dritten zuwenden und den anderen stehen lassen.

Ich kommentiere also nur noch, wenn es den Prozess nicht stört, und fasse im Anschluss alles für die Menschen zusammen.

Felix schüttelt die Plüschmaus, fiept und kommt dann hechelnd wieder an mich heran. Sein Körper zittert, und man könnte annehmen, das Beuteschütteln hätte ihn in diese Verfassung gebracht. Es ist jedoch spürbar, dass sich nichts an ihm aufgeladen, sondern etwas entladen hat und nun über das Zittern seinen Körper verlässt.

Dabei drückt er sich eng an mich heran und wirkt wie ein Schwamm, der Berührung und Nähe aufsaugt. Intuitiv rahme ich ihn, weil ich spüre, dass dieses Gehaltenwerden ihm jetzt Sicherheit und Geborgenheit vermitteln kann. Dazu knie ich mich hin, lege einen Arm über seinen Rücken und umfasse mit beiden Händen seinen Brustkorb. Der Stress, der seinem Körper entweicht, kribbelt in meinen Händen. Er hechelt so stark, als würde er sich sehr schnell bewegen, was er innerlich ja auch tut.

Nach ein paar Minuten rutschen seine Vorderpfoten wie von allein nach vorn, und er kommt zum Liegen. Sein Kopf senkt sich, und seine Augen beginnen müde zu zwinkern.

Meine Hände liegen jetzt auf seinen Schulterblättern, und zwischen uns beginnt etwas zu fließen. Zu meiner Überraschung kann er die Ruhe bereits annehmen und »tankt«.

Dann gleitet er hinüber in einen tiefen Schlaf, und ich kann mich nach einer Weile erheben, ohne dass er aufwacht.

Carmen hat die Augen weit geöffnet und sieht ungläubig auf ihren Hund. Es ist mucksmäuschenstill auf dem Gelände, und keiner der dreißig Zuschauenden hinter dem Zaun regt sich.

»Aber, wie hast du das gemacht? Was ist mit ihm?«, flüstert Carmen aufgeregt und deutet auf Felix, dessen Pfoten im Schlaf zucken. Ich gehe zu ihr und bitte sie mit einem Wink, mir zum Zaun zu folgen. So gewinnen wir ein wenig Abstand, um Felix nicht zu stören, und die Gruppe kann ebenfalls die Erklärungen hören. Mit einer kleinen Einführung möchte ich die Situation von Felix beschreiben:

»Das Nervensystem eines Menschen oder Tieres lernt für gewöhnlich, mit den Anforderungen des Lebens mitzuschwingen. Es kann höher schwingen, um uns auf eine Aktion vorzubereiten, und es kann herunterfahren, damit wir uns wieder entspannen können.«

Dann sage ich an Carmen gewandt: »Du hast die Tötungsstation erwähnt, auf der Felix war.«

Sie stimmt mit einem kräftigen Kopfnicken zu und sieht mich erwartungsvoll an.

»Wenn ein Wesen, damit meine ich Mensch oder Tier, sehr lange einer Situation ausgesetzt war, die es als gefährlich empfand, und waren weder Flucht noch Kampf möglich, war auch das Nervensystem dauerhaft in Alarmbereitschaft versetzt. Das führt häufig dazu, dass es sich in der Anspannung festfährt und keine echte Entspannung mehr möglich ist. Es benötigt dann hinreichend Signale der Entwarnung, damit es sich wieder lösen kann. Kommen diese Signale nicht, wird das Nervensystem chronisch überlastet. Felix kann sich zum Beispiel nicht mehr lange konzentrieren, und er wirkt wie aus seinem Körper herausgerutscht. Deshalb habe ich ihn gerahmt und gehalten. Das hat denselben Hintergrund wie zum Beispiel die Decke, in die man ein Unfallopfer eng einwickelt, wenn es sich nicht mehr spürt. Felix konnte so wieder wahrnehmen, wo er anfängt und endet – also letztlich sich selbst fühlen. Er ist ja nur noch auf Sendung, aber nicht mehr auf Empfang. Ruhe aufnehmen zu lernen von einem anderen ist jedoch eine wichtige Voraussetzung dafür, damit das Nervensystem von Felix ein Herunterschwingen wieder einüben kann. Allein wird er das nicht schaffen. Er braucht dazu ein anderes Wesen, das ihn co-regulierend unterstützen kann, bis er selbst dazu in der Lage ist, sich wieder zu beruhigen. Das ist bei Menschen nicht anders. Auch sie benötigen am Anfang zumeist Hilfe von außen. Jemanden, von dem sie lernen können, wie es überhaupt möglich ist, in die Ruhe oder auch in eine Aktion zu finden.

Ich habe häufig erlebt, wie Menschen und auch Tiere schon beginnen, sich zu entspannen, wenn sie keinerlei Druck mehr spüren und sich von der Empathie eines anderen getragen und angenommen fühlen. Jeder kann da also einem anderen helfen.«

Unvermittelt schießen Carmen Tränen in die Augen, und sie beißt die Lippen fest zusammen. Ein tiefer Atemzug klingt wie das abgehackte Schluchzen eines Kindes. Sie greift mit der Hand an ihr Herz und versucht, sich mühsam zu beruhigen. Ihr ist anzusehen, dass sie mit etwas ringt, dann sagt sie plötzlich: »Aber wie soll man denn Vertrauen haben, wenn man gar nicht weiß, was Annahme ist.« Jetzt rollen die Tränen über ihre Wangen, und sie lässt sie laufen.

»Meine Mutter war ein Junkie, und ich bin fast gestorben, weil sie mich nicht versorgen konnte. Als mich die Fürsorge mit drei Jahren rausholte, war ich übersät mit Brandflecken und fast verhungert. Ich habe sicher noch nie eine Umarmung bekommen, woher soll ich also Annahme kennen und sie meinem Hund schenken? Es regt mich einfach nur auf, wenn er so nervös ist!« Ihre Stimme ist hart geworden. Der Schmerz hat sich wieder zurückgezogen.

Es geschieht nicht oft, aber mitunter fließt stellvertretend aus mir heraus, was mein Gegenüber nicht zulassen kann, weil es Überwältigung fürchtet. So auch jetzt. Ich weine in einer tiefen Trauer um das Kind in Carmen. Die Tränen kommen einfach aus mir heraus, und dabei sehe ich ihr in die Augen und bleibe äußerlich ganz still.

Carmen sieht mich für einen Moment betroffen an, dann nehme ich einen Ausdruck von Staunen wahr.

So stehen wir eine Weile, und ich spüre – etwas in ihr begreift, wie von einem anderen Stern kommend, dass man etwas sehr Trauriges auch betrauern darf und es nicht einmauern muss.

Eine seltsame Verbindung entsteht zwischen uns. Ich spüre, wie ein Teil in ihr mir näher kommen und ein anderer die Flucht ergreifen will.

Einer Eingebung folgend sage ich ruhig: »Möchtest du einmal erleben, was Felix in die Entspannung geführt hat? Vermutlich könntest du ihm dann selbst helfen, und er kann ruhiger werden im Alltag.«

Carmen sieht mich überrascht an und kratzt sich verlegen am Kinn. »Geht das denn?«, fragt sie misstrauisch, aber auch neugierig.

»Natürlich«, antworte ich ungerührt. »Du versetzt dich einfach in Felix hinein und fühlst, was er fühlt.«

Carmen scheint diesen Vorschlag abzuwägen und sagt dann zustimmend: »Okay, und was soll ich tun?«

»Du tust nur, was du als Felix tun würdest. Sonst nichts.«

Carmen nickt und sieht mich erwartungsvoll an. Ich senke meinen Blick und gehe in den »Raum der Stille«. Mein Herz weitet sich, und ich beginne, Bilder zu sehen. Erneut erscheint das vernagelte Haus, auf dessen Schornstein Carmen in einer Blase sitzt.

Doch diesmal sind die Bretter vor der Tür ein wenig verschoben, und ein winziger Lichtschein leuchtet mir entgegen. Ich zoome das Bild näher heran und sehe ein kleines, nacktes Kind allein im Müll sitzen. Mein Herz richtet ein wärmendes Licht auf dieses kleine Wesen und umhüllt es mit Liebe.

Aus den Augenwinkeln sehe ich, dass Carmen sich an die Brust greift. Weil ich befürchte, dass ihrer Empfindung gleich ein Schutzanteil folgen könnte, der solcherart Gefühle vermeiden will, sage ich: »Bleib dabei, dass du Felix bist.«

Dieses »Um-die-Ecke-Arbeiten« habe ich mir angewöhnt, wenn der oder die Beschützer in einem Menschen so große Angst vor Überwältigung haben, dass sie jeden neuen Schritt verhindern.

Sich für zu schmerzhafte Anteile eine andere Identität »zu borgen« bietet für viele Menschen erst die Möglichkeit, sie überhaupt zu fühlen, ohne erneut Überwältigung zu erfahren. Die meisten Hundehalter und Hundehalterinnen tun das unbewusst, wenn sie Seiten an ihrem Hund beschreiben, die niemand außer ihnen wahrnimmt. Geht man tiefer in der Arbeit, stellt sich häufig heraus, dass sie dabei etwas von sich selbst erzählen und diese verdrängten Anteile auf den Hund übertragen haben.

Carmen zeigte nur ein einziges Mal eine starke Emotion, und das war, als sie die Tötungsstation erwähnte. Ich merke mir so etwas, weil es ein Hinweis darauf sein könnte, dass etwas in ihr selbst Angst hat, nicht leben zu dürfen.

Tatsächlich entspannt sie sich nach meinem Hinweis, sie solle immer noch Felix sein, und fragt mit fast kindlicher Stimme: »Darf ich mich auf die Wiese setzen?«

Ich nicke zustimmend, und sie lässt sich überraschend nah neben mir nieder. Still verharren wir in dieser neuen Vertrautheit, und ich habe das Gefühl, etwas in Carmen scannt mit jeder Faser ab, wie sich das anfühlt.

Dann gewinnt ihr Blick an Wärme, und Tränen der Berührung laufen ihr über das Gesicht. Während sie mit den Händen im Gras zupft, ist spürbar, dass etwas in ihr arbeitet. Plötzlich entfährt ihr die Frage: »Was hast du mit Felix gemacht, als du ihn gehalten hast?« Fast schüchtern sieht sie mich an und nickt dann in die Richtung ihres Hundes, der zwar aufgewacht, aber nicht aufgestanden ist. Er liegt ruhig da und sieht uns aufmerksam zu.[9]

»Möchtest du ausprobieren, was Felix erlebt hat?«, frage ich und öffne einladend die Arme.

Überraschend rutscht Carmen, ohne zu zögern, näher an mich heran, und ich kann mich von hinten um sie herumsetzen. Ich lasse einen kleinen Abstand zwischen ihrem Rücken und meiner Brust und halte meine Hände dicht neben ihren Schultern, ohne sie zu berühren. Bereits das fühlt sich an, als ob ich in einen Zaun mit Starkstrom greife. Ich warte, bis der »Strom« nachlässt und Carmen das Gebiet um ihre Schultern offenbar freigibt. Dann berühre ich sehr sanft die Außenseiten ihrer Oberarme, und erneut setzt es einen »Stromschlag«. Ich lasse ihn durch meine Hände hindurchgehen und verpuffen.

»Atmen, tief ein- und ausatmen. Komm, wir machen es zusammen«, sage ich, weil Carmen die Luft anhält.

Ich atme mit einem kraftvollen Heben und Senken meines Brustkorbes. »Und ein ... und ... aus«, kommentiere ich, weil Carmen nicht wagt mitzumachen. »Und ein ... und aus ... Du kannst das. Konzentrier dich.«

Sehr vorsichtig beginnt Carmen Luft zu holen, und wir atmen jetzt wie ein Körper im selben Rhythmus. Unvermittelt lehnt sich Carmen an mich an, und ich spüre ihren Körper an meiner Brust. Er fühlt sich hölzern, leblos und vereinsamt an. Ich versuche, ihn mit meinem Herzen zu beatmen und spüre, dass an dieser Wiederbelebung viele unsichtbare Kräfte be-

9 Es ist beeindruckend, wie aufmerksam Hunde verfolgen, wenn etwas Verdrängtes in ihren Menschen in den Ausdruck findet. Nicht immer ist eine Kamera dabei. Im YouTube-Video »Seelenkompass Hund« findest du jedoch solcherart Live-Sequenzen.

teiligt sind. Auch von der Gruppe hinter dem Zaun geht eine starke Präsenz aus, und so winke ich sie zur Hilfe herein.

Der schützende Ring, den die Teilnehmenden automatisch um uns bilden, beginnt zu schwingen, und Carmen sieht überrascht auf die Menschen, die sich an den Händen halten und ihr zulächeln. Eine tiefe Erschütterung bewegt ihren Brustkorb, und sie beginnt zu weinen. Es ist kein verzweifeltes Weinen, eher ein schluchzendes Loslassen. Dabei zieht sie meine Hände von ihren Schultern ab und legt meine Arme fest um sich herum.

Es wird eine sehr lange, nachgeholte Umarmung für das Kind in Carmen. Doch um sich genährt zu fühlen, braucht es noch viele innere und äußere Berührungen.

Auf meine Empfehlung hin ging Carmen nach dem Seminar regelmäßig zu Massagen, die ihr sehr guttaten. Sie überraschte mich mit der Nachricht, dass sie jetzt neben dem Yoga Bauchtanz macht und sich viel lebendiger fühlt. Für eine Traumatherapie wartete sie auf einen Platz.

Zu ihrem Hund Felix schrieb sie: *Ich war ja vorher keine Kuschlerin und habe Felix immer weggeschoben, wenn er sich an mich drängte. Da habe ich einfach keine Luft bekommen. Seitdem ich es genießen kann, mit ihm zu schmusen, ist er nicht mehr hibbelig, und wir haben einen sehr engen Kontakt aufgebaut. Ist das nicht schön?*

Wenn alles überschwappt

In jeder Gruppe macht nach kurzer Zeit ein bestimmtes Thema besonders auf sich aufmerksam. Es schält sich aus den Nebenschauplätzen heraus wie das Innere einer Zwiebel.

In diesem Seminar zeigt es sich zum ersten Mal in dem unkontrollierten Ausbruch eines großen, hageren Mannes. Er trägt ein ärmelloses T-Shirt, das seine tätowierten, sehnigen Arme freigibt. Sie zeigen Muskeln, die von der Arbeit auf dem Feld geformt sind, nicht durch ein Fitnessstudio. Werner ist Biobauer. Auf seinem Schädel sprießen ein paar wenige Haare, die kurz geschnitten sind. Sein Bart über und unter dem Mund ist lang und zauselig. Er verdeckt einen Zahnstand, um den es nicht gut bestellt ist.

Im Buch *Was Zähne zeigen*[10] macht die Zahnärztin Michèle Caffin darauf aufmerksam, dass man an den Zähnen erkennen kann, wie wehrhaft ein Mensch ist. Je schlechter sie sind, sagt sie sinngemäß, umso weniger kann er auch im Leben zubeißen, wenn es einmal sein muss.

Und tatsächlich liegt in allem, was Werner tut, Beschwichtigung. Betritt er den Raum, duckt er den Kopf ab und lächelt besänftigend. Beim Sitzen legt er seine Hände ordentlich auf die Knie, wie ein Junge, der brav sein möchte. Er berichtet von ungeklärten Konflikten mit seiner Schwester und seiner geschiedenen Frau, die er seit Jahren aussitzt, weil er nicht weiß, wie er daran etwas ändern könnte.

»Ich habe in meiner Kindheit gelernt, stets unter dem Radar zu leben«, sagt er. »Ich weiß nicht, wie ich jetzt auftauchen kann.«

10 Michèle Caffin: *Was Zähne zeigen.* Aurum, Bielefeld 2005.

Bereits nach einem Seminartag überzieht ein kindlich freudiges Strahlen sein bärtiges Gesicht, und seine tiefe Stimme ist in den Pausen im Austausch mit den anderen weithin zu hören.

In einer Präsenzübung stellt er sich als Partner einer zierlichen Frau zur Verfügung und will deren Hund spielen. Dabei soll er statt an der Leine an ihrer Hand ziehen, und sie bleibt nur präsent – sonst nichts. Er soll anfühlen, was es mit einem Hund macht, wenn kein Gegenzug, kein Kampf erfolgt.

Wie ein großer Junge, der zum ersten Mal die Freude am Spiel mit anderen entdeckt, hüpft Werner mit schlaksigen Gliedmaßen vor ihr her und stattet den Hund mit lustigen Bellern aus. Die allgemeine Erheiterung sorgt wohl dafür, dass er als Zugabe auch noch das Bein an einen Pfeiler im Raum hebt. Sein Gesicht glüht vor Begeisterung, und gerade als ich spüre, dass irgendetwas zu kippen beginnt, versetzt uns ein Knall in Schockstarre.

Niemand hat damit gerechnet, dass Werner plötzlich seine ganze Kraft beim Ziehen einsetzen würde und die Frau wie eine Feder durch die Luft wirbelt. Dabei muss sie ihm wohl aus den Händen gerutscht und unsanft zu Boden gefallen sein. Sie ist unverletzt, doch ebenfalls sichtlich schockiert. Werner steht mit großen, entsetzten Augen und hängenden Armen mitten im Raum. Ihm ist anzusehen, wie perplex er über diesen impulsiven Ausbruch seiner überschießenden Kraft ist.

Nachdem der erste Schreck auf beiden Seiten überstanden scheint, frage ich ihn, was er gefühlt hat, bevor er die Kontrolle verlor.

Er wird rot und stammelt: »Es ist so über mich gekommen. Ich habe mich so gefreut und hatte irgendwie vergessen, wie stark ich bin, weil ich so etwas noch nie gemacht habe.« Er wendet sich an die Frau und sagt beschämt: »Also, es tut mir sehr leid, wenn ich etwas für dich tun kann, dann sag es mir bitte.«

Sie winkt ab, aber ihr Gesicht bleibt ernst, als sie antwortet: »Ja, das war ganz schön heftig. Du hattest plötzlich eine Energie, dass ich echt Angst bekommen habe.«

Werner sieht sie betroffen an und sinkt in sich zusammen.

»Kannst du das genauer beschreiben?«, frage ich die Frau.

»Na ja, da war plötzlich etwas Aggressives. Ich kann es aber nicht richtig greifen.«

Werner wird rot. »Und dabei habe ich mich nur gefreut«, sagt er ratlos und sieht bekümmert auf seine großen Hände.

Mich erinnert das unkontrollierte Überschäumen von Werner an mich selbst bei einem Erlebnis als neunjähriges Mädchen.

Ich spielte an der Ostsee allein am Strand, bis eine Familie mit drei Kindern auftauchte. Nachdem sie ihre Sachen abgelegt hatten, fassten sie sich an den Händen und rannten freudig kreischend ins Wasser. Wehmütig sah ich zu, wie der Vater dem vielleicht sechsjährigen Sohn das Schwimmen beibrachte und die Mutter mit den beiden etwas älteren Mädchen spielte. Dazu machte sie mit den Händen eine Räuberleiter und schleuderte das jeweilige Mädchen hoch in die Luft. Dieses sprang über ihre Schulter und versank mit einem Kopfsprung im Wasser. Danach tauchten die Mädchen mit glücklichem Gesichtsausdruck wieder auf und wollten erneut geworfen werden. Ich war wohl aufgestanden vor Faszination über so viel Unbeschwertheit und Spaß, und die Mutter bemerkte plötzlich, dass ich sie mit sehnsüchtigem Blick vom Ufer her beobachtete. Sie winkte mir zu, und ich war so erschrocken über diese unerwartete Einladung, dass ich zunächst verlegen wegsah.

Laut rief sie: »Willst du auch mal, Kleine?«, was mich dazu brachte, mich trotz meiner Schüchternheit bis zu ihr hinzuwagen. Sie verschränkte ihre Hände ineinander und nickte mir aufmunternd zu. Ich trat vorsichtig hinein, stieß mich, unterstützt von ihrem Schwung, ab und flog durch die Luft ins Wasser.

Dabei fühlte ich eine so unbeschreibliche Freude – alles in mir wurde warm und weit. Immer wieder stellte ich mich hinter den beiden Mädchen an und wurde wie sie hochgeworfen. Alles in mir prickelte vor Lebendigkeit, und ich wusste gar nicht wohin mit diesem plötzlichen Gefühl von innerer Ausdehnung und Freude. Damals glich ich wohl einem Gefäß, das sich sehr eng zusammengezogen hatte vor Einsamkeit, Trauer und Angst. In diese Enge hinein strömte nun so viel Fülle – und musste nach Kurzem überschwappen, weil kein Raum mehr dafür da war. Meine überschießende Freude entlud sich in fahrigen Bewegungen und aufgeregtem Kreischen.

Nie werde ich den überraschten Blick der Mutter vergessen, mit dem sie unangenehm berührt vor mir zurückwich und sagte: »Komm mal wieder zu dir.«

Danach schnitt sie mich vom Spiel und ihrer Aufmerksamkeit ab. Tief beschämt und verstört ging ich an Land und wusste nicht, was geschehen war. Ich fühlte mich nur falsch und von nun an der Gefahr ausgesetzt, nicht nur vom Schmerz, sondern auch von einem Gefühl der Freude überwältigt werden zu können.

Dieselbe Betroffenheit sehe ich auf Werners Gesicht und empfinde tiefes Mitgefühl.

Wenn Kinder nicht die Sicherheit spüren, für ihre Eltern richtig zu sein, erleben sie viele Ängste, bis sie herausfinden, was sie tun müssen, um Annahme und Wertschätzung oder wie in Werners Fall zumindest Deckung durch Beschwichtigung zu finden. Die innere Anspannung verschwindet daraufhin jedoch nicht. Sie vergrößert sich eher mit der Rolle, die das Kind nun einnimmt und nicht mehr zu verlassen wagt.

Kinder, die sich in ihrem wahren eigenen Sein nicht ausdehnen und ausbreiten können, lernen, sich eng zu machen und zurückzuziehen.

Um diese Enge nachzufühlen, kannst du einmal alles in dir anspannen und die Luft anhalten, so als wärst du in großer Gefahr. *Jetzt atme ein, halte die Luft an und spanne die Muskeln in deinem Körper an, so stark du kannst!*

Ähnlich ist die innere Landschaft von Menschen, bei denen alles so eng ist vor Anspannung, dass starke Gefühle und Emotionen nur wenig Raum haben und häufig überschwappen. Sie spüren das jedoch oft nicht mehr, weil sie diese Verfassung gewohnt sind.

Auch bei Helen zeigt sich das auf eindrückliche, wenn auch andere Weise als bei Werner. Sie ist eine kindlich wirkende, drahtige Frau mit kurzen graudunklen Haaren. Wenn sie still dasitzt, wirkt ihr Gesicht von einer tiefen, müden Trauer überzogen. Sobald sie sich jedoch bewegen kann, hüpft sie auf wie ein kleiner Springball, und ihr Körper scheint sich von allem befreien zu wollen, was sich in der Ruhe angesammelt hat. Sie wirkt dann immer ein wenig drüber, wie man sagt.

Bei einem Ausdruckstanz gerät sie so in Rage, dass sie mehrfach laut aufstampft. Es liegt jedoch kein Ausdruck von kraftvoller Wut in diesem Stampfen – sondern eine Aufgebrachtheit, die sich immer mehr hochschaukelt. Als ich an sie herantrete und sie ermuntere, ihre Wut einmal nur mit Präsenz auszudrücken, ohne sich zu bewegen – unterbricht sie sich erschrocken und sackt in sich zusammen. Sobald ihr Körper still steht, fließt die Energie aus ihm heraus wie Wasser durch ein Sieb.

Während Werners Kindheit von einem gewalttätigen Elternhaus bestimmt wurde, erzählt Helen: »Ich bin sehr symbiotisch im Zweierverband mit meiner Mutter aufgewachsen. Mir wurde berichtet, dass ich, als mein künftiger Stiefvater die ersten Male auftauchte, in Kindersprache gesagt habe: ›Mann weg! Lass Mama ruh!‹ Und ich kann mit diesem Bund bis heute nicht Frieden schließen, auch wenn meine Mutter noch immer mit ihm zusammenlebt.«

Es gibt viele Widersprüche, wenn Helen von ihrer Mutter spricht. Sie beschreibt sie schwärmerisch als großzügige, schöne, freie Frau. Dann wieder erwähnt sie am Rande, dass diese bis heute ständig bei jedem am Kritisieren ist. Während es ein festes, negatives Bild vom Stiefvater gibt, fühlt sich das Bild der Mutter seltsam schöngedeutet an.

Wenn ein kleines Kind nur eine Person hat, um die es wie um einen Stern kreist, und es nicht in seiner eigenen Identität bestätigt wird, kann es leicht geschehen, dass es sich für einen Teil dieses Sternes hält und sich in diesen hinein ausdehnt.

Nicht zu wissen, wo man selbst anfängt und endet, kann eine Vermischung mit der Identität eines Elternteils (und später eines Partners oder einer Partnerin) bewirken.

Entfernt sich die Mutter dann vom Kind durch die Beziehung zu einem neuen Mann oder Geschwisterchen, kann das in dem heranwachsenden Wesen große Überlebensängste auslösen. Nicht nur weil die Bindung zur Mutter sich lockert, sondern auch weil ein Teil der vermeintlichen Identität an dieser engen Beziehung hängt. Um das zu verhindern, entwickelte Helen sich zu einem äußerlichen »Sonnenschein«, der die Mutter mit vermeintlicher Fröhlichkeit und Sorglosigkeit unterhielt. Sie begann, nach außen zu sprudeln und innerlich zu erstarren. Ihre körperliche Wildheit wirkt wie ein Versuch, der emotionalen Lähmung zu entkommen – gleichzeitig schwappt in der Enge alles Emotionale auch sofort wieder über.

Äußerlich immer ein Sonnenschein sein zu wollen oder wie Werner das ganze Leben lang zu beschwichtigen bedeutet, auf sich selbst zu verzichten und in tiefer Einsamkeit, Trauer und Losgelöstheit zum eigenen Wesenskern zu leben. Eine zunehmende innere Verengung ist die Folge. Alle starken Emotionen können dann schnell zu einem Überdruck führen.

Menschen, die sich nicht auszudehnen wagen, brauchen viele kleine Schritte, in denen ihr Nervensystem neu lernen kann, dass sie überleben, wenn sie etwas vom Leben wollen und sie für ihre Bedürfnisse einstehen.

Ein zu großer Sprung kann einen Menschen dabei überfordern und seine Überlebensstrategien und Schutzmechanismen verstärken.

Ein eindrückliches Erlebnis hatte ich dazu vor vielen Jahren mit einem Mann, der gerade versucht hatte, sich das Leben zu nehmen, weil er seine Depressionen nicht mehr aushielt.

Wir führten ein gutes und bereits recht vertrauliches Skype-Gespräch, und es stellte sich heraus, dass Peter wie Helen für seine Mutter ein Sonnenschein gewesen war. Er hatte versucht, ihr nie Sorgen zu bereiten und auch später ein frohgestimmter Erwachsener für sie zu sein.

Dann sagte er etwas, das mir bis heute Gänsehaut macht. Er erklärte: »Ich fahre jeden Tag zur Arbeit am Friedhof vorbei, auf dem meine Mutter liegt. Dann strecke ich immer die Hand aus, um sie zu grüßen, und rufe: ›Mama, mach dir keine Sorgen. Mir geht es gut.‹«

Ich musste Peter, der gerade wieder in einer tiefen Depression steckte, wohl sehr irritiert angesehen haben, denn er hielt inne und schwieg.

So fragte ich ihn: »Wie würde es sich für dich anfühlen, wenn du deiner Mutter mitteilst, dass es dir schlecht geht?«

Er fuhr entsetzt zurück und riss in seiner Panik die externe Kamera mit sich. Mein Bildschirm wurde schwarz. Als er wieder ins Bild kam, sah ich keinen fünfzigjährigen Mann mehr, sondern einen kleinen Jungen, der mich sehr angstvoll anblickte und antwortete: »Nein, niemals könnte ich ihr sagen, dass es mir schlecht geht, das würde sie umbringen.«

Ich spürte, dass ihm die Absurdität seiner Formulierung nicht klar war. Doch ich schwieg, denn die Atmosphäre hatte sich durch meine Frage bereits ungut verändert. Peter war zurückgewichen, verschränkte die Arme vor der Brust und sah mich alarmiert und misstrauisch an. Ich war mit der Tür ins Haus gefallen, und er zog sich in einen Raum zurück, zu dem ich keinen Zugang mehr fand.

Dieses Erlebnis war mir eine große Lehre. Die Realität, die ich als Außenstehende wahrnehme, nützt einem traumatisierten Menschen nichts. Alle Verhaltens-»Straßen«, die unser Nervensystem angelegt hat, verändern sich nicht durch fremde Hinweisschilder oder durch Wegweiser wie Affirmationen.
Sie können nur langsam zuwachsen, wenn sie seltener begangen werden, weil neue Wege sich eröffnen.

Hunde drücken häufig den Überdruck in einem Menschen aus und seine überschießenden wie auch verdrängten Emotionen.

Sobald ein Mensch zum Beispiel in einer alten Angst getriggert wird, kann ein Hund instinktiv in den Verteidigungsmodus gehen, ohne dass die reale Situation wirklich gefahrenvoll wäre.

Meine drei Hunde Pauline, Raida und Mitja etwa sind gut verträglich mit allen Hunden. Doch Bambi trägt neben ihrer natürlichen Alarmanlage als Kundschafterin auch ein schweres Trauma in Bezug auf fremde Hunde in sich.

So kann es geschehen, dass meine Hunde einem friedlichen Hund begegnen, und alle sind weich in ihren Bewegungen und Blicken. Doch sobald der Hund sich Bambi nähert und diese einen Schrei ausstößt, versteifen sich auch die anderen drei instinktiv und wollen den Hund vertreiben. Obwohl sie zuvor Kontakt zu ihm hatten und wissen, dass von ihm keine Gefahr ausgeht, reagieren sie auf die Todesangst von Bambi so, als wäre der Hund tatsächlich eine Bedrohung.

Ich möchte damit ausdrücken, dass ein derartiger Schutzmechanismus oft nicht reflektiert abläuft, sondern eine instinktive Verteidigungsmaßnahme ist.

Auch Helens Labrador Leo hat nicht per se ein Thema mit anderen Rüden, sondern wird durch Helens überschießende Angst erst gezündet. Durch ein vorangegangenes Seminar kenne ich seine Sanftheit. Aber mir ist auch in Erinnerung, wie bleich und starr Helen werden kann, wenn ein Rüde ihnen entgegenkommt.

Helen übernachtet mit Leo in einem Bus neben dem Wohnmobil einer anderen Teilnehmerin. Hinter diesem steht ein weiterer Bus, in dem Uwe mit seinem Labrador Carlos wohnt. Helen hat ängstlich darauf geachtet, dass sich die beiden Rüden auf keinen Fall treffen. Nun ist es nicht ungewöhnlich, dass Begegnungen intakter Rüden angespannt verlaufen können. Sie führen jedoch nicht unweigerlich zu Aggressionen oder zum Kampf. Helen ist seit Langem bewusst, dass es einen großen Unterschied macht, wie sie selbst dabei reagiert. Nur nützt dieses Wissen nichts, solange sie in sich keine Möglichkeit findet, es anders zu erleben.

Uwe, ein großer, kräftiger Mann mit einer klaren und vertrauenswürdigen Ausstrahlung, schlägt vor: »Mein Hund Carlos ist ein Leithund und vollkommen ruhig. Er hatte noch nie eine Auseinandersetzung mit einem anderen Hund, auch nicht mit anderen Rüden. Ich denke, dass überhaupt nichts passieren kann, wenn sie sich einmal entspannt begegnen und Helen dadurch etwas von ihrer Angst verlieren könnte.«

Die Frau im Wohnmobil dazwischen ist Andrea. Sie erzählt zustimmend: »Ich habe beobachtet, wie Carlos mehrfach am Bus von Helen vorbeispaziert ist und Leo ihn vollkommen ruhig durch die Scheibe beobachtet hat. Da ist nichts.«

Aus diesem Grund beschließen wir, die beiden Rüden zusammenzuführen und Helen dabei zu unterstützen.

Als wir beginnen, wird Leo von einer anderen Vertrauensperson an der Leine gehalten, und Helen geht mit einer Helferin über die Wiese. Der ebenfalls angeleinte Carlos kommt uns ruhig entgegen und wedelt entspannt mit der Rute. Er wirkt wie ein Buddha auf vier Pfoten. Nichts deutet darauf hin, dass Leo ihn angreifen möchte. Er zeigt keine Drohgebärde, und seine Augen sind weich.

So verabreden wir ein gleichzeitiges Leineabmachen. In dem Augenblick, in dem die Karabiner klicken, zuckt Helen zusammen, obwohl sie sicher fünfzehn Meter entfernt von uns spazieren geht. Der Moment dehnt sich vor meinen Augen wie in Zeitlupe. Leos Augen werden hart, er duckt den Kopf ab, und ehe ich oder jemand anders ihn greifen kann, schnellt er wie ein abgeschossener Pfeil auf Carlos los. Dieser versucht wegzulaufen, doch Leo stürzt hinterher, und ein wildes Knäuel bildet sich.

Zwei Helferinnen, Uwe und ich trennen die Hunde. Keiner wurde verletzt, doch während Carlos laut schnauft und empört zu Leo schaut, stiert der schwarze Labrador wie im Tunnel vor sich hin und hat seltsam glasige Augen. Ich habe ihn an die Leine genommen, und als ich ihn anspreche, wandert sein Blick zu mir wie aus weiter Ferne. Unvermittelt werden seine

Augen schmal, und wie von einem fremden Geist beseelt, will er auch auf mich losgehen und mich angreifen.

Gerade noch rechtzeitig kann ich reagieren und rufe mit sehr kraftvoller Präsenz: »Hooh, das lässt du!« Dabei schaue ich ihm ruhig und friedfertig in die Augen. Leos Augen klären und weiten sich im Erkennen meiner Person. Wie aus einer anderen Welt kommend rutscht er in sich zusammen. Die Verwirrung über das Vorangegangene ist ihm so deutlich anzusehen, dass ich mich neben ihn hocke und ihn mit meinem Körper rahme. Selten habe ich einen Hund wie Leo im Arm gehalten, der so durcheinander darüber war, dass er gerade jemanden angegriffen hat.

Wie ein Dominoeffekt, bei dem ein fallender Stein andere berührt, ist es auch mit überschwappenden Gefühlen und Emotionen von Menschen. Finden sie keinen Raum und können nicht verarbeitet werden, können sie andere mit sich reißen.

Dann tritt Inga aus der Seminargruppe nach vorn. Sie ist Mitte fünfzig, groß und von kräftiger Statur. Ihre graublonden Haare sind hinten kurzgehalten und vorn etwas länger. Fallen sie ihr ins Gesicht, schüttelt sie sie mit einer energischen Kopfbewegung zurück. Mit weit geöffneten Augen sieht sie mich an und sagt vorwurfsvoll: »So was habe ich ja noch nie gesehen, dass der Angreifer auch noch getröstet wird.«

Bevor ich ihr meine Beweggründe erklären kann, sagt sie auftrumpfend: »Und was mache ich als Opfer denn, wenn ich angegriffen werde?«

Sie hat das Kinn nach vorn gereckt und wirkt angriffslustig. Deshalb frage ich sie, ob sie einmal in einem Rollenspiel jemanden angehen und dann selbst erleben möchte, wie der Angriff gestoppt werden könnte.

Inga sieht mich verblüfft an und antwortet: »Ja, warum nicht.«

»Traut sich jemand durch die vorangegangene Präsenzübung zu, das mit Inga einmal zu probieren?«

Der baumlange Uwe tritt nach vorn und sagt in seiner klaren, ruhigen Art: »Das kann ich machen. Ich bin auch durch meine Männergruppen erfahren im Antiaggressionstraining.«

Inga kneift die Augen zusammen und fixiert ihn prüfend. »Und ich kann so wütend werden, wie ich will?«, fragt sie noch einmal nach.

Uwe lächelt ein breites, sympathisches Lächeln und öffnet einladend die Arme.

Gespannt erwarten alle nun ein inszeniertes Streitgespräch – doch dieses Seminar lässt auch hier wieder etwas überschwappen.

Aus einer Distanz von etwa zwanzig Metern spurtet Inga auf Uwe los, der ihr überrascht entgegensieht. Ein Schrei entfährt ihr, der so zornig klingt, dass viele automatisch den Kopf ducken. Als sie Uwe erreicht hat, will sie ihm mit den Fäusten auf die Brust trommeln. Er nimmt ihre Hände reflexartig in die seinen und hält sie fest. Ihre Schreie klingen, als würden sich alle unsichtbaren Gespenster, die in diesem Seminar sind, darin vereinigen – der unausgedrückte Schmerz, die Trauer und die Wut.

Uwe brummelt hilflos ein paar Sätze, die im Gebrüll untergehen. Ich will gerade dazutreten, um die beiden zu unterstützen, da sehe ich ihn tief durchatmen und sich auf unsere Übung am Vormittag besinnen. Er zentriert sich und schiebt sich innerlich in die Breite, ohne äußerlich etwas zu tun.

Ingas Schreie prallen an ihm ab und zu ihr zurück. Sie gehen plötzlich in ein Schluchzen über, und ihre Schultern zucken. Uwe lässt ihre Hände los und legt seine Arme um sie. Inga lehnt sich schutzsuchend gegen ihn, und ich kann sehen, dass sie gerade eine Antwort auf ihre Frage erhält, warum auch Angreifer mitunter Trost brauchen.

Heilwerkzeug: »Der stille Raum«

Live-Erfahrung 4

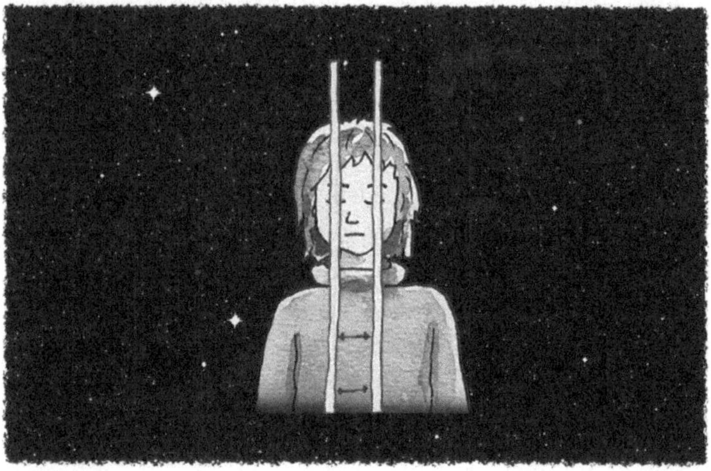

Einführung:

Ich verwende oft ein einfaches Mittel, um mich innerlich zu weiten und ein Gefühl von Präsenz zu erfahren, wenn ich spüre, dass ich mich zu sehr anstrenge, etwas ableisten will, mich vergleiche, ein scheinbar unlösbares Problem habe, mich mit einem Tier verbinden will oder kurz gesagt wieder in meine Mitte finden möchte. Dieses möchte ich nun auch dir zur Verfügung stellen.

Der **Ablauf** ist dabei wie folgt, wenn du es jetzt oder später ausprobieren möchtest:

1. Suche dir wie immer einen ruhigen, sicheren Ort und schließe die Augen.

2. Dann stell dir vor, du hast zwei eng aneinander stehende Wände genau vor deiner Körpermitte.
3. Atme nun durch die Nase ein und schiebe die Wände jedes Mal beim Ausatmen durch den Mund ein Stück weiter auseinander, so als würdest du sie nach und nach auseinander pusten. Verfolge vor deinem inneren Auge, wie die Wände einen immer größeren, stillen Raum freigeben. Wiederhole das so lange, bis du in deiner Körpermitte ein Gefühl von friedvoller Weite verspürst. In dieser inneren Präsenz bleibe, solange du möchtest.

Empfehlung:

Wenn du einmal ein Problem im Alltag hast, bewerte es auf einer Skala von eins bis zehn, wobei zehn für den größten Leidensdruck steht, den es dir bereitet.

Dann atmest du dich in den stillen Raum hinein, indem du die Wände auseinanderschiebst, wartest, bis du den inneren Frieden wirklich spürst, und denkst noch einmal an das Problem. Wie hoch ist der Leidensdruck nun auf einer Skala von eins bis zehn?

Diese Erfahrung wird dir zeigen, wie viel wunderbare Heilkraft du in dir selbst trägst.

Ich stehe für uns beide ein

Es gibt Menschen, die melden sich zaghaft, wenn ich frage, wer im Seminar gern ein Thema vortragen würde und sich nur nicht traut. Verena hebt auch da nicht die Hand. Wende ich den Blick in ihre Richtung, geht sie in Deckung, hört jedoch bei allen Inhalten interessiert zu.

Am letzten Tag werden in drei Gruppen Übungen angeboten und von meinen Assistentinnen durchgeführt. Ich bleibe frei, um Einzelne notfalls zu unterstützen.

Während alle sich ausprobieren, entdecke ich Verena am Rand der Wiese. Sie ist kaum auszumachen zwischen den angrenzenden Bäumen und hockt auf einem Baumstumpf. Ein brauner, mittelgroßer Hund steht neben ihr. Ich gebe den Assistentinnen ein Zeichen und weise auf die Stelle, wo ich zu finden bin.

Als ich mich Verena nähere, sieht sie mir skeptisch entgegen. Sie nestelt an einem kleinen Rucksack herum, der zwischen ihren Beinen steht.

»Kann ich dich irgendwie unterstützen?«, frage ich direkt.

Sie zuckt mit den Schultern und wirkt verlegen. Ihr längliches Gesicht ist leicht kantig, und ihre blauen Augen strahlen eine gewisse Zurückhaltung und Distanz aus. So wähle ich den Weg über ihre Hündin. »Wie heißt sie?«, frage ich, auf diese deutend.

»Tilda«, antwortet Verena vorsichtig.

»Und gibt es ein Thema, weswegen du sie mitgebracht hast?«

Verena fährt sich mit der Zunge über die Lippen und legt ihre Hand auf Tildas Rücken, so als wolle sie sich an ihr festhalten. Eine Pause entsteht, und sie scheint abzuwägen, ob oder was sie mir antwortet.

Ich hocke mich abwartend neben sie auf den Waldboden und betrachte die Hündin. Tilda hat einen weichen Blick und macht einen würdevollen, ruhigen Eindruck. Nach meinem ersten Gefühl könnte sie eine Leithündin sein. Sie hat die typische Präsenz und buddhagleiche Ausstrahlung einer solchen Entscheidungsträgerin. Während andere Hunde auf Fremde eher mit Aufregung oder Beschwichtigung reagieren, zeigen Leithunde häufig große Ungerührtheit bei einer Begrüßung. Auch Tilda schnüffelt mich nur gelassen ab und zieht sich dann sogleich zurück. Ich spüre jedoch, wie sie mich aus dem Hintergrund heraus weiter beobachtet und einschätzt. Im Kontakt mit Leithunden komme ich mir mitunter vor wie als Kind in der Schule, wenn eine sehr aufmerksame Lehrerin jedes Spicken oder Tricksen unmöglich machte.

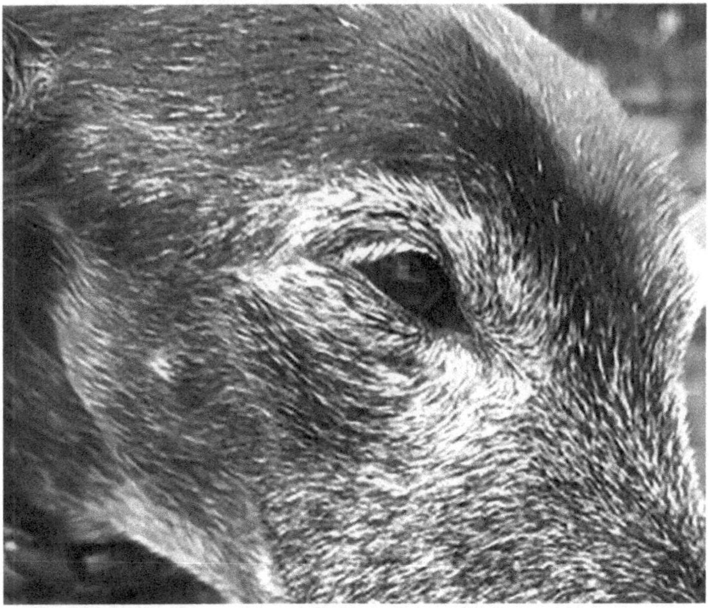

Blick nach innen

Hat ein Leithund wie Tilda ein introvertiertes Wesen, sieht man häufig einen seltsam nach innen gewandten Blick und mitunter auch eine gerunzelte Stirn, die jedoch keine Besorgnis ausdrückt, sondern eher eine intensive und langsam ablaufende Verinnerlichung der äußeren Eindrücke.

Verena unterbricht die eingetretene Stille und sagt, auf den Waldboden schauend: »Ich mache mir Sorgen, dass Tilda vielleicht zu wenig Freude im Leben hat. Sie ist immer so still und will oft nicht spazieren gehen. Sonst haben wir keine Themen. Deshalb machen wir auch nicht mit bei den Übungen.« Sie weist mit der Hand kurz in die Richtung der anderen, wie um sich zu entschuldigen.

»Wollen wir ein Stück gehen, damit ich sehen kann, was du meinst?«, frage ich, und Verena lächelt überrascht.

Während wir am Waldrand entlanggehen, animiert eine Helferin in vielleicht dreißig Meter Entfernung gerade einen Hund zum Spiel, damit der dazugehörige Mensch üben kann, dessen Aufmerksamkeit zu gewinnen. Tilda reagiert darauf, indem sie sogleich im Gehen innehält und das temperamentvolle Herumtollen beobachtet.

Introvertierte Hunde haben grundsätzlich eine längere Aufnahmezeit als extrovertierte Typen. Deshalb brauchen sie bei neuen Eindrücken länger. Die Leitwesen unter den Introvertierten geraten dabei nach meiner Beobachtung auch oft noch in einen Tunnelblick und sind dann nicht mehr ansprechbar. Um dies eindrücklicher zu beschreiben, möchte ich kurz auf das Beispiel von Lisa eingehen, einer Schäferhündin aus einem anderen Seminar.

Sie war in mehreren Hundeschulen als dickköpfig und stur eingeschätzt worden, weil sie häufig nicht abrufbar war. Lisa bewegte dann nicht einmal die Ohren, wie mir die Halter berichteten. Das, und ihre sehr präsente Ausstrahlung machten mich hellhörig. Deshalb führte ich mehrere kleine Tests durch. Bei einem von ihnen zeigte eine Helferin Lisa Futter in der geöffneten Hand, ließ sie absitzen und entfernte sich rückwärtsgehend von ihr. Die Hündin starrte wie hypnotisiert auf die Helferin und wartete auf eine Freigabe, um an das Futter zu gelangen. Während der Speichel aus ihrem Maul floss, war sie so fokussiert, dass sie weder mein Herantreten bemerkte noch meine mit Futter gefüllte Hand, die ich genau neben ihre Schnauze hielt. Sie starrte weiter auf die Helferin vor sich, und als ich sie vorsichtig antippte, fuhr sie erschrocken herum und bemerkte erst dann das Futter direkt neben sich.

Mitunter habe ich den Eindruck, dass dieser Tunnelblick und die Fokussierung für introvertierte Leithunde eine Möglichkeit sind, bestimmte Dinge in Ruhe aufzunehmen, ohne von den anderen Reizen um sich herum überschwemmt zu werden.

Ich kenne dieses Gebanntsein auch von meinem extrovertierten Leithund Raida, doch er bekommt dennoch schwach mit, was um ihn herum geschieht, und ist sehr viel schneller fertig in seiner Bewertung als jeder introvertierte Leithund, den ich bisher kennenlernte. Ich nenne diese Hunde deshalb seit Langem scherzhaft *Stehhunde* oder *Meditationshunde*, weil man als Mensch eben viel mit ihnen verweilen darf. Wenn sie jedoch einmal etwas bewertet und abgespeichert haben, halten sie sich beim nächsten Mal nicht mehr an diesem Reiz auf. Je mehr sie also vom Leben in Ruhe kennenlernen, umso schneller geht es voran. Und je stärker man sie durch die Gegend zieht und antreibt, um vorwärtszukommen, umso länger steht man später mit ihnen, weil sie noch keine Schlussbewertung ziehen konnten.

Mit genau so einem Tunnelblick betrachtet Tilda gerade das Geschehen. Verena spricht sie an, um sie zum Weitergehen zu bewegen, doch die Hündin wirkt wie einzementiert, und ihre Ohren bewegen sich auch nicht auf Verenas Ansprache hin. Dennoch ist Tilda nicht mehr so ruhig wie vorher, und ihre Hinterläufe zittern nervös.

»Siehst du, das meine ich«, sagt Verena. »Jetzt will sie bereits nicht mehr weitergehen und hat vor irgendetwas Angst. So stehen wir ständig, und ich bekomme sie dann nicht von der Stelle. Sie tobt auch nie mit anderen herum. Sie hat einfach keinen Spaß.« Betreten schaut sie auf die Hündin und dann ratlos zu mir.

»Ich sehe nur, dass Tilda gerade versucht, das wilde Treiben da vorn zu beurteilen«, beschreibe ich meinen Eindruck und weise in Richtung Übungsfeld. »Sie ist nach meinem Empfinden eine Leithündin und möchte Situationen einschätzen und bewerten. Wenn das so ist, braucht sie dafür Zeit.«

Das Fragezeichen in Verenas Gesicht vergrößert sich, deshalb fahre ich fort: »Auch wirkt sie auf mich eher wie ein eher introvertiertes Wesen, oder ist das falsch?«

Offenbar erleichtert es Verena, diese Wahrnehmung teilen zu können, denn sie nickt erfreut. »Ja, sie ist sehr ruhig und braucht immer eine Weile, um mit neuen Sachen warmzuwerden. Aber wie kommst du darauf, sie wäre ein Leithund? Sie hat doch nichts zu leiten.«

Ich muss schmunzeln und antworte: »In deiner Welt nicht, aber wie reagieren andere Hunde auf sie?«

»Ach so.« Verena sieht auf die Hündin und reibt sich die Nase. »Also schon respektvoll. Sagen wir mal so, sie halten die Füße still, wenn Tilda eine Ansage macht.«

»Und was tut Tilda bei Hundebegegnungen?«

Verenas Blick geht auf den Boden, als überlege sie. Dann

sagt sie vorsichtig: »Meist bleibt sie stehen und wartet auf den anderen Hund. Und wenn der nicht wie eine Schlaftablette daherkommt, sondern spielen will und auf sie losprescht, blafft sie ihn an. Dann hält er die Füße still, und kein Spiel kommt zustande.«

Ich nicke. »Das ist eine gute Beschreibung eines Leithundes, der einen anderen Hund bei der Begrüßung empfangen möchte und diesen maßregelt, wenn er nicht respektvoll ist. Nicht viel anders als in der Menschenwelt, nicht wahr?« Ich sehe Verena direkt an, lächle und ergänze: »Würde da ein Mitarbeiter direkt auf die Chefin zustürmen und ihr einfach auf die Schulter klopfen, gäbe es sicher auch eine Ansage. Anders ist es, wenn zwei Mitarbeitende aufeinandertreffen. Je nachdem, wie gut sie sich kennen, welches Temperament sie haben und wie sympathisch sie sich sind, entsteht sofort mehr Spannung und Bewegung untereinander. Das ist bei Hunden auch so. Die Entscheidungsträger erwarten eine ruhige, respektvolle Begrüßung. Die Mitarbeiter-Hunde beginnen sogleich, sich abzuchecken, ihre Kräfte zu messen oder in Wettbewerbe zu gehen. Das kann auch spielerisch geschehen. Wenn zwei Hunde sich neu begegnen, findet zuerst eine Beziehungsverhandlung statt. Auch wenn wir darin oft nur ein lustiges Herumtollen sehen, sind es fast immer vollkommen nachvollziehbare, sinnvolle Handlungen, die Hunde untereinander austragen. Leben Hunde zusammen, wird es meist ruhiger, wenn alle Dinge geklärt werden konnten. Das Verhalten also, was du von Tilda beschreibst, wirkt auf mich nicht, als wäre sie eine Spaßbremse, sondern, als würde sie alles richtig machen.«

Ein Beispiel, wie eine Begrüßung unter Hunden aussehen kann:

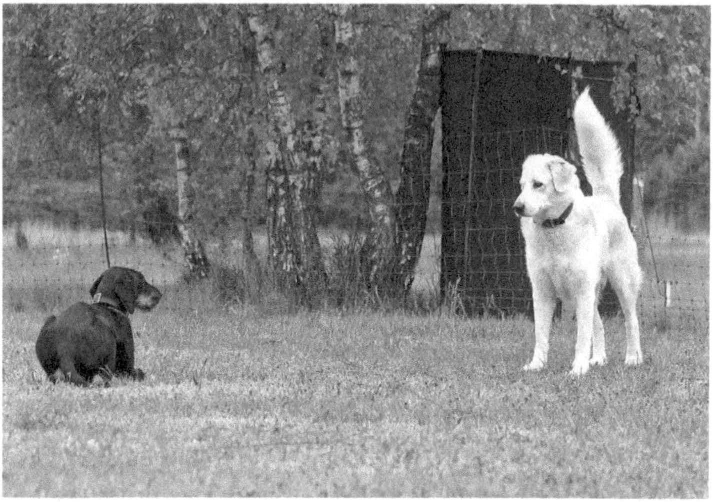

Raida baut sich auf zum Empfang

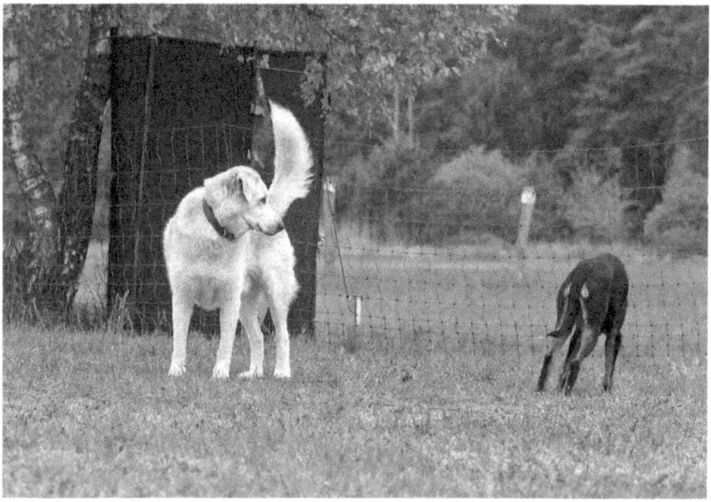

Weil der andere Hund sich daraufhin entziehen will, verstärkt Raida die Präsenz, um eine Begrüßung einzufordern

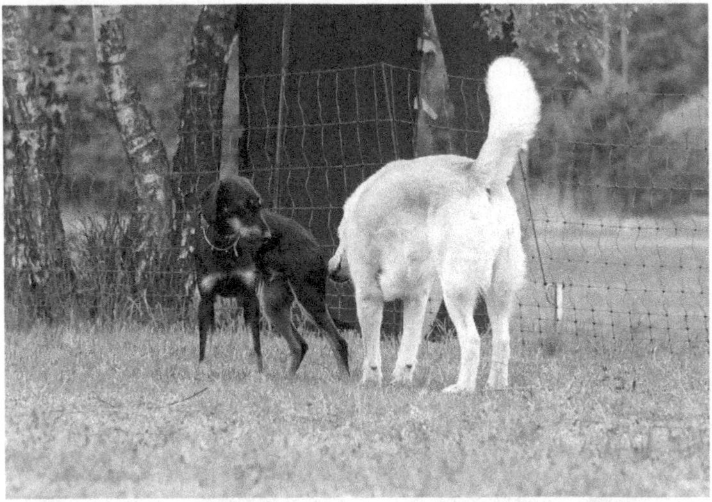

Daraufhin findet eine Begrüßung statt, und der andere Hund lässt sich beschnüffeln und identifizieren

Verena beginnt, Tilda nun mit einem interessierten Blick zu beobachten. »Und warum zittert sie so?« Sie deutet auf die flatternden Hinterläufe der Hündin.

Ich nicke und antworte: »Ich kann dir nur meine Beobachtungen mitteilen, und du fühlst an, ob du damit etwas anfangen kannst oder nicht, denn du lebst ja mit Tilda zusammen. Diese Nervosität bei einem Leithund habe ich bisher oft erlebt, wenn niemand sein Umfeld sichert, während er im Tunnelblick die Lage einschätzt. Um dir das deutlicher zu machen, möchte ich dir eine kleine Episode erzählen, die ich gerade beim Tierarzt erlebt habe.«

Verena sieht mich gespannt an, und so fahre ich fort. »Wir teilten uns das Wartezimmer mit zwei Galgo Español, diesen großen Windhunden.« Ich halte meine Hand ungefähr sechzig Zentimeter hoch in die Luft, um die Rückenhöhe dieser Hunde anzudeuten. »Während nun der eine Hund quer stand, um die

Hündin hinter sich zu schützen, hatte diese ihren Kopf über seinen Rücken gelegt.«

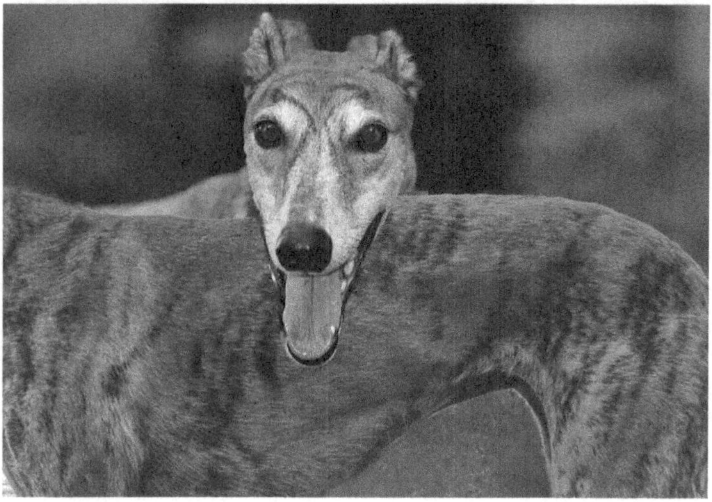

Galgo Español

»An ihr war eine große Präsenz zu spüren, und sie hatte diesen introvertierten, nach innen gerichteten Blick wie deine Hündin Tilda. Mit dem Körper vor sich konnte sie nun in aller Ruhe meinen Hund Mitja, die hereinkommenden Paketboten und die Sprechstundenhilfe beobachten und bewerten. Die vielen Reize machten sie nicht nervös, weil sie diesen Schutz vor sich hatte und nicht alles gleichzeitig erfassen musste. Ihr konnte ja nichts passieren.

Dann jedoch wurde der Rüde, der vor ihr stand, in die Praxis gerufen, und das Ehepaar ging nicht gemeinsam hinein, sondern nur der Mann mit dem Rüden. Die Frau blieb also mit der Leithündin allein im Wartezimmer zurück. Deren Blick und Haltung veränderten sich dramatisch. Sie blinzelte irritiert, begann leise zu winseln, nervös herumzutrippeln und sich suchend umzusehen. Als ihr Blick auf den Stuhl fiel, den der Mann beim Aufstehen von der Wand abgerückt hatte, fand sie eine Lösung und nahm diesen als Schutzkörper. Zu unserer allgemeinen Erheiterung schob sie sich zwischen Wand und Stuhl und legte ihren Kopf genauso auf die Sitzfläche wie zuvor auf den Rücken ihres Gefährten.

Ich erzähle dir das, um anschaulicher zu machen, warum die introvertierten Leithunde gern eine Sicherung in Anspruch nehmen, wenn zu viele neue Reize auf einmal stattfinden, die sie nicht alle gleichzeitig bewerten können. Wenn du möchtest, zeige ich dir einmal an dir selbst, wie unterschiedlich es sich anfühlt, etwas konzentriert zu betrachten, während man gesichert ist oder nicht.«

Verena sieht mich mit großen Augen an und sagt: »Okay, was soll ich machen?«

»Um den Tunnelblick von Tilda zu imitieren, könntest du deine Hände wie Scheuklappen neben deine Augen halten und ganz konzentriert das Übungsfeld betrachten, das Tilda gerade im Fokus hat.«

Verena hebt die Hände und baut sich in der beschriebenen Weise auf.

»Was siehst du, wenn du dir vorstellst, du wärst Tilda und kennst den Grund für die Dinge nicht, die vor dir stattfinden?«, frage ich nach.

»Tja, ich sehe ein wildes Gehopse. Es ist nicht verständlich, was da geschieht, und wirkt irgendwie etwas irre.«

»Spannend«, stimme ich zu und entwende unbemerkt Verenas abgestellten Rucksack, um ihn hinter einen Baum zu stellen.

»Und wie fühlst du dich, wenn du links und rechts nichts wahrnehmen kannst, während du dich auf die Situation konzentrierst?«

»Hm, das fühlt sich bedrohlich an, weil ich nicht weiß, was um mich herum passiert. Es wäre mir aber, ehrlich gesagt, ohne deine Frage nicht bewusst geworden. Ist das denn für Tilda auch so?« Verena wendet sich fragend zu mir um.

»Vermutlich schon, sie will ja wie jedes Wesen überleben«, antworte ich scherzhaft. »Und es kann einiges geschehen, wenn man links und rechts nichts mehr wahrnimmt. Man kann angegriffen werden oder Rucksäcke können verschwinden …« Ich schmunzele und warte auf Verenas Reaktion.

Verblüfft sieht sie auf die leere Stelle am Boden und ungläubig zu mir. Ich lache und ergänze: »Ich habe jetzt zur Illustration nur deinen Rucksack versteckt, aber wenn du so fokussiert auf eine Sache bist wie Tilda, bist du tatsächlich angreifbar. Du würdest nicht mitbekommen, wenn sich jemand nähert, so wie du nicht bemerkt hast, dass ich deinen Rucksack hinter diese Buche gestellt habe.« Ich weise lächelnd mit der Hand auf den Baum. »Du könntest dich also vor Tilda stellen und ihr die Sicherheit vermitteln, dass du auf die Umgebung achtest, während sie etwas einschätzen will.«

Verena sieht mich ein wenig irritiert an, und mir ist bewusst, dass diese Betrachtungsweise von den gewohnten Methoden im Umgang mit Hunden abweicht und dadurch erst einmal auch verunsichernd sein kann. Die Verabschiedung von einer stupiden Dressur und eine Orientierung an den natürlichen Verhaltensweisen der Tiere ist neu, führt uns jedoch auch wieder zu unserer eigenen Natur, die Sinnhaftigkeit und Empathie anstrebt.

»Und wie stelle ich mich vor sie?«, fragt Verena mit einer Mischung aus Interesse und Skepsis in der Stimme.

Ich weise auf eine Stelle ungefähr einen Meter vor Tilda und schlage vor: »Zeige ihr in irgendeiner Form, dass du für sie das Umfeld sicherst. Mach es nicht statisch, sondern wirklich.

Nimm es ernst. Ob es für Tilda hilfreich ist, wird sie dir zeigen. Die Rückmeldungen deines Hundes sind immer dein Anhaltspunkt.«

Mit einem neugierigen Ausdruck im Gesicht tritt sie nach vorn und baut sich vor Tilda auf. Diese zuckt kurz zusammen bei der Bewegung vor sich und betrachtet Verena erstaunt. Jene verschränkt die Arme und fragt an mich gewandt: »Ist es so gut?«

»Du kannst immer an Tilda wahrnehmen, ob es richtig ist«, weise ich erinnernd auf den Hund.

Verena sieht über die Schulter zu Tilda und sagt: »Siehst du, ich bin jetzt dein Bodyguard. Dir kann nichts mehr passieren.«

Ihre Stimme klingt überraschend fest nach ihrer bisher eher zögerlichen Art.

Die Hündin wirkt für einen Moment verdutzt über die plötzliche Beteiligung, dann setzt sie das Hinterteil ab und betrachtet weiter das Geschehen auf dem Übungsplatz. Nach einer Weile wirkt sie tatsächlich ruhiger und zittert nicht mehr. Kurze Zeit später atmet sie tief aus, wendet den Blick vom Übungsfeld ab, erhebt sich und will weitergehen.

Verena sieht mich erstaunt an und fragt: »Wieso will sie jetzt auf einmal weiter?«

»Es sieht aus, als hätte sie das Geschehen vor uns nun in Ruhe zu Ende bewerten können. Dadurch ist es nicht mehr interessant für sie«, kommentiere ich.

Während wir langsam über die Wiese gehen, betrachtet Verena ihre Hündin nachdenklich. Zusammenfassend fragt sie: »Sie wird also schneller fertig, wenn sie sich gesichert fühlt und etwas bis zu Ende einschätzen kann?«

Ich nicke zustimmend und lächle.

Auf Verenas Gesicht beginnt es zu arbeiten, dann sagt sie unvermittelt: »Es ist ja auch so, dass ein Mensch, der sehr sensibel und introvertiert ist, überempfindlich auf zu viele Reize reagieren kann …« Ihr Tonfall ist eine Mischung aus Erklärung und Frage.

»Aber ja«, antworte ich. »Wie kommst du darauf?«

Verena zeigt auf die Gruppen vor uns und sagt: »Nun, ich bin auch kein Freund von vielen Menschen. Ohne das Problem mit Tilda wäre ich sicher nicht zu einem Seminar gefahren, weil mich so viele Reize ebenfalls überfordern.«

»Dann passt ihr doch hervorragend zusammen.« Lächelnd weise ich auf Tilda.

Verena nickt, aber irgendetwas scheint ihr noch auf der Seele zu liegen, denn sie sieht mich abwartend und mit einem eigenartig prüfenden Blick an.

»Ja, eigentlich passen wir gut zusammen. Aber im menschlichen Alltag muss alles zack, zack gehen. Da wartet niemand, so wie ich auf Tilda warten soll. Die Welt dreht sich ja viel zu schnell.«

»Und wie äußert sich das in deinem Alltag? Kannst du einmal ein Beispiel sagen?«

Verena nickt unmittelbar, als hätte sie es bereits die ganze Zeit über vor sich und berichtet: »Die schrecklichste Situation habe ich, wenn ich zur Arbeit komme und wieder gehe. Ich muss dazu über einen riesigen Parkplatz, an dem drei Supermärkte und weitere Geschäfte anliegen. Anders komme ich leider nicht an das Gebäude, in dem ich in einem Büro als leitende Angestellte arbeite. Da strömen also Massen mit Einkaufswagen über den Platz, und das ist tatsächlich mehr als belastend für mich. Es fühlt sich an, als würde jemand auf meinen Nervenenden herumtrampeln, und wenn ich bei meiner Arbeit ankomme, bin ich erst einmal vollkommen platt.«

»Ich verstehe«, sage ich, als Verena mich abwartend ansieht. »Und welche Strategie hast du bisher angewandt, um es trotzdem zu schaffen?«

»Augen zu und durch.« Verena macht eine schwungvolle Bewegung mit der Handkante nach vorn.

»Und wie hat dir diese Strategie bislang geholfen?«

»Na ja, nicht viel. Eigentlich wurde es immer schlimmer im letzten Jahr. Ich musste oft eine halbe Stunde im Auto mit mir verhandeln, ob ich über diesen Platz gehe, und hatte immer mehr Schweißausbrüche und Herzrasen. Dann habe ich mir eine Therapeutin gesucht, denn schließlich muss ich ja zur Arbeit. Ich habe dort eine verantwortungsvolle Position, und die Mitarbeitenden merken sofort, wenn ich nicht richtig da bin.«

»Und wie unterstützt dich die Therapie?«

Verena zögert kurz, dann antwortet sie: »Also, ich habe gelernt, meine negativen Gedankenketten zu bemerken und zu unterbrechen und mir dann mit dem Fingernagel in den Daumen zu kneifen.« Sie demonstriert es mir und drückt den Nagel des Zeigefingers in die Daumenkuppe. »So bleibe ich im Hier und Jetzt. Aber ehrlich gesagt hat es mir nicht geholfen, denn gerade das Hier und Jetzt des Parkplatzes ist doch mein Problem.« Wieder sieht mich Verena erwartungsvoll an.

»Und möchtest du dazu eine Unterstützung von mir bei diesem Thema?«, vergewissere ich mich.

Sie nickt und sieht auf den Boden.

Ich sammle mich für einen Moment, und eine Szene mit Raida fällt mir ein, nachdem wir in die Prignitz umgezogen sind. Er schläft gern in hellen Räumen und vorzugsweise bei mir. Nach dem Umzug jedoch lag er den ganzen Tag auf dem Kachelboden im Flur des Hauses und wanderte zwischendrin in eine dunkle, kleine Abstellkammer, um zu schlafen. Ich machte mir Sorgen, denn es war eigenartig, dass er nicht wie sonst bei uns blieb und so beengt und allein im Dunkeln schlafen wollte.

Nach ein paar Wochen gab er diese vermeintliche Angewohnheit auf und gesellte sich wieder zu uns, als wäre nichts gewesen. Obwohl ich darüber sehr erleichtert war, blieb doch die Frage unbeantwortet, was ihn zu seinem veränderten Verhalten bewogen hatte.

Erst viel später ging mir der Sinn seiner Aktion auf. Wir wohnen an einer etwas entfernten Autobahn, und eines Tages stand der Wind so, dass diese lauter zu hören war als sonst. So schloss ich die Fenster im Haus, doch noch immer war das Rauschen der Autos leise zu vernehmen. Kurz darauf holte ich etwas aus der Abstellkammer, und da sie sich ohne Fenster im Herz des Hauses befindet, war dort kein einziges Geräusch zu hören. Schlagartig wurde mir klar, dass Raida den ganzen Tag über im Flur gelegen hatte, weil dort die Tür zum Hof offen stand und hier die Autobahn am besten zu hören gewesen war. Er hatte offenbar versucht, aus der sicheren Deckung heraus die nach dem Umzug für ihn neuen Geräusche zu bewerten, und war lange zu keinem Ergebnis gekommen, weil sie sich ständig veränderten. Das muss für ihn so anstrengend gewesen sein, dass er daraufhin jedes Mal den ruhigsten Ort im Haus gewählt hatte, um auszuruhen. Irgendwann war er wohl zu der Entscheidung gekommen, dass die entfernte Autobahn keine Gefahr darstellte, und hatte seine Bewertung abgeschlossen. Diese eigene Einschätzung war ihm jedoch so wichtig gewesen, dass er sogar auf seine Gewohnheiten und unsere Gesellschaft verzichtet hatte.

Als ich mich an die Begebenheit erinnere, fällt mir auf, dass Raida die ganze Zeit über in der Deckung des Flurs geblieben war. Er hätte ja auch in den Hof und noch ungefähr zweihundert Meter an die Autobahn herangehen können, um die Geräusche besser einzuordnen.

Übertrage ich das auf Verenas Situation auf dem Parkplatz, so nimmt sie sich weder Zeit, die vielen Eindrücke in Ruhe aufzunehmen und einzuschätzen, noch hat sie bisher einen sicheren Ort dafür gefunden. Auch das Auto stellt offenbar keinen solchen für sie dar, sitzt sie doch oft eine halbe Stunde lang darin, bevor sie mit ihrem »Augen zu und durch«-Programm über den Platz stürmt.

So habe ich die Eingebung, mit ihr einen inneren Ort zu erschaffen, der ihr ausreichend Sicherheit geben kann, sich das Geschehen einmal in Ruhe anzusehen.

»Verena, meine Frage mag dir vielleicht zusammenhangslos erscheinen«, spreche ich sie an, »aber du wirst später verstehen, was für einen Hintergrund sie hat. Also, meine Frage ist, was wertschätzt du an Tilda am meisten? Gibt es eine Eigenschaft, die du bewunderst, weil du sie selbst nicht lebst?«

Verena stutzt für einen Moment und zieht die Augenbrauen fragend nach oben. Dann überlegt sie und antwortet: »Ich wertschätze am meisten ihre tiefe Gelassenheit.«

»Wenn du einmal in die Gelassenheit von Tilda hineinspürst«, fahre ich fort, »welche Landschaft erscheint da vor deinem inneren Auge?«

»Es ist eine sonnenbeschienene Wiese«, antwortet Verena spontan. Sie hat die Augen geschlossen, und ihr Gesicht entspannt sich zum ersten Mal.

»Wo in deinem Körper spürst du diese Landschaft? Wo hast du die meiste Resonanz dazu?«

Verena greift sich an ihr Herz.

»Kannst du beschreiben, ob sich auf der Wiese etwas bewegt, Wind geht, was für eine Atmosphäre herrscht?« Ich frage das, damit sich Verena tiefer mit dem Gefühl verbinden und sich später auch erinnern kann.

»Es weht eine leichte Brise, die Blumen wiegen sich in einem sanften Rhythmus.« Ein Lächeln ist auf ihr Gesicht getreten.

»Und kannst du etwas hören?«

»Nein, es ist unglaublich still und weit.«

»Und wie fühlt sich das für dich an?«

Verena lächelt weiter sanft. »Vollkommen ruhig und friedlich.«

Wenn Menschen gerade mit ihrem eigenen Wesenskern verbunden sind, strahlen sie eine solche Schönheit aus, dass mir häufig die Tränen kommen. Die Schnelligkeit, mit der diese Verbindung entstehen kann, zeigt mir immer wieder, wie nah wir unserem Selbst doch sind und nur keinen Kontakt zu ihm haben.

Verena öffnet die Augen und sieht mich ergriffen und überrascht an.

»Wenn du jetzt innerlich auf dieser sonnenbeschienenen Wiese bleibst und dir dabei den Parkplatz vorstellst, was passiert dann?«, frage ich nach.

Verena verzieht bei dem Wort *Parkplatz* den Mund, als hätte sie in eine Zitrone gebissen. Dann schließt sie die Augen, und ihre Augäpfel beginnen unter den Lidern umherzuwandern und anzuzeigen, dass sie gerade Bilder empfängt.

Unvermittelt erhellt sich ihr Gesicht, und sie lächelt erstaunt, so als habe sie den Hintergrund für das Ganze plötzlich verstanden. Mit geschlossenen Augen sagt sie: »Wow, das sind einfach klappernde Einkaufswagen und hastende Menschen, die sich versorgen, Einkaufstüten, die rascheln, Autos, die anfahren oder bremsen, laute Gespräche, Rufe, Kindergeschrei – also alles etwas ganz Normales und Unwichtiges, auch wenn es sehr chaotisch scheint.«

Sie öffnet die Augen und fährt fort: »Das habe ich mit dem Verstand auch schon gewusst, aber jetzt habe ich es zum ersten Mal wirklich erfahren und gefühlt.« Verena hat Tränen in den Augen und sieht mich hoffnungsvoll an, als sie fragt: »Meinst du, ich kann das live dann auch so empfinden?«

»Ich vermute schon«, antworte ich. »Dem Nervensystem ist

es egal, ob du eine Situation imaginierst und deutlich fühlen kannst oder sie live erlebst. Es macht da keinen Unterschied. Wichtig wäre, dass du im Auto erst zu dem sicheren Ort der sonnenbeschienenen Wiese in dir gehst. Es kann sein, dass die Reize dich erneut triggern und du ein wenig üben musst, um die Atmosphäre des gerade Erlebten erneut in dir zu fühlen. Erst dann würde ich die Autotür öffnen und sie in Anlehnung an das, was die Hunde uns zeigen, als Sicherung verwenden. Damit meine ich, du gehst nicht gleich los, sondern bleibst erst einmal hinter der Autotür stehen. Dann nimmst du die Situation des Parkplatzes in dich auf, bis du das Gefühl hast, sie bis zu Ende eingeschätzt zu haben. Auch wenn sich Einzelheiten dort ständig verändern, wirst du irgendwann einen Gesamteindruck davon haben. Ich bin sehr gespannt darauf, was dann geschieht.«

Verena nickt und sagt: »Ich wäre nie darauf gekommen, dass es ein Fehler war, die Eindrücke wegdrücken zu wollen. Ich dachte wirklich, ich kann sie nur noch nicht gut genug ausblenden. Es ist für mich eine echte Offenbarung, dass der Spuk sofort vorbei war, als ich mir das alles einmal vor meinem inneren Auge angeschaut habe. Aber warum wolltest du wissen, was ich an Tilda am meisten mag? Diesen Zusammenhang habe ich noch nicht verstanden.«

Zustimmend nicke ich und erkläre: »Wenn du fünf Menschen aus deinem Umfeld nimmst und sie fragst, was sie an Tilda am meisten mögen, werden vermutlich nicht alle wie du die Gelassenheit präferieren, sondern ganz unterschiedliche Antworten geben. Die Eigenschaften, die wir an einem anderen bewundern, erzählen nämlich viel von uns selbst. Wenn wir etwas an einem anderen stark bewundern, so weist dies häufig auf eine eigene, nicht gelebte Ressource hin. Die Gelassenheit, die du an Tilda wertschätzt, muss ja in dir selbst Resonanz finden, damit du sie auch als wertvoll empfinden kannst.«

Verena hat den Kopf gesenkt und denkt nach. Ein freudiges Erkennen huscht über ihr Gesicht, als sie sagt: »Dann wäre es also völlig in Ordnung, wenn ich langsam und gelassen bin? Bisher wurde es mir nämlich oft zum Verhängnis, dass mich zum Beispiel schnelle Entscheidungen, die man von mir verlangt, überfordern und dass ich mir gern Zeit nehme für viele Dinge.«

Ich nicke zustimmend. »Es wäre sogar sehr hilfreich, wenn du das lebst. Unsere Welt ist, was Schnelligkeit und Langsamkeit betrifft, schon lange aus der Balance geraten, weil wir inzwischen nur noch ein schnelles Tempo als Triebkraft zum Wachsen in Betracht ziehen. Die Kraft der Langsamkeit, Achtsamkeit und des Bewahrens ist jedoch eine Möglichkeit, diesen Wahnsinn anzuhalten, und viele spüren das auch. Deshalb ist es so wichtig, sich der eigenen Würde und des eigenen Wertes als introvertierter oder hochsensibler Mensch wieder bewusst zu werden.«

Verena sieht betroffen zu Boden. Dann hebt sie den Kopf, schaut mir direkt in die Augen und sagt mit einer Hand auf dem Brustkorb: »Das werde ich mir zu Herzen nehmen.«

Wochen später erhalte ich eine Mail:

Liebe Maja,

nachdem ich abgefahren bin, ist mein Skeptiker gleich wieder zum Vorschein gekommen, und ich sage dir, der ist nicht ohne. Er hat ganz schön dagegengeredet, dass ich dieses Experiment auf dem Parkplatz mit der »sonnenbeschienenen Wiese« mache. Es erschien ihm etwas abgehoben. Als ich dann am Montag aber auf dem Parkplatz ankam, sagte eine andere Stimme in mir: »Kann ja nicht schaden«, und ich probierte es doch aus. Was mir auffiel, war, ich hatte nicht bereits Schweißausbrüche, als ich auf den Platz fuhr, wie sonst. Also, das Erlebnis im Seminar hatte schon irgendwie Wirkung. Dann konnte ich tatsächlich auch ziemlich gut innerlich in das Gefühl kommen, auf dieser herrlichen, friedlichen Wiese zu sein. Ich machte die Autotür auf und musste sogar grinsen, als ich über die Tür in das Getümmel sah und das Bild von den zwei Windhunden vor mir hatte, wo der eine den Kopf über dem Rücken des anderen hatte, um sich sicher zu fühlen. Nur hatte ich keinen Windhundrücken zur Verfügung, aber die Tür. 😉 Ich habe mich an das Auto angelehnt und über die Tür hinweg wirklich in Ruhe gesehen, was da so abgeht, und was soll ich sagen, ich weiß nicht, warum es jemals meine Nerven strapaziert hat. Das ist wirklich erstaunlich. Ich bin Tilda wohl doch noch ähnlicher, als ich dachte, und muss, wie sie, stehen bleiben und mir Zeit nehmen, wenn mich etwas so wuschig macht. Ich werde dazu jetzt immer zur Sicherung die »innere Wiese« nehmen, und Tilda kann ich mit mir selbst sichern und mich vor sie stellen, wenn sie etwas anschauen will.

Das übe ich gerade ausreichend, wenn ich mit ihr unterwegs bin. Seitdem ich weiß, dass Tilda keine Spaßbremse ist, sondern eine Leithündin, betrachte ich ihre Welt ziemlich anders. Ich beobachte sie jetzt mehr und mache erstaunliche Entdeckungen. Sie ist viel fröhlicher geworden, seitdem sie merkt, dass ich sie verstehe und auf sie eingehe. Sie wirkt irgendwie beweglicher und lebendiger und ist mehr im Kontakt mit mir. Es war sicher ganz schön frustrierend für sie, dass ich nicht geschnallt habe, warum sie immer stehen bleiben will, und darüber oft geschimpft habe. Aber ich habe es halt nur so gelernt, weil man mit mir auch so umgegangen ist. Jetzt stehe ich also für uns beide ein, im wahrsten Sinne des Wortes. Wir werden die Welt ein Stück anhalten. ;-)

Danke für dieses Geschenk!
Viele Grüße von Verena und Tilda

Die verschobene Angst

Die Angstattacken, die bei Verena auf dem Parkplatz hervorgerufen wurden, waren offenbar durch eine Überreizung und ein Gefühl von Kontrollverlust entstanden. Nicht immer reicht jedoch das Erschaffen von Sicherheit und wahrnehmender Orientierung aus, um eine irrationale Angst aufzulösen.

Sind Phobien und Panikattacken Folgeerscheinungen einer Traumatisierung, braucht es einen anderen Ansatz. Häufig hielten Menschen, mit denen ich arbeitete, ihre Phobie oder Panikattacke für das Problem und wollten sie verständlicherweise weghaben. Oft waren diese jedoch, wie sich später herausstellte, Versuche der Psyche, nicht erinnerte Traumainhalte an eine konkrete Angst zu binden. Für unsere Psyche wäre es unerträglich, die ganze Zeit über eine diffuse, nicht benennbare Angst durch ausgeblendete und dissoziierte Traumainhalte zu haben. Sie beherrscht also einen genialen Trick und findet etwas, das erträglicher ist als die tatsächlichen Traumainhalte, an die wir uns nicht erinnern können. Dann macht sie die empfundenen Angstgefühle daran fest. So seltsam es klingt, sind auf diese Weise Phobien auch eine Art Halt. Werden diese Ängste jedoch immer wieder erlebt, können daraus Panikattacken entstehen. Versucht man hier, therapeutisch abzukürzen und die Panik auf einen Schlag zu beseitigen, ist es möglich, dass sich die Lage verschlimmert und das darunter liegende Trauma hervorbricht oder die Angst sich auf ein anderes Thema verlagert.

Mathilda war 2007 meine erste Klientin mit einer Hundephobie. Sie wünschte sich selbst einen Hund, bekam jedoch bei jeder Hundebegegnung auf der Straße eine Panikattacke. In der Hundestadt Berlin war das ein echtes Problem, wegen dem sie seit Wochen krankgeschrieben war, als sie zu mir kam. Sie war gerade dabei, zusätzlich eine Angst vor dem Verlassen der Wohnung zu entwickeln. Ihr Mann brachte sie zu mir, als er den Ernst der Lage erkannte.

Mathilda und ich konnten eine vertrauensvolle, stabile Beziehung aufbauen, und mein Versuch, sie mit Hunden vertraut zu machen, fand zuerst nur in meiner Praxis statt. Intuitiv spürte ich, dass es nichts nützte, ihr zur Orientierung Körperhaltungen von Hunden, wie angelegte Ohren und eingeklemmtem Schwanz, zu beschreiben. Mit solchen Ausführungen konnte sie sich nicht emotional verbinden. Deshalb begann ich, ihr Filme zu zeigen, die ich im eingezäunten Hundeauslauf des Mauerparks aufgenommen hatte. Diese kommentierte ich in etwa so: »Schau, der kleine Dackel buddelt wie ein Wilder in der Erde, und der Foxterrier hinter ihm versucht ihn schon die ganze Zeit zu einer anderen Aktion zu bewegen. Er zwickt ihn immer wieder in die Hinterbeine, und wenn der Dackel schaut, rennt er ein Stück weg, um den Hasen zu geben. Weil er frustriert ist, dass das nicht klappt, dreht er immer mehr auf, und sein Zwicken wird wilder. Jetzt hat der Dackel ihn scharf angesehen und warnend geknurrt, doch das interessiert den Foxterrier nicht. Wenn du jetzt einmal nach rechts siehst, steht dort eine große schwarze Mischlingshündin wie eine Kindergärtnerin und hat das genau auf dem Schirm. Sie wird vermutlich gleich eingreifen und verhindern, dass der Terrier es zu bunt treibt und es zu Auseinandersetzungen kommt.«

Staunend beobachtete Mathilda, wie sich ein paar Sekunden später die schwarze Hündin auf die beiden zubewegte und den Foxterrier streng ansah. Dieser zog sich überrascht zurück und fing an, auf Stöcken zu kauen.

Durch solcherart nachvollziehbare Handlungen verlor Mathilda mit der Zeit die Vorstellung, Hunde wären unberechenbar, und sie lernte sehr gut, deren Verhalten zu lesen. Später äußerte sie den Wunsch, die Hunde einmal live, von der sicheren Seite des Zaunes aus, zu sehen. Ihre Aufmerksamkeit hatte sich von den angsterzeugenden Gedanken weg auf das Interesse am sozialen Verhalten der Hunde verlagert, und sie konnte es bald selbst sehr gut kommentieren. Den Durchbruch hatte Mathilda mit einer übergewichtigen Bullterrier-Hündin, die den Auslauf mit einem kleinen rundlichen Mann betrat. Immer wieder versuchte die Hündin, sich zwei anderen Hunden anzuschließen, die gemeinsam einem geworfenen Ball hinterherjagten. Kurzatmig und behäbig steif bemühte sie sich, beim Wettlauf mitzuhalten, doch ihr Spurt endete jedes Mal nach wenigen Metern. Frustriert sah sie den beiden Hunden hinterher und schlich nach wenigen erfolglosen Versuchen mit hängendem Kopf über den Platz. Niemand beachtete sie. Als sie bemerkte, dass wir ihr Aufmerksamkeit schenkten, hob sie den Kopf etwas an und wedelte uns einen zaghaften Gruß mit der Rute entgegen. Obwohl diese Hündin einer Rasse angehörte, die Mathilda am meiste Angst machte, schossen ihr Tränen des Mitgefühls in die Augen, und sie ging unvermittelt in die Hocke. Die Hündin kam heran und drückte ihren Körper seitlich an den Zaun, um gestreichelt zu werden. Im ersten Moment wich Mathilda erschrocken zurück, woraufhin die Hündin sie erstaunt ansah und enttäuscht den Kopf hängen ließ. Dann wollte sie wieder davontrotten. Mathilda gab sich einen Ruck und hielt ihren Handrücken zwischen die Zaunstangen. Der Kopf der Hündin hob sich erneut hoffnungsvoll, und sie schob ihren Körper an die Hand heran. Um Mathilda zu zeigen, dass keine Gefahr droht, streichelte ich die Bullterrier-Hündin durch den Zaun hindurch, und tatsächlich schloss sich Mathilda kurze Zeit später vorsichtig an. Mit einem Lächeln im Gesicht kraulte sie die Hündin hinter den Ohren.

Der Bann war gebrochen. Mathilda ging mit mir in den Auslauf, und wir verbrachten noch drei weitere Termine auf der Bank sitzend mit Hundebeobachtungen und Streicheln. Die Bullterrier-Hündin Lissy blieb ihre Favoritin.

Nach Beendigung der Therapie erhielt ich eine Grußkarte mit folgendem Text:

Liebe Maja!

Ich war heute SELBSTÄNDIG mit meinem Mann im Hundeauslauf und habe ihm das Verhalten der Hunde erklärt. Er hat nicht schlecht gestaunt über mich! Vielleicht fange ich auch an, mit Hunden zu arbeiten. Ich bin sehr froh und auch stolz auf mich.
Vielen Dank für alles von Mathilda und Rainer

Dieser vermeintlich gute Abschluss unserer Arbeit erfüllte auch mich mit Freude. Dennoch spürte ich im Hintergrund ein ungutes Gefühl, hatte Mathilda doch zwischendrin immer wieder einmal ihre Mutter erwähnt, die sich sehr übergriffig verhielt und ihr kaum Luft zum Atmen ließ. Wir hatten auf ihren Wunsch hin gemeinsam einen Brief erarbeitet, den Mathilda jedoch nicht absandte, weil sie noch zu viel Angst vor dieser Auseinandersetzung hatte. Intuitiv spürte ich einen Zusammenhang zwischen der Angst vor ihrer Mutter und ihrer Angst vor Hunden, doch ich konnte dem nicht nachgehen, weil Mathilda von nun an dieses Thema vermied. So hatte ich ihr nur angeboten weiterzumachen, wenn sie es möchte.

Ein paar Monate später meldete sich Mathilda zurück. Sie hatte eine Hundetrainerausbildung begonnen und war mit Feuereifer dabei, bis sie plötzlich und unerwartet beim üblichen Abendspaziergang mit ihrem Mann Angst vor der Dunkelheit verspürte. Sie konnte sich das nicht erklären und hoffte, diese würde wieder verschwinden. Doch sie wurde stärker, und schließlich musste sie die Spaziergänge ganz beenden. Zudem empfand sie bald eine wachsende Furcht auch innerhalb der Wohnung, wenn es dunkel wurde. »Ich verspüre jetzt dieselbe Panik vor der Dunkelheit wie damals vor den Hunden«, berichtete sie verzweifelt.

In diesem Moment wurde mir klar, dass mein Gefühl richtig gewesen war und sie ihre viel tiefer liegende Angst vor der Mutter unbewusst auf Themen und Bereiche abschob, die ihrer Psyche erträglicher schienen.

Es brauchte ein Jahr lang viel Stabilisierung und Freiraum von der Mutter, bis Mathilda aus ihrer Ohnmacht auftauchen konnte und lernte, sich abzugrenzen und für sich einzustehen. Danach erst war eine therapeutische Traumaarbeit möglich. Die Angst vor der Dunkelheit verschwand dabei vollständig und wie von allein.

Sowohl die Hundephobie als auch die Angst vor der Dunkelheit waren also hilfreich und nützlich gewesen, um die verleugnete Angst vor der Mutter an etwas anderes zu binden, das weniger lebensgefährlich schien, solange Mathilda noch nicht stabil genug war, sich diesen Inhalten zu stellen.

Drei Fragen kommen zu mir

Es geschah 2012 auf einem der ersten gemeinsamen Spaziergänge mit Raida, zu der Zeit, als wir noch Kämpfe ausfochten. Er sollte einen gekochten Hühnerknochen hergeben, den er gerade gefunden hatte. Mit hochgezogener Lefze sah er mich so entgeistert an, als hätte ich einen totalen Dachschaden. Mit energischen Sprüngen rannte er ein Stück weiter, um den Knochen in einiger Entfernung aufzufressen. Sein ungerührter Blick blieb dabei auf mich gerichtet und drückte aus, dass er nicht einmal in Betracht zog, dieses schmackhafte Teil wieder herzugeben. Da machte es *Puff* in mir. Eine Flamme der Unsicherheit sprang auf, wie die Stichflamme an einer Gastherme. Sie vergrößerte sich mit jedem lässigen Wegspringen von Raida, als ich ihm den Knochen wegnehmen wollte. In mir loderte es. »Der kann splittern und dir im Hals stecken bleiben!« Ich fühlte mich im Recht. »Gibst du das her!« »Pscht!« Fußaufstampfen!

Vielleicht war es die Verwunderung in seinem Blick, die mich stoppte. Ich konnte nun deutlich wahrnehmen, dass er gar nicht verstand, warum ich mich so aufregte. Ehrlich gesagt, schien er überhaupt nicht begreifen zu können, warum jemand die Ruhe verlieren kann, die er selbst in Hundeperson ist. Das löste Scham in mir aus. Mir wurde bewusst, dass ich mich eigentlich nur aufgeregt hatte, weil seine Verweigerung in mir alte Gefühle von Ohnmacht berührt hatte. Um damit nicht in Verbindung zu kommen, habe ich den Schmerz in ein inneres »Wuttaxi« gesetzt und dieses zu Raida geschickt, der die »Fahrtkosten« übernehmen sollte. Doch in diesem Falle gab es einen Adressaten, der die Fahrt nicht bezahlen wollte. Dadurch wendete das »Taxi« und kehrte zu mir zurück. Ich kam also nicht weiter, und an diesem Punkt angelangt, stellten sich mir drei Fragen, die sehr hilfreich waren, als ich sie aus dem Bauch heraus beantwortete.

Frage 1: Welche Eigenschaft an Raida schätze und bewundere ich am meisten?
Antwort: Seine Wahrhaftigkeit.
Frage 2: Was macht mir am meisten zu schaffen, wenn ich ganz ehrlich bin?
Antwort: Seine Verweigerungen.
Frage 3: Wohin kann mich das führen?
Antwort: In die Selbstannahme.

Mir wurde intuitiv bewusst, dass diese Antworten etwas Wichtiges über mich selbst aussagten. Wie ich schon in der Geschichte mit Verena erwähnte, ist alles, was wir an einem anderen bewundern, nach dem Gesetz der Resonanz ein Spiegel für die eigenen ungelebten Ressourcen. Die Eigenschaften, zu denen wir aufblicken, müssen in uns selbst einen starken Widerhall finden, sonst würden sie uns nicht so stark berühren. Negative Projektionen, also etwas, das wir an anderen stark ablehnen, folgen demselben Gesetz. Durch meine Arbeit mit Menschen durfte ich in der Tiefe erleben, auf welche Weise wir oft vermeintlich negative Eigenschaften auf andere abschieben, weil wir sie wie einen blinden Fleck an uns nicht wahrnehmen können oder sie zu schmerzhaft wären. Empört einen Menschen an anderen zum Beispiel am meisten ihre Unehrlichkeit, kann das ein wertvoller Hinweis sein, zu schauen, wie ehrlich er sich selbst gegenüber ist. Oft lernte ich in meinen Seminaren auch Menschen kennen, die einen großen Hass gegenüber denen empfanden, die schlecht zu Kindern oder Tieren sind. Häufig verbarg sich dahinter viel unbewusster Schmerz, wie lieblos sie mit eigenen bedürftigen Anteilen in sich umgingen. Diese Äußerungen unseres Unbewussten können zu kostbaren Wegweisern werden.

Meine spontane Antwort auf die Frage, was ich an Raida am meisten bewundere, sagte also aus, dass die Wahrhaftigkeit auch zu meinen stärksten Ressourcen gehört. Die klare Aussage, dass mir seine Verweigerungen zu schaffen machten, wies mich jedoch darauf hin, dass es einen Anteil in mir gab, der sich offenbar weigerte, bereits ganz wahrhaftig in Erscheinung zu treten. Im selben Moment wurde mir klar, dass dies der Anteil in mir war, der große Angst hatte, sich bedürftig zu zeigen, weil er dann erneute Verletzungen befürchtete. Mit der dritten Antwort, wohin mich dies führen kann, fand ich heraus, dass ich nur durch Selbstannahme zu meiner ganzen Wahrhaftigkeit finde. Durch diese Erkenntnis konnte ich in den folgenden Jahren einen großen Teil meiner Bedürftigkeit annehmen und mich immer mehr darin zeigen.

Damals wusste ich noch nicht, dass diese drei Fragen und ihre Antworten tatsächlich für viele Menschen ein wunderbares Mittel werden würden, sich selbst zu erkunden und zu verändern.

Erkundungswerkzeug:
»Drei Fragen«

Live-Erfahrung 5

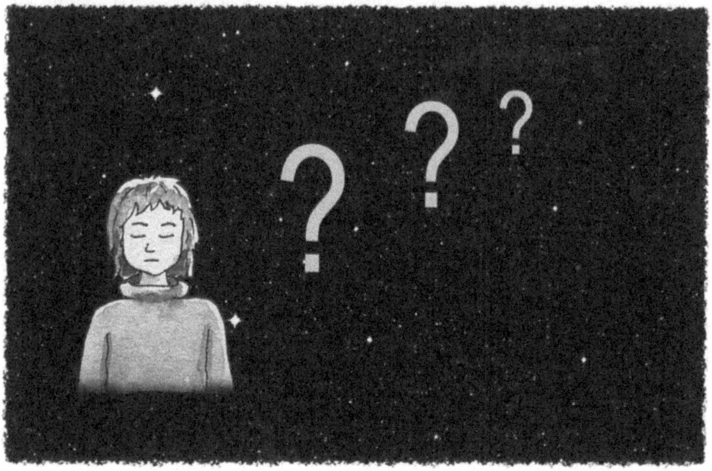

Einführung:
Schreibe die Antworten auf meine folgenden Fragen auf einen Zettel. Sie erscheinen immer intuitiv und spontan. Nimm stets das Erste, was kommt. Wenn dein Verstand dich blockieren sollte, lass die Gedanken einfach zu. Gib ihnen kurz Ausdruck und sprich sie laut aus. Wenn du sie hast sprechen lassen, ist es meist möglich, nun die Antworten aus deinem Unterbewusstsein zu empfangen. Geschieht dann noch immer nichts, kannst du dich fragen: Wenn ich die Antworten wüsste, wie wären sie? Oder du rätst einfach. Da alle Antworten aus dir selbst kommen, stimmen sie auch.

Ablauf:

- **Frage 1:** Welche Eigenschaft bewunderst du an einem anderen am meisten?
- Schreibe die Antwort auf einen Zettel.
- **Frage 2:** Welche Eigenschaft an anderen lehnst du am meisten ab, wenn du ganz ehrlich bist?
- **Frage 3:** Welche positive Eigenschaft würde dir helfen im Umgang mit der Eigenschaft an anderen, die dir am meisten zu schaffen macht?

Auflösung:

- **Antwort 1:** Ist häufig eine ungelebte Ressource von dir selbst.
- **Antwort 2:** Die Eigenschaft, die dir an einem anderen zu schaffen macht, bezieht sich oft darauf, wie du dir selbst begegnest. Stört dich an anderen, dass sie nicht verlässlich, ehrlich oder aufmerksam sind, frage dich, wie verlässlich, ehrlich und aufmerksam bist du dir selbst gegenüber? Dies ist die Verhinderung, wegen der du nicht in die Kraft der positiven Ressource findest, die du an anderen bewunderst.
- **Antwort 3:** Diese Eigenschaft hilft dir, zu deiner positiven, ungelebten Ressource zu finden.

Anmerkung:

Du kannst diese Fragen auch in Bezug auf deinen Hund durchgehen oder mit anderen Beziehungspartnern und Beziehungspartnerinnen. Das kann sehr spannend und erhellend sein.

Die Kraft der Spiegel durch Bewusstheit

Immer wieder staune ich, wie weise und intuitiv die Selbstheilungskräfte der Psyche sind. Ich habe in meiner langjährigen Arbeit noch keinen Menschen getroffen, der sich vertan hätte in der Auswahl seines Hundes. Schon sehr früh fiel mir auf, wie treffsicher Menschen einen innerlich stabilen Hund erkennen, wenn sie selbst Stabilität aufbauen möchten. Erst wenn diese erreicht ist, läutet häufig die intuitive Wahl eines sogenannten »Problemhundes« eine weitere Entwicklung ein, für die wir bereit sind, auch wenn sich Anteile in uns noch dagegen wehren.

Ich selbst brauchte offenbar die zehnköpfige russische Hundegruppe, um mich ausreichend zu stabilisieren, bevor ich einen Hund in mein Leben holte, durch den ich entscheidende Veränderungen wagte.

Dies war Viktor[11], der zehn Jahre lang, ausgesperrt und ohne Kontakt zu anderen, auf einem Balkon in Berlin-Marzahn gelebt hatte. Er wurde nur notdürftig ab und zu durch einen Zivildienstleistenden versorgt, der die psychisch kranke Frau betreute, die den Hund hielt. Während ich Viktor aus seinen Traumata heraushalf, beobachtete das eingesperrte, isolierte Kind in mir, das sich vor langer Zeit unter dem gezeichneten Erdhügel gezeigt hatte, ob eine Rückkehr in das Leben nach so langer Zeit tatsächlich noch möglich ist. Oft hielt es die Luft an, wenn Viktor seine Ängste überwand, und registrierte sehr genau, wie er das tat und was ihm dabei half.

Auch wenn ich als Liedermacherin schon viele Jahre vor

11 Viktor der Sieger im Buch *Wanja und die wilden Hunde*. Goldmann, München 2013.

Tausenden Leuten auf der Bühne gestanden hatte, war in mir eine tiefe Selbstunsicherheit bei Spontanbegegnungen, die man als Hundehalterin ja ausreichend mit fremden Menschen hat. Während es auf der Bühne die unausgesprochene Absprache gegeben hatte, dass ich etwas anbot und das Publikum sich dazu verhielt, war in Alltagssituationen vollkommen ungeklärt, was geschehen könnte. Wie die meisten komplex traumatisierten Menschen, war ich der Annahme, alle hätten ihr Leben im Griff, und nur mit mir stimme etwas nicht. Ich war vollkommen ungeübt im Plaudern, und ich wusste oft nicht, was ich bei solchen spontanen Begegnungen sagen sollte. Diese innere Verstörung ließ mich immer wieder verstummen oder einer Begegnung ausweichen. Viktor, der am Anfang ebenso große Angst vor Menschen hatte, überwand diese sehr schnell und entdeckte, dass Wesen auf zwei Beinen Futter aus ihren Taschen holen oder ihn streicheln können. Nach zehn Jahren Isolation entwickelte er eine Kontaktfreudigkeit, die mich mehr als verblüffte. Für das isolierte Kind in mir, das den Umgang mit anderen nie lernen konnte, war es, als liefe Viktor dabei über sehr dünnes Eis, das jederzeit einbrechen konnte. Nachdem dies jedoch nicht geschah, sondern er immer fröhlicher darauf »sprang« und noch zutraulicher wurde, fasste auch das Kind in mir neuen Mut. Nie werde ich vergessen, wie es eines Tages sehr verwundert sagte: »Dann schaffe ich es ja vielleicht auch zurück ins Leben?«

Dies war der Moment, in dem mir der Hund als Spiegel bewusst wurde. In meiner weiteren Arbeit konnte ich ihn an fast allen Menschen mit Hund auf irgendeine Weise entdecken.

Dabei bedeutet es einen großen Unterschied, ob einem Menschen klar ist, dass er etwas von sich selbst in einem anderen sieht und aus dieser Spiegelung eine Kraft werden kann, oder ob er immer wieder unbewusst eine vergebliche Lösung über

Stellvertreter sucht. Ich habe in der therapeutischen Arbeit viele Menschen kennengelernt, die sich zum Beispiel im Tierschutz engagieren und Hunderte gequälte Hunde und andere Tiere gerettet haben, während ihre eigenen traumatisierten Anteile unerlöst blieben. Diese verbanden sich zwar jedes Mal mit dem Leid eines Tieres, konnten jedoch nicht mit ihm zusammen ins Leben gerettet werden, wenn sich die Menschen dieser Anteile nicht bewusst waren.

Besonders Johanna ist mir dabei in Erinnerung, die einen Tierschutzbund leitete. 2007 arbeitete ich als Heilpraktikerin für Psychotherapie, und Johanna kam in eine meiner drei Gruppen für Frauen mit Essstörungen. Viktor, der immer dabei war, beschäftigte sie besonders. Immer wieder wollte sie seine Geschichte hören oder mit den anderen darüber reden. Obwohl Viktor zu diesem Zeitpunkt bereits psychisch vollkommen stabil, körperlich gesund, sehr lebensfroh und mit Feuereifer ein vielbeschäftigter Therapiehund für Demenzerkrankte, Wachkomapatienten und meine Gruppen war – also mitten im Leben stand –, wurde Johanna nie müde, sein Schicksal immer wieder zu bedauern. Streichelte sie ihn, sagte sie oft mit zitternder Stimme: »Du armer, armer Junge. Was man dir angetan hat.« Während die anderen Frauen in der Gruppe Viktors Entwicklung als Ermutigung für sich ansahen, wollte Johanna nicht von seiner vermeintlichen Beschädigung lassen.

Doch ein anderer Hund spielte eine noch größere Rolle in ihrem Leben. Er hieß Harry und war seit elf Jahren in einem Tierheim, mit dem sie in Kontakt stand. Harry war ein kleiner, zarter Stafford-Terrier-Mix, den sie auf einem Foto in ihrer Brieftasche bei sich trug. »Niemand will ihn haben. Niemand. Obwohl er der netteste Hund der Welt ist«, erklärte sie immer wieder anklagend und in Tränen ausbrechend.

Da Johanna allein lebte, lag es nahe, sie zu fragen, warum sie Harry nicht aufnahm. Sie erstarrte, wurde bleich, und ich spürte, wie sehr sie diese Frage in Not brachte. Sie stammelte etwas von zu wenig Platz und zu wenig Zeit und schnitt dann das Gespräch ab.

Im Laufe unserer therapeutischen Arbeit stellte sich heraus, dass Johanna ein ungewolltes Kind war, das eine Abtreibung überlebt hatte. Dr. Franz Ruppert, ein deutscher Psychotraumatologe, der selbst ein unerwünschtes Kind war, sagte in einem Seminar einmal sinngemäß, wenn ein so starkes Nein zum eigenen Leben vorausgegangen ist, kann ein Kind kein Ja daraus machen.

In Johannas Fall war es so, dass sie diese Wunde wohl unbewusst über den Umgang mit ebenfalls nicht gewollten Tieren heilen wollte. Jedes Mal wenn sie ein Tier vermittelt hatte, fühlte sie sich etwas besser. Doch mit dem nächsten ungewollten Tier, das Schutz brauchte, riss die eigene Wunde des Ungewolltseins wieder auf. Es war wie eine Dauerschleife aus Hoffnung und Verletzung, in der sie sich mit Nahrung zu beruhigen suchte und sich fast jeden Tag überaß.

Harry, für den sich nie jemand interessiert hatte, und Viktor, der zehn Jahre ausgesperrt worden war, berührten offenbar besonders stark ihr Lebensthema.

Mir wurde bewusst, dass dies auch den Grund darstellte, warum sie Harry nicht bei sich aufnehmen konnte. Ihr eigenes Trauma wurde durch ihn offenbar so intensiv berührt, dass sie genügend Abstand zu ihm brauchte. Dennoch konnte sie sich der Faszination tierischer Schicksale als Spiegelung ihres verletzten Kindes nicht entziehen.

Ich konnte diese Hintergründe damals zwar wahrnehmen, aber noch nicht mit ihnen arbeiten. Es war mir also nur möglich, Johanna zu stabilisieren, diesen Spiegel mit ihr zu erarbeiten und sie zu einer Traumatherapie zu ermutigen, die sie auch wahrnahm.

Valentina ist ebenfalls Tierschützerin und kam viele Jahre später in eines meiner Seminare. Sie verspürte einen großen Hass auf Menschen und äußerte ihn ganz klar. »Wenn du gesehen hättest, was ich gesehen habe, weißt du, dass Menschen Monster sind«, war eine ihrer Aussagen.

In einem Beruf, in dem man täglich mit der Gewalt und Lieblosigkeit von Menschen konfrontiert wird, ist es nicht verwunderlich, dass der Glaube an das Gute erschüttert werden kann. Auffällig war jedoch, dass Valentina auch sehr negativ über die Menschen dachte, die bereit waren, einen Hund zu adoptieren.

Zu diesem Zeitpunkt arbeitete ich bereits mit dem Hund als Spiegel, und so gelang es mir, ihn auch therapeutisch einzusetzen und Valentinas eigenes Thema herauszuarbeiten, es von den Hunden abzugrenzen und zu integrieren.

In einem gewalttätigen Elternhaus mit einem suchtkranken Vater und einer depressiven Mutter aufgewachsen, hatte Valentina unbewusst versucht, sich ihren Verletzungen über die Hunde als Stellvertreter zu nähern. Da sie die Wut auf ihre Eltern noch nie ausgedrückt hatte, projizierte sie deren Unberechenbarkeit unbewusst auf die Interessenten für einen Hund und richtete ihren Zorn gegen sie. Die werden ihn sicher nicht so gut behandeln, wie er es nach seinem Schicksal verdient hat, war ein Gedanke, den sie immer wieder hatte.

Sie begriff, dass sie durch ihre barschen und verletzenden Unterstellungen in den Vorgesprächen vielen Hunden die Chance auf ein neues Leben verwehrte, weil sie Menschen abschreckte, die einem Hund ihr Herz öffnen wollten und für eine Beratung durchaus offen waren. Es traf sie sehr, als sie ihr eigenes Thema darin erkannte, und sie begann, sehr mutig und ehrlich damit umzugehen und an sich zu arbeiten.

Aus dieser Bearbeitung der eigenen Themen erwuchs nach und nach eine neue Qualität der Unterstützung. Valentinas Verklebungen und Projektionen lösten sich auf, und sie lernte aus einer gesunden Distanz heraus, die Bedürfnisse der Hunde und der Adoptanten einzuschätzen.

Sie verwarf ihren bisherigen Fragebogen in der Vorbesprechung, der vor allem darauf abzielte, wie viel Hundeerfahrung ein Mensch bereits hatte und wie er den Hund erziehen würde. In ihrem neuen Fragebogen ging es darum, warum ein Mensch genau diesen Hund wollte, welche inneren Ressourcen ihm für diese Beziehung zur Verfügung standen und was er sich von dem Hund versprach. Durch die Bewusstheit mit diesen inneren Themen entwickelte Valentina im Laufe der Jahre ein sehr gutes Gespür dafür, welche Unterstützung sie den jeweiligen Interessenten geben konnte, und half auf diese Weise vielen Hunden und Menschen zu einer stabilen, bereichernden Gemeinschaft.

Dies sind nur einige Möglichkeiten, Hunde als Spiegel zu sehen, und vielleicht konntest du dich oder andere Menschen in einigen wiederfinden. Du hast bestimmt auch schon einmal gehört, dass nur die Prüfungen zu uns kommen, für die wir bereit sind. Tatsächlich blendet unser Selbstheilungsprogramm nur das ein, was uns möglich ist.

Und auch dann haben wir Menschen die Freiheit, einen neuen möglichen Schritt abzulehnen. Es ist in Ordnung, was und wie du dich entscheidest. Du tust es für dich.

Teil 3 – Ernte

Hunde als evolutionäre Therapeuten

Die wissenschaftliche Erforschung psychischer Traumata hat inzwischen eine über hundertjährige Geschichte. Die klarsten Impulse dazu fand ich für mich in den Werken von C. G. Jung, Michaela Huber, Alice Miller, Richard C. Schwartz, Dr. Franz Ruppert, Bessel van der Kolk, Gabor Maté, Stephen W. Porges und Peter Levine, um nur einige zu nennen. Viele weitere Autorinnen und Autoren eröffneten mir spannende Zugänge und Einsichten, und es ist ein echtes, gemeinsames Abenteuer, von wie vielen Seiten Menschen sich an ein Thema annähern können und damit Wissen zusammentragen und Bewusstheit eröffnen.

Mein Feld, von dem aus ich mich dem Thema Trauma näherte, war das über die Hunde. Wenn Hunde psychisch stabil sind, leben sie im sozialen Kontakt miteinander eine evolutionäre Klarheit, über die ich mir viele Dynamiken und Prozesse erschließen konnte, die auch uns Menschen betreffen. Mir ist bewusst, dass diese Art zu forschen ein nicht so gewöhnlicher Weg ist. Für mich machte es jedoch Sinn, mich zum Studieren von Prinzipien an Wesen zu orientieren, die noch eine in der Natur angelegte Einfachheit leben.

Karl Kraus, ein österreichischer Schriftsteller, schrieb einmal: »Je näher man ein Wort ansieht, desto ferner sieht es zurück.« Darüber habe ich sehr gelacht, denn so fühle ich mich, wenn ich etwas nur mit dem Kopf durch ein Fachbuch verstehen will.

Wie andere schlechte Futterverwerter sind, bin ich ein schlechter Theorieverwerter. Geschriebenes oder Gesprochenes, das ich nicht mit Erlebtem und Erspürtem füllen kann, »setzt bei mir nicht an«.

Durch den Umgang mit Tausenden Hunden wurde mir immer klarer, dass sie wie wir einen ursprünglichen Wesenskern in sich tragen und zu einer Persönlichkeit erzogen werden können, die durch Konditionierung erreicht wird. Es gibt inzwischen immer mehr Hunde, deren ursprüngliche Fähigkeiten und Anlagen überdeckt sind von konditionierten Verhaltensweisen, die wir Menschen ihnen beigebracht haben, und die sich nicht mit ihrem ursprünglichen Wesenskern decken. Ein hündischer Anführer, der nie führen darf – ein hündischer Mitarbeiter, der in seinen Fähigkeiten keine Wertschätzung findet. Das ist nicht viel anders als bei uns Menschen.

Wie wir alle wissen, geht es bei uns noch immer hauptsächlich darum, unsere Konditionierungen und Anpassungen zu perfektionieren, wenn wir keinen Zugang mehr zu unserem Wesenskern haben. Alle Methoden der Verhaltensperfektionierung bauen auf eine verstärkte konditionierte Anpassung auf – nicht auf einen Zugang zu sich selbst und damit zu einem in sich ruhenden Pol.

Aus dieser Perspektive ist es sehr verständlich, dass wir auch Hunde (und andere Tiere) ausschließlich konditionieren wollen und nicht in Betracht ziehen, wie wichtig auch für sie ihre ursprünglichen Ressourcen und Kompetenzen wären, mit denen sie auf Lebenssituationen reagieren könnten.

Aus diesem Grunde untersuchte ich 2014–2015 mit der Unterstützung des Verbundes der unabhängigen Wegbereiter[12]

12 Der Verbund der Unabhängigen ist ein Zusammenschluss von Wegbereitern und Wegbereiterinnen, den ich 2012 ins Leben gerufen habe. www.vdu-wegbereiter-de.

an fünfhundert Haushunden vor allem zwei natürliche Ressourcen, die Hunde mit uns gemeinsam haben:

1. Den angeborenen Grad an Selbständigkeit und die damit verbundene natürliche Führungs- oder Mitarbeiterkompetenz.
2. Die Intro- oder Extrovertiertheit eines Hundes und die damit verbundene Möglichkeit, neue Eindrücke schnell oder langsam zu verarbeiten und darauf zu reagieren.[13]

Viele Hundehalter können dadurch das Verhalten ihres Hundes besser verstehen und darauf eingehen, weil sie dann nicht mehr gegen die Natur ihres Hundes kämpfen. Oft erfahren die Menschen jedoch auch selbst eine große persönliche Entwicklung, weil sie ihren eigenen Wesenskern zu erforschen beginnen.

Petra war eine derer, die, obwohl sie gar keinen eigenen Hund hat, viel von Hunden über sich lernen konnte.

Ich lernte sie bei einem Querdenkersymposium 2016 in Zürich kennen, wo ich einen Vortrag vor Führungskräften aus der Schweiz, Deutschland und Österreich hielt.[14]

Als Firmenchefin führte sie ein dreißigköpfiges Team und erzählte, dass sie sich in der Beziehung zu ihrer Sekretärin seit Längerem unwohl fühlte. Sie beschrieb ein Labyrinth unguter

13 Diese Ressourcen habe ich in einem Modell von Archetypen in meinem Buch: *Abenteuer Vertrauen – Vollkommen, aber nicht perfekt* (Goldmann, München 2018) zusammengefasst. In der Playlist »Die Archetypen der Hunde« auf meinem YouTube-Kanal gibt es auch kommentierte Filme zu den unterschiedlichen Typen. Diese Archetypen sind der Versuch einer Orientierung, um mit der Natur eines Hundes zu leben und nicht gegen sie. Haben Menschen gelernt, wieder sich selbst und anderen wirklich zuzuhören sowie sich und andere zu respektieren, brauchen sie nach meiner Erfahrung keine Archetypen mehr.

14 Du findest ihn auf meinem YouTube-Kanal unter dem Titel: »Querdenkersymposium – Führung – Zürich 2016«.

Dynamiken. Egal, was sie von der Mitarbeiterin verlangte, diese führte es in einer abgewandelten, korrektiven Weise aus, die Petra als Kritik an ihren Entscheidungen empfand. Dennoch wagte sie nicht, die Frau direkt darauf anzusprechen, sondern rieb sich innerlich auf und begann die Sekretärin in verdeckter Weise zu maßregeln. Sie verhielt sich stark kontrollierend und suchte nach Fehlern, um ihrerseits Kritik zu üben. Das wiederum führte zu Verweigerungen der Sekretärin, die Aufträge zu spät erledigte oder Kleinigkeiten vergaß, was Petra erneut Stoff gab, sie herunterzumachen. Während Petra berichtete, hatte sie ein sehr schnelles Sprachtempo und wirkte insgesamt unruhig und flatterig.

Als ich sie fragte, warum sie ihrer Sekretärin nicht sagte, worum es ihr eigentlich ginge, antwortete Petra errötend: »Na ja, also ihre Korrekturen sind ja gut – ich hasse es nur, dass sie das eigenmächtig macht und mich als Chefin überhaupt nicht respektiert.«

Ein paar Wochen später kam Petra in eines meiner Seminare nach Deutschland und wollte an diesem Thema arbeiten. Dabei stellten sich mehrere Dinge heraus, die ihr nicht bewusst gewesen waren.

Sie hatte als Kind bereits beschlossen, so schnell wie möglich erwachsen zu werden, um aus ihrem gewalttätigen Elternhaus herauszukommen. Unbewusst hatte sie versucht, so autonom wie möglich zu werden, um nie wieder einem anderen ausgeliefert zu sein. Sie ertrug es auch nicht, wenn ihr jemand eine Freude machte oder ihr einen Gefallen tun wollte, weil sie sich dann abhängig und verpflichtet fühlte. Es war ein Schock für sie, als ihr bewusst wurde, dass sie in die leitende Position nur gestrebt war, um der Führung durch einen anderen Menschen zu entgehen. Ihre Angst, wieder entmündigt und beherrscht zu werden, war so groß, dass sie in jeder Situation die Kontrolle behalten wollte, um sich vermeintlich sicher zu fühlen. Petra verstand, dass sie ihre natürlichen Führungsfähigkeiten noch gar nicht kennengelernt hatte, weil ihr Motiv diese innere Not gewesen war und die Furcht vor einem Kontrollverlust sie innerlich lähmte.

Petras innerer Knoten löste sich bei einer darauffolgenden Veranstaltung, in der es um die sozialen Ressourcen der Hunde ging. Genauso wie es in jeder Rasse Leithunde gibt, sind natürlich auch bestimmte Mitarbeiterkompetenzen in jeder Hunderasse vorhanden. Dass dies noch wenig erforscht wurde, liegt vielleicht daran, dass wir die natürlichen Mitarbeiterressourcen auch in der Menschenwelt wenig wertschätzen und vernachlässigen. In Weiterbildungen geht es häufig nur um eine fachliche Qualifikation, die dem Unternehmen dient, und nicht um die Wahrnehmung und Stärkung der natürlichen Ressourcen dieses Menschen, die mit dem Unternehmen verbunden werden können.[15]

Petra nun erlebte in der Veranstaltung mit den Hunden eine Situation, die wie für sie gemacht war. Es ging um einen Golden Retriever, der für uns Menschen als Leithund nicht mehr zu erkennen war. Ihm fehlten sowohl die Ruhe als auch die Ausstrahlung, die diesen Hundetyp kennzeichnet. Er hatte nur wenig Selbstvertrauen und wirkte wie Petra seltsam fahrig in seinen Bewegungen.

Mehrere Hunde hatten ihn am Tag zuvor jedoch als Entscheidungsträger identifiziert und seine natürlichen Ressourcen erkannt. Sie hatten ihn nach dem Abschnüffeln mit Gesten begrüßt, die Leitwesen vorbehalten sind und waren in eine

15 Welche Ressourcen das beispielhaft sind, habe ich im Buch *Abenteuer Vertrauen – Vollkommen, aber nicht perfekt* (Goldmann, München 2018) beschrieben.

leicht abgeduckte Haltung gegangen, hatten ihm die Schnauze geleckt und ihm nicht direkt in die Augen gesehen. Doch der Golden Retriever hatte sich zur Begrüßung weder aufgebaut noch sich auf andere Weise präsentiert. Er war nervös über den Platz gelaufen und hatte die Hunde bellend angeschnauzt, die mit ihm in Kontakt kommen wollten.

Manuela, mit der er lebte, hatte ihn als ausgemusterten Blindenhund übernommen. Laut ihrer Aussage hatte er zwar alles schnell erlernt, was nötig war, um einen blinden Menschen zu unterstützen – es jedoch nie zuverlässig ausgeführt. Weil die Ausbildung für einen Servicehund in einem bestimmten Zeitrahmen abgeschlossen sein muss und dann nicht mehr bezahlt wird, wurden die Maßnahmen und der Druck auf den jungen Hund verstärkt. Der Golden Retriever begann sich daraufhin zu verweigern und nach dem Ausbilder zu schnappen. Dieser antwortete mit massiver Gewalt, die dazu führte, dass der damals junge Hund aufgab – nun aber wie eine leere Hülle wirkte. Danach wurde er an Manuela vermittelt.

Ein Leithund ist kein Befehlsempfänger und arbeitet nicht gern zu, wie ich an vielen Stellen bereits beschrieb. Er kooperiert sehr gern, wenn er respektiert wird, und er möchte Situationen selbstständig einschätzen. Er geht also nur ungern über etwas hinweg, nur weil der Mensch es so entscheidet. Als Servicehund, der dem Menschen zuverlässig zuarbeiten soll, ist er deshalb ungeeignet.

Um diesem Hund zu helfen, ließ ich einen jungen, selbstbewussten Mischling zu ihm auf das Gelände. Ich hatte die Hoffnung, der Junghund würde ihn zünden und ihm vielleicht eine Grenzsetzung abfordern. Tatsächlich rannte der junge Rüde freudig auf den Golden Retriever zu, wedelte erwartungsvoll mit der Rute und blieb dann verdutzt vor dem Leithund stehen, weil seine Begrüßung nicht erwidert wurde. Er schnüffelte ihn ab und leckte ihm kurz über das Maul, doch der Golden Retriever stand hilflos da und wirkte vollkommen überfordert.

Sich vergewissernd schnüffelte der junge Hund erneut am Hinterteil des Leithundes, schüttelte sich irritiert und begann ihn anzubellen. *Los jetzt! Mach was! Tu was! Ich will wissen, was du kannst,* hätte seine Aufforderung heißen können.

Doch bei jedem Beller schien der Golden Retriever mehr in sich zusammenzusinken.

Man konnte dem jungen Rüden ansehen, dass es ihn nun seinerseits verunsicherte, nicht zu wissen, mit wem er es eigentlich zu tun hatte. Sein Bellen wurde wütender und herausfordernder. Immer wieder sprang er mit Scheinangriffen auf den Leithund zu und rammte seine Vorderpfoten vor ihn in den Boden.

Bevor ich kommentieren konnte, dass er damit den Golden Retriever zu mobilisieren suchte, sprang Manuela unvermittelt nach vorn und scheuchte den bellenden jungen Hund weg. Dieses Missverständnis bewirkte, dass der Leithund davonrannte, weil er durch das angstvolle Verhalten seines Menschen wohl tatsächlich einen Angriff befürchtete.

Ich bat die Halterin, nicht mehr einzugreifen, und fasste ihr zum besseren Verständnis meinen Eindruck zusammen. Dafür übertrug ich die Situation in die Menschenwelt: »Stell dir vor, du kommst zum ersten Mal in einen Sportverein und möchtest dort mitmachen. Du wärst jetzt also in einer ähnlichen Situation wie der junge Hund hier, der auf die Wiese kommt und mit deinem Hund etwas unternehmen will. Du betrittst voller Vorfreude das Büro des Leiters und begrüßt ihn freundlich. Doch dein Gruß wird nicht erwidert. Der Leiter schaut weg und tut so, als wärst du gar nicht da. Wie der junge Hund hier zur Überprüfung an deinem Hund geschnüffelt hat, gehst du noch einmal vor die Tür und prüfst das Schild. Doch da steht deutlich: *Leiter des Sportvereins.* Also kommst du wieder herein und versuchst es erneut, legst aber diesmal mehr Nachdruck in dein Anliegen und sagst: *Hallo, hören Sie mich? Können Sie mir mal antworten!?* Wieder schlägt dir Schweigen entgegen, und die Situation wird dir immer unheimlicher. Du gehst auf den Schreibtisch zu und haust mit der Faust auf den Tisch. Plötzlich springt ein Mitarbeiter hinzu, der bisher nicht beteiligt war, stellt sich vor den Leiter und scheucht dich weg. Daraufhin rennt der Leiter des Sportvereins aus dem Zimmer. Das ungefähr ist die Situation, die wir hier haben. Der junge Hund macht also alles richtig, er will deinen Hund wachrütteln und zu einer Handlung bewegen.«

Die Situation nun besser verstehend, sahen Manuela und die Zuschauenden jetzt wie gebannt auf die beiden Hunde, um zu verfolgen, wie es weiterging. Immer wieder schnitt der junge Mix im vollen Lauf den Leithund, als würde er darauf warten, von diesem gestoppt zu werden. Es erinnerte an das Verhalten von Kindern, die immer intensiver eine Grenze herausfordern wollen, die nicht kommt.

Der Golden Retriever zog ein paarmal erschrocken den Kopf zurück, wenn der Hund dicht an ihm vorbeirauschte. Doch plötzlich durchfuhr ihn ein Ruck, und er ging mit einem lauten Blaffer nach vorn. »Wäääh!« Für einen Moment stand er präsent aufgebaut da, rutschte jedoch wieder in sich zusammen, als ihn der junge Hund in einer Mischung aus Begeisterung und Herausforderung spielerisch in die Seite rempelte. Weil er wieder ins Leere agierte und die Begrenzung nicht fortgesetzt wurde, rannte der junge Mix über das Gelände und begann aufgeregt ins Gras zu beißen, wohl um seinen Druck abzubauen. Dann nahm er erneut Anlauf und umkreiste hektisch den Golden Retriever. Doch nun schien die Situation festgefahren, weil auch der junge Hund nicht mehr in seiner Mitte war.

Das kennt sicher auch jeder Mensch, der in einem Konflikt dauerhaft angeschwiegen wurde und sich dadurch immer mehr in ihn hineinsteigerte.

So beschloss ich, meine Hündin Frieda als Unterstützung dazu zu lassen. Zum einen liebte sie Leithunde wegen ihrer ruhigen Ausstrahlung, und zum anderen konnte sie Mitarbeiterhunde sehr klar begrenzen. Die ganze Zeit über hatte sie das Geschehen bereits durch den Zaun hindurch beobachtet, weil ich sie in Bereitschaft gehalten hatte. Nun schoss sie wie ein Pfeil auf den Platz, stellte sich einem Mahnmal gleich hin und fixierte den nervös herumspringenden jungen Mix. Der sah sie verdutzt an, verhielt kurz und drehte dann noch mehr auf. Frieda regte keine Pfote, sondern richtete ihren Blick wie einen Bannstrahl auf den jungen Hund und hob eine Lefze. Der Junghund bremste unvermittelt ab, setzte sich hin und legte die Ohren an. Er leckte sich beschwichtigend über das Maul und umlief Frieda in einem respektvollen Bogen. Diese behielt ihn im Auge und schien mit Wohlwollen zu registrieren, dass der junge Hund sich erschöpft ablegte und hechelte. Ihm war die Erleichterung über Friedas Begrenzung deutlich anzusehen.

Der Leithund hatte bei dieser Szene zum ersten Mal Interesse gezeigt und das Ganze aus dem Hintergrund aufmerksam verfolgt. Frieda lief nun weich wedelnd auf ihn zu, und mich wunderte es nicht, dass sie wusste, mit wem sie es zu tun hatte. Hatte ich doch schon viele Male erlebt, wie diese erfahrene Hündin durch die konditionierte Hülle eines anderen Hundes hindurchsehen konnte. Auch diesen Leithund erkannte sie und zeigte das mit kleinen freudigen Juchzern, die bei der sonst eher gestrengen Herdenschutzhündin etwas Rührendes hatten. Dann leckte sie ihm kurz die Lefzen und setzte sich neben ihn.

Der Leithund schnüffelte jetzt seinerseits an ihr, und dies war seine erste Orientierung im Hier und Jetzt, seit er auf dem Platz war. Danach schüttelte er sich, so als würde er etwas abwerfen, und seine Augen veränderten sich. Sein Blick wirkte klarer und aufgeräumter. Mit einem vorsichtigen Blick auf Frieda näherte sich der junge Hund der Zweiergruppe und fasste offenbar Mut, weil die Hündin nicht auf ihn reagierte. Dann startete er einen neuen Versuch und sprang dem Golden Retriever vor die Nase. Frieda fuhr dazwischen und legte ihn auf den Rücken. Dann trat sie, ihn im Blick behaltend, sehr langsam zurück, und ich glaube, nicht nur ich bekam eine Gänsehaut, sondern auch alle anderen Zuschauenden, als der Golden Retriever sich plötzlich zu seiner vollen Größe aufbaute und an Friedas Stelle trat. Er stand nun über dem Junghund, der ihm von unten die Lefzen leckte und in seiner Aufregung herumzappelte. Der Leithund stand einfach über ihm, bis er sich beruhigt hatte. Seine Präsenz war jetzt unmittelbar zu spüren, so als hätten die beiden anderen Hunde in ihm ein Licht angeknipst.[16]

Petra entfuhr nach dieser Szene eine wunderbare Erkenntnis zu dem Problem, das sie mit ihrer Sekretärin hatte. Mit erstauntem Gesichtsausdruck rief sie aus der Menge der Zuschauenden: »Dann geht es also darum, dass ich als Führungskraft auch Hilfe von meinen Mitarbeitern und Mitarbeiterinnen bekommen kann, wenn ich irgendwo Schwächen habe!«

16 Eine ähnliche Wiederbelebung eines Entscheidungsträgers kannst du auf meinem YouTube-Kanal im Video »Von der Erstarrung in die eigene Kraft« sehen.

Diese Einsicht löste eine spannende Diskussion in der Gruppe aus, in der deutlich wurde, wie viele Menschen so eine Form von Ehrlichkeit, Fairness und gegenseitiger Wertschätzung an ihrem Arbeitsplatz begrüßen würden.

Wenige Wochen nach dieser Veranstaltung schrieb Petra mir in einer Mail:

Liebe Maja,

das Seminar hat sehr in mir gearbeitet. Die Szene mit dem jungen Hund und Frieda lässt mich nicht mehr los. Ich sehe meine Sekretärin seitdem in einem anderen Licht und schäme mich ein bisschen für mein früheres Verhalten. Ich kann ihre Kompetenz jetzt ganz anders wahrnehmen und wertschätzen. Das entlastet mich und sie unglaublich. Seitdem ich verstanden habe, dass ich auch als Chefin lernen darf und ihre Unterstützung annehmen kann, herrscht ein ganz anderes Klima. Ich habe dazu einen kleinen Workshop gemacht und von den Hunden erzählt. Seitdem ist der Druck weg, und die Bereitschaft zur gegenseitigen Ergänzung ist im Team gewachsen. Irgendwie hat mir das Zugeben meiner Schwächen sogar geholfen, mehr Selbstvertrauen zu haben. Ich habe immer gedacht, ich darf mir als Führungskraft keine Schwächen leisten. Durch die Hunde habe ich verstanden, was für ein Schwachsinn das ist, weil wir ja alle unsere Geschichte haben und keine Maschinen sind. Das ist alles sehr spannend, und ich bin auf dem Weg.

Vielen Dank von Petra

Die heilsame Welt der Hunde

Meine Ausbildung zur Heilpraktikerin für Psychotherapie hatte den Nachteil, dass ich nur die Diagnostik vieler psychischer Symptome erlernte, aber wenig ursächliche Hintergründe über sie. Der Vorteil war jedoch, dass ich dafür wenig Lebenszeit einsetzen musste und danach viel Raum hatte, mir die neuen Erkenntnisse zu erschließen, die es zum Nervensystem, auf dem Gebiet der Hirnforschung und zum Thema Trauma gibt.

Dennoch liebe ich nach wie vor die Praxiserforschung von Prinzipien und entwickelte 2016 das therapeutische Experiment: »Leinen los und leben – Die heilsame Welt der Hunde«.

Obwohl vollkommen klar ist, dass man Hunde nicht eins zu eins mit Menschen vergleichen kann, bricht deren klare und einfache Art vieles auf Zusammenhänge herunter, die in der menschlichen Kompliziertheit nur noch als Zerrbild oder gar nicht mehr sichtbar sind.

Das wohl Wesentlichste, was mir in diesem Zusammenhang bei den Hunden auffiel, ist, dass sie versuchen, sich so aufeinander zu beziehen, dass keine Ressourcen verloren gehen, sondern erhalten bleiben. So begrenzen sie zum Beispiel extrovertierte Hunde, wenn diese zu hektisch werden, monieren aber nicht deren Temperament. Auch bringen sie die langsamen, introvertierten Hunde dazu, sich mit neuen Eindrücken auseinanderzusetzen, respektieren aber deren Zurückhaltung und Vorsicht.

Durchgeführt wurde das folgende Experiment fünf Tage lang auf einem eingezäunten Gelände in Oranienburg-Schmachtenhagen vor Publikum.

Dafür wurden vier Hundegruppen sehr sorgfältig zusammengestellt und darauf geachtet, dass sie sich in ihren Kompetenzen authentisch ergänzen können, und vor allem, dass sie psychisch vollkommen stabil sind.

In jede dieser Gruppen wurde ein Hund dazugesellt, der schon länger Tics, Süchte, Zwänge, Ängste oder Aggressionen zeigte.

Nun wollten wir beobachten, ob und wie die Hunde diesem Hund halfen und ob sie dabei Prinzipien folgten, die auch für die Therapie von Menschen aufschlussreich sein könnten.

Begleitet wurde das Experiment von Andre Jacomet, einem Schüler und Assistenten des Traumapioniers Peter Levine, sowie Frau Dr. Andrea Möllering, Chefärztin und Leiterin einer Traumaklinik in Bielefeld. Dort werden Menschen mit Komplextrauma behandelt, und wir hatten im Anschluss die Gelegenheit, dort einen Vortrag über unsere Ergebnisse vor einhundert therapeutisch tätigen Fachkräften zu halten.

Weiterhin unterstützten Wegbereiterinnen des Verbundes für Mensch-Hund-Kommunikation die Realisierung dieser Tage.

Um verständlich zu machen, wie sie abliefen, möchte ich einen Fall des Experimentes näher beschreiben und im Anschluss benennen, was ich damals an Heilungsprinzipien wahrgenommen habe.

Der Fall Mary

Die Appenzeller Sennenhündin Mary reagierte mit massiver Abwehr auf fremde Menschen und Hunde. Sie ging mitunter nach vorn, um anzugreifen, bellte ohne Pause und konnte sich nicht mehr beruhigen. Sie bewachte ihr Frauchen Antonia nicht nur mit der natürlichen Wachsamkeit ihrer Rasse, sondern obsessiv.

Es beunruhigte sie zutiefst, wenn Antonia unter Menschen ging, und sie verfiel dann jedes Mal in bestimmte Zwangshandlungen.

Für Mary hatten wir folgende vier Hunde mit unterschiedlichen Kompetenzen als Helferteam zusammengestellt:.

1. **Ludwig, Bloodhound**
   Kompetenz: Zentralhund, der mit jedem mitschwingen kann und alle einzubinden sucht.
   Authentisches, individuelles Wesen: gelassen, souverän, fantasievoll.
2. **Scout, Livernose Ridgeback**
   Kompetenz: Extrovertierter Leithund, der rasche Entscheidungen trifft, die Ruhe behält und andere auch aktiv beruhigen kann.
   Authentisches, individuelles Wesen: sensibel, feinfühlig, ausgeglichen, sanft.
3. **Nashville, rumänischer Mix**
   Kompetenz: Extrovertierter Mitarbeiter, kundschaftet im größeren Umfeld. Aktiviert authentische Ressourcen, indem er andere Hunde gern »zündet« und zu einer Aktivität bringt. Lässt sich durch sein Temperament von neuen Reizen mitreißen. Muss dann eingegrenzt werden.
   Authentisches, individuelles Wesen: fantasievoll, sensibel, aufmerksam.
4. **Eddi, griechischer Mix (Junghund)**
   Kompetenz: Introvertierter Mitarbeiter. Kundschaftet und sichert im näheren Umfeld, fungiert als »Ordnungsamt« und achtet auf die Einhaltung der Regeln. Begegnet neuen Reizen eher vorsichtig und alarmiert. Braucht etwas länger, um diese zu verarbeiten.
   Authentisches, individuelles Wesen: sensibel, verspielt, selbstbewusst.

5. **Mary, Appenzeller Sennenhund** wurde im Vorfeld ebenfalls von anderen Hunden identifiziert.
Ihre *Kompetenz* war die einer extrovertierten Wächterin. Setzt ihren Körper wie ein Bodyguard ein und schützt die anderen, splittet bei Streitereien, versucht Stimmungen harmonisch auszugleichen.
Authentisches, individuelles Wesen: noch nicht genau festzumachen, weil Mary so viele Übersprungshandlungen und Abwehrstrategien zeigt.
Um ihr obsessives Schutzverhalten besser einzuordnen, ist es notwendig, auch noch auf Antonia einzugehen.

Diese steht mit leicht eingeknickten Knien und zur Faust geballten, verkrampften Händen vor mir und wirkt unsicher und ängstlich. Die Kollegin, die Antonia bisher an ihrem Heimatort unterstützte, ist anwesend und berichtet, dass Antonia weder Mary noch in ihrem menschlichen Umfeld Grenzen zu setzen vermag. Als ich nachfrage, was Antonia tut, wenn jemand über sie hinweggeht und ihre Grenzen verletzt, antwortet sie: »Ich halte das irgendwie aus«, und erstarrt dabei.

Auch wenn ich Antonias Lebenshintergründe wenig kenne und es bei diesem Experiment nur um die Hunde geht, möchte ich allgemein etwas zu diesem Thema sagen, hat es doch einen unmittelbaren Einfluss auf die Beziehung zum Hund.

Wenn in der Kindheit Übergriffe stattfanden, entsteht oft ein Gefühl vollkommener Hilflosigkeit. Damit meine ich nicht nur sexuelle und andere gewalttätige Übergriffe, sondern auch jede psychische Inbesitznahme eines Kindes. Bei den Menschen, mit denen ich arbeitete, war es häufig die Mutter, die sich in das Kind hinein ausdehnte und ihm den Eindruck vermittelte, nur in Verbindung zu und mit ihr vollständig zu sein. Wenn man nicht weiß, wer man selbst ist, bietet auch der eigene Körper oft keine Orientierung mehr, wo man anfängt und endet. Alles geht ineinander über und verschwimmt. Eine Frau mit diesem Hintergrund sagte einmal: »Ich fühle mich wie ein poröses Schiff auf dem Meer. Alles um mich herum kann in mich eindringen, und das fühlt sich grauenhaft und gefährlich an.«

Traumatische Erfahrungen werden abgespalten und vom Bewusstsein getrennt.

Aus diesem Grund kann sich der kindliche Anteil, der das Trauma erlebt hat, nicht weiterentwickeln und ist auch später genauso alt wie damals.

Jedes Mal wenn eine Grenzverletzung in einem traumatisierten Menschen berührt wird, reagiert das Kind in ihm, dem sie geschehen ist, und nicht der Erwachsene.

Ein Hund, der diesen kindlichen Anteil in seinem Menschen zu beschützen sucht, reagiert also nicht auf einen Erwachsenen, sondern auf ein schutzbedürftiges kleines Wesen. Hunde spüren sehr genau, wer in einem Menschen gerade vorn ist. Sein Selbst oder ein kindlicher, vollkommen überforderter Anteil.

In vielen Hundecoachings sieht man Hunde, die diesen kindlichen Part in einem Menschen zu beschützen suchen und dafür gemaßregelt werden.

Häufig wird dem Menschen dann gesagt, er müsse besser führen und solle klarer und präsenter sein. Es ist wahr, dass dies dem Hund helfen würde, und ebenso ist es wahr, dass so ein Ratschlag den Betroffenen selten langfristig hilft, denn ein Traumaanteil oder dessen Bewältiger besitzen weder Klarheit noch Präsenz, weil sie nicht im Hier und Jetzt sind. Sie reagieren auf eine überwältigende Erfahrung in der Vergangenheit, die durch die aktuelle Situation nur aktiviert wird.

Viele traumatisierte Menschen wissen nicht mehr, dass sie noch eine unversehrte Kraft in ihrem Wesenskern in sich tragen, auf die sie zurückgreifen können. Sie bemühen sich deshalb, die Situation über funktionale Bewältigungsstrategien zu lösen. Dadurch strengen sie sich immer mehr an und verkrampfen sich, was wiederum der Hund als Handlungsunfähigkeit wahrnimmt und selbst handelt.

Schauen wir uns einmal an, wie die Hunde Ludwig, Scout, Nashville und Eddi einen Rahmen herstellen, in dem Mary wieder in Verbindung mit ihrem authentischen Wesen gehen kann.

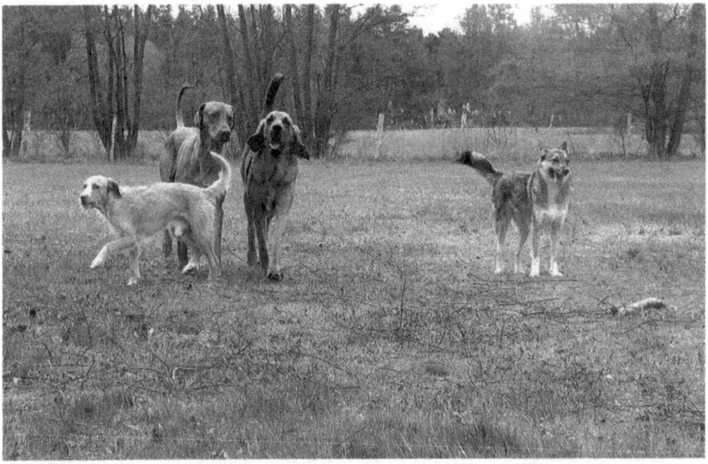

Das Therapeutenteam: Nashville, Ludwig, Scout & Eddi (von rechts nach links)

Alle Helferhunde haben die Ruten erhoben und sich selbstbewusst und locker aufgebaut. Nur der introvertierte, junge Eddi hat den Kopf etwas abgeduckt und die Ohren angelegt, weil die Zuschauenden hinter dem Zaun ihm noch suspekt sind. Die Hunde haben sich einander bereits vorgestellt und wissen, auf welche Kompetenzen sie in ihrem Verbund zurückgreifen können. Sie konnten sich im Gelände orientieren und das Umfeld in sich aufnehmen. Bevor Mary hereinkommt, sind sie also ein Team und im Hier und Jetzt angekommen.

Das Tor öffnet sich, und Antonia wird mit Mary hereinbegleitet. Während Erstere sich zu den anderen Haltern des Hundeteams auf das Gelände stellt, sprintet Mary sofort hysterisch bellend über den Platz und wirkt äußerst aufgebracht. Sie orientiert sich nicht, wo sie ist oder mit wem sie diese eingezäunte Fläche teilt. Es ist, als könne sie in ihrer Überreizung das Umfeld weder aufnehmen noch einschätzen, und ein Übersprung jagt den nächsten.

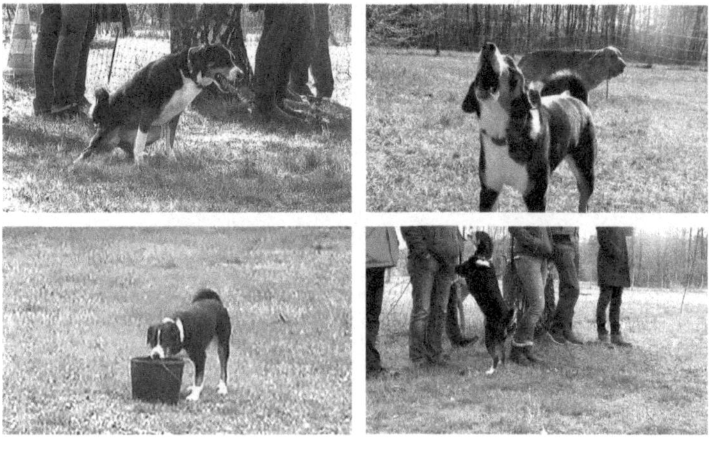

Marys Automatismen

Sie schiebt sich vor Antonia, rennt dann wieder fahrig über das Gelände, bellt in jede Richtung und steuert immer wieder einen Wassereimer an, aus dem sie zwanghaft trinkt. Dann läuft sie zurück zu Antonia und verbellt die Menschen, die neben ihr stehen, setzt erneut eine Marke, bellt in alle Richtungen, trinkt am Wassereimer und steigt an Antonia auf.

Diese Automatismen spult sie mehrfach hintereinander ab, und es hat etwas Unwirkliches, weil Mary sich nicht ein einziges Mal auf die Gegenwart bezieht, in der gerade nichts Gefahrenvolles geschieht. Sie verhält sich, als müsse sie Antonia vor lauter Ungeheuern beschützen, die nur sie selbst wahrnehmen kann. Antonia steht nach wie vor mit eingeknickten Knien und hochgezogenen Schultern neben den anderen Hundehaltern und Hundehalterinnen, und ihre Verunsicherung ist deutlich spürbar.

Während viele gespannt darauf warten, was das hündische Helferteam gegen den ohrenbetäubenden Lärm und die Aufregung Marys tun wird, antworten die Hunde in vollkommen anderer Weise.

Sie tun nämlich gar nichts dagegen und lassen Marys Automatismen einfach ins Leere laufen. Auch bei den anderen Hundegruppen werden wir erleben, dass sie gerade auf die äußeren Symptome, die wir Menschen als Erstes weghaben wollen, nicht eingehen.

Die Helferhunde schnüffeln gelassen das Gelände ab und beobachten Marys Auftritt aus den Augenwinkeln. Es fällt auf, dass sie sich zwar in der Nähe aufhalten und eine Begrüßung anbieten, diese jedoch nicht einfordern wie sonst üblich unter Hunden. Im Gegenteil, sie lassen Mary ausreichend Raum, sich zu entladen, ohne sich einzumischen. Dennoch bleiben sie in ihrer Nähe, und Marys schrilles Solo wird hinterlegt von ihrer ruhigen Präsenz.

Als Mary sich dadurch etwas beruhigt hat, platzieren sich Ludwig und Eddi genau vor ihrer Nase und beginnen weich zu spielen. Da beide Hunde ganz bei sich sind, geht die angespannte Energie von Mary nicht auf sie über. Diese steht stramm wie eine Soldatin neben Antonia. Ludwig sieht immer wieder prüfend zu ihr hin und scheint abzuwägen, wie es ihr geht. Dann spielt er weiter mit Eddi und beobachtet Mary aus den Augenwinkeln. Tatsächlich löst Mary sich von Antonia und schnüffelt Eddi und Ludwig von hinten vorsichtig ab. Beide Hunde reagieren darauf nicht, bis Mary den Eindruck verarbeitet hat und sich neugierig vor sie stellt. Erst dann erheben sie sich und schnüffeln nun ihrerseits an Mary. Diese lässt es mit abgesenkter Rute und etwas angespannt zu.

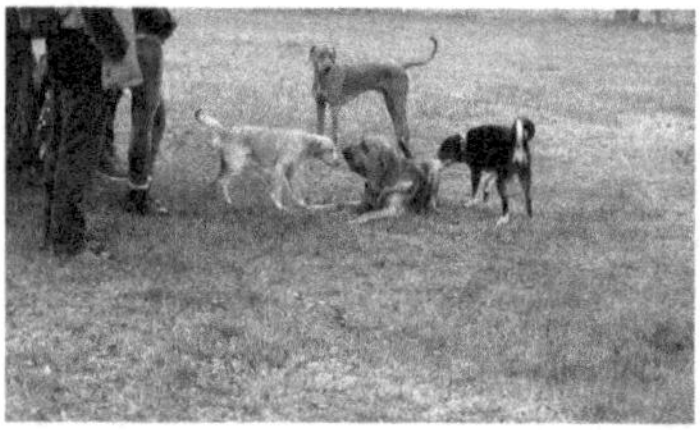
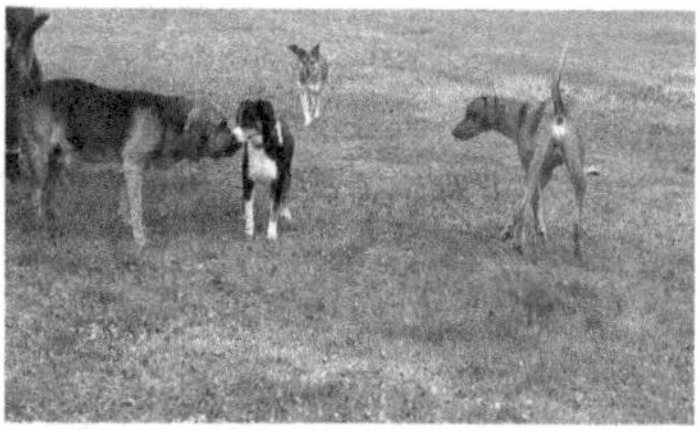

Indirekte Einladung an Mary. Sie kann auf diese Weise die Hunde abschnüffeln, bevor sie sich selbst einer Begrüßung stellt

Danach schüttelt sich Mary und lässt Wasser. Es wirkt jedoch nicht wie ein selbstbewusstes Markensetzen, sondern eher, als wolle sie sich nach dieser neuen Erfahrung mit den gewohnten Automatismen erst einmal wieder innerlich stabilisieren.

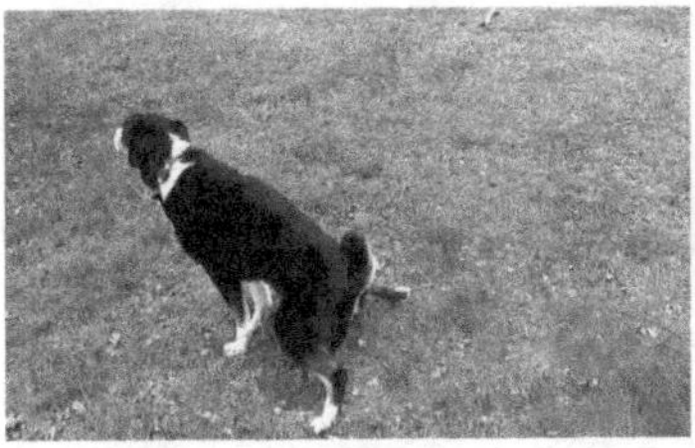 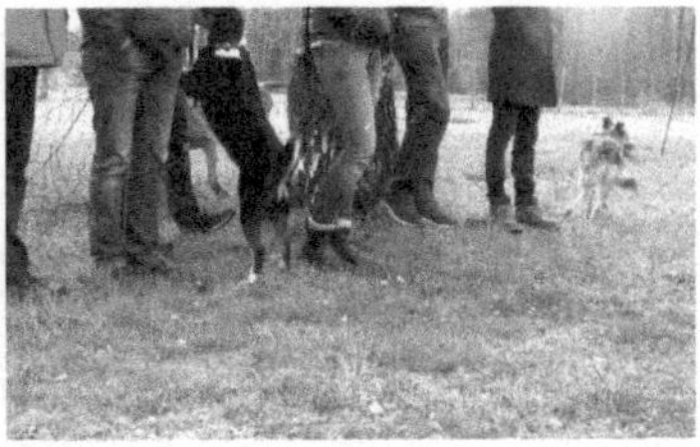

Mary stabilisiert sich durch ihre alten Muster

Sie steigt erneut an Antonia auf, rennt bellend über das Gelände und will sich dann wieder dem Wassereimer nähern, den sie schon die ganze Zeit über aus der Ferne bewacht. Diesmal kommt ihr Zentralhund Ludwig jedoch zuvor und trinkt selbstbewusst aus dem Eimer, während Leithund Scout sie abschnüffelt, wohl um zu erfahren, wie sie diese Wende aufnimmt.

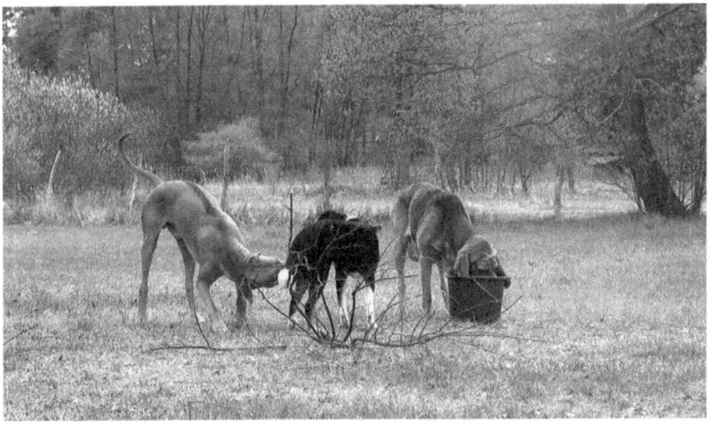

Unterbrechung von Marys Automatismen

Es ist, als wenn Ludwig Marys Automatismen am Eimer einmal bewusst stoppt, damit sie auf etwas anderes in sich zurückgreift. Und tatsächlich hat er offenbar den richtigen Moment abgepasst, denn Mary spurtet, ohne erneut in ihr Bellen

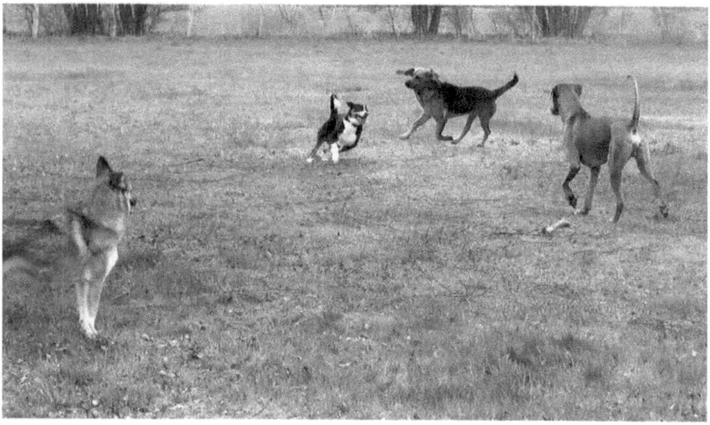

Marys erste Aufforderung an die Hunde

zu verfallen, über das Gelände und sieht sich auffordernd nach den anderen um. Die Hunde folgen diesem ersten authentischen Kontaktangebot und drehen gemeinsam ein paar ausgelassene Runden.

Marys Bewegungen sind jetzt fließender und weicher. Nach einiger Zeit stoppt Ludwig die Gruppe, und alle beruhigen sich. Diese Sequenz des gemeinsamen Sammelns nach einer Aktion ist immer wieder bei Hunden zu beobachten. Es ist, als würde das gemeinsame Erleben dabei verarbeitet.

Scout beschnüffelt Mary erneut am Hinterteil. Auf diese Weise überprüfen Hunde immer wieder, auf welche Weise sich die Stimmung eines anderen Hundes verändert hat.

Kurz darauf löst Mary sich aus der Gruppe und rennt zurück zu Antonia. Dort wiederholt sie ihr altes Programm. Sie bellt, trinkt aus dem Eimer, markiert um Antonia herum und umklammert sie von hinten. Während viele der Zuschauenden seufzen, weil Marys Verhalten nun noch massiver erscheint,

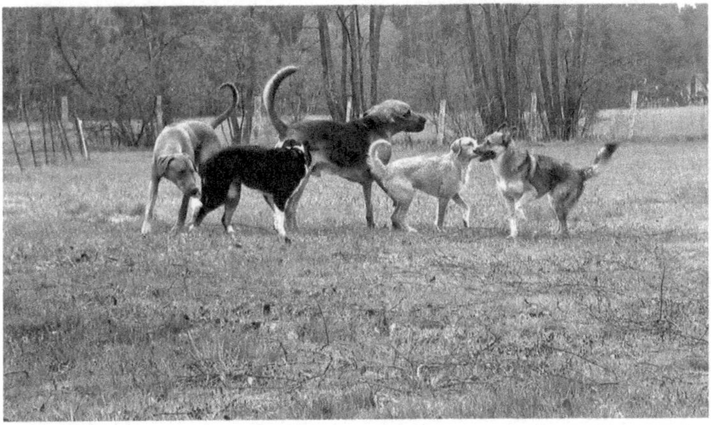

Ludwig integriert die gemeinsame Aktion durch eine Ruhepause

reagieren die Hunde darauf nicht. Für sie scheint es offenbar ganz natürlich, dass Mary nach jedem neuen Eindruck ihr altes »Zuhause« aus Automatismen aufsucht und sich dieser Möglichkeit umso stärker versichert, je mehr sich verändert.

Leithund Scout unterstützt Mary jetzt sogar und stellt sich dicht neben Antonia. Im Gegensatz zu Marys aufgeregten Handlungen stupst er Antonia nur sanft von vorn an die Hand und versucht offenbar, sie mit seiner Präsenz zu beruhigen. Er wirkt also nicht auf Mary ein, sondern geht auf die Ursache zu.

Weil sich die Situation dadurch nicht verändert, folgen wir dem Hinweis von Scout und überprüfen, ob es hilft, wenn Antonia, begleitet von einer Helferin aus meinem Team und ihrem Vater, ein paar Schritte geht, um aus ihrer körperlichen Erstarrung herauszufinden.

Für Mary ist diese Veränderung jedoch offenbar viel zu massiv. Auf das Umfeld aufzupassen und nun auch noch darauf, wo Antonia hingeht, löst eine Verstärkung ihres Kontrollverhaltens aus. Sie springt jetzt nicht nur völlig außer sich an Anto-

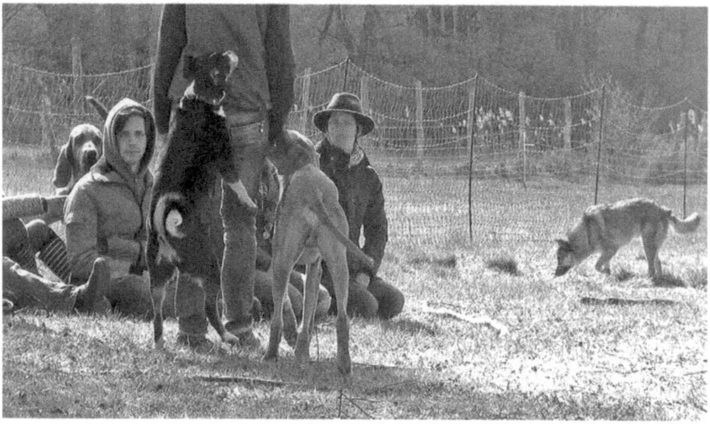

Leithund Scout versucht zu beruhigen

nia hoch, sondern maßregelt auch deren Helferin durch Anspringen.

Scout hat zuvor vermutlich bewusst eine sanfte Variante der Beruhigung gewählt, und nur wir Menschen wollten den Prozess in unserem Eifer forcieren und beschleunigen.

Um die so erzeugte Unruhe nicht zu vergrößern, stelle ich die Ausgangssituation wieder her. Mary bleibt jetzt jedoch wachsam neben Antonia stehen und bellt ohne Unterlass.

Plötzlich geht Kundschafter Nashville zielgerichtet auf sie zu und absolviert ein paar lustige Hopser, die so gar nicht zu Marys Unmut passen wollen. Damit wirbelt er viel Energie auf und schafft es tatsächlich, Mary zu zünden, die nun ihrerseits auf ihn zuspringt. Geschickt weicht er ihr aus und zieht sie weglaufend mit sich. Erneut vergisst Mary Antonia und liefert sich einen Wettlauf mit Nashville, den sie gewinnt.

In dieser entspannten Situation schiebt sich Leithund Scout wie eine Barriere vor Antonia und versperrt Mary den Zugang. Als diese das wahrnimmt, braust sie auf und geht auf Scout los.

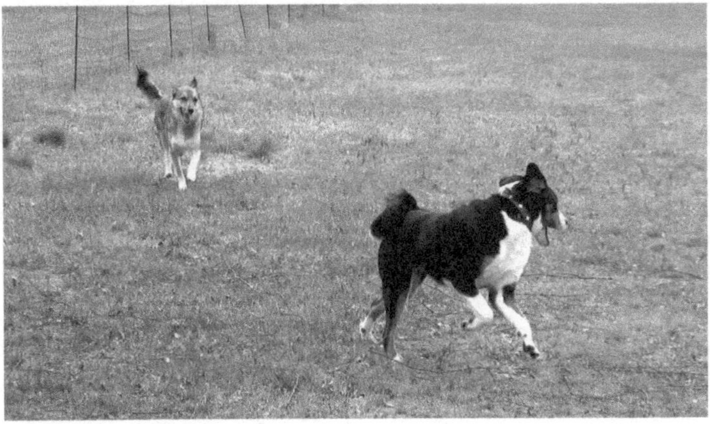

Man kann Mary den Stolz und die Freude über ihren Sieg richtig ansehen

Dieser fängt ihre Empörung ab, und da es Mary nicht gelingt, ihn zu beeindrucken und von Antonia zu vertreiben, kippt sie aus Verunsicherung wieder in ihr altes Verhalten. Sie läuft hysterisch bellend über den Platz, markiert und trinkt zwanghaft Wasser.

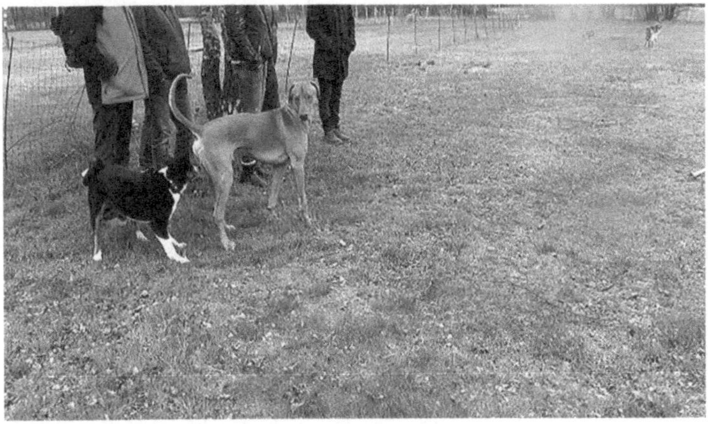

Scout blockiert den Zugang zu Antonia

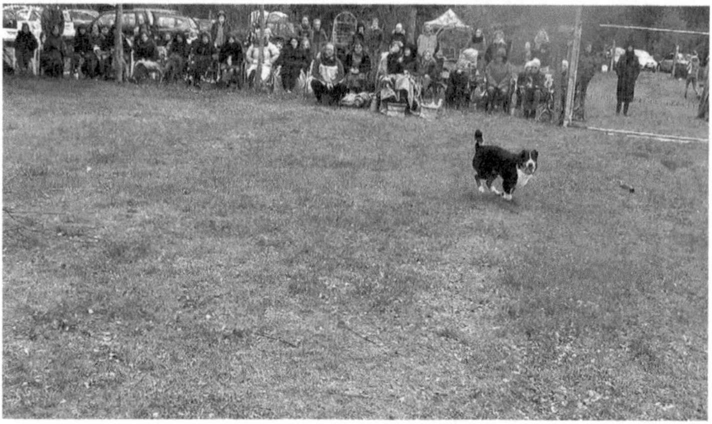

Mary entlädt ihren Kontrollverlust durch Bellen und Laufen

Daraufhin nimmt Scout den Druck heraus, tritt von Antonia weg und lässt zu, dass Mary wieder ihren Wachposten einnimmt.

So ein Verhalten habe ich bereits seit Jahren in vielen Hundegruppen beobachtet. Wenn ein Hund aus einem festgefahre-

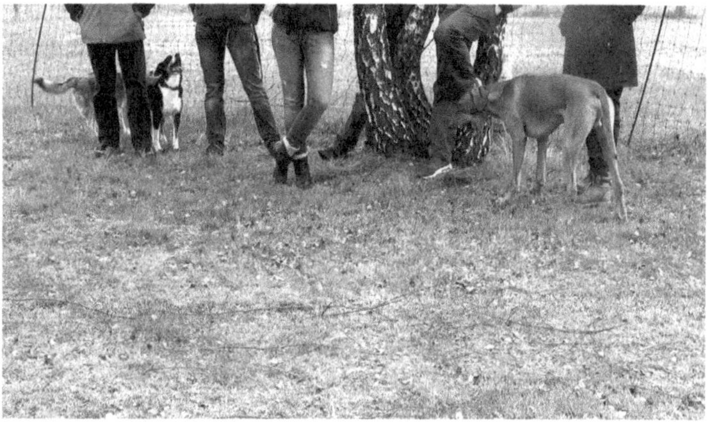

Scout lässt Mary bewusst wieder in die alte Situation hinein

nen Verhalten herausgeholt wurde, geschah dies nie durch eine abrupte dauerhafte Unterbindung der zwanghaften Handlung, solange diese niemanden gefährdete. Die Hunde ließen einfach zu, dass er zwischen seinen Automatismen und einem neuen Verhalten hin und her pendeln konnte. Dies ist besonders bemerkenswert, wenn man bedenkt, wie schnell wir Menschen genervt sind, wenn ein Hund in ein altes Verhalten zurückfällt, das nicht erwünscht ist. Oder wie ungeduldig wir mit uns selbst sind, wenn wir uns etwas Neues an- und etwas Altes abgewöhnen wollen.

Während Mary nun wieder neben Antonia wacht, greift sich Ludwig jetzt einen Stock und macht diesen genau vor Marys Nase interessant. Eddi springt hinzu, und beide geben eine herrliche Inszenierung, die mich an einen Werbespot erinnert, der ausdrücken könnte: *Oh, wenn du diesen Stock hättest, dann wäre dein Leben schöner … Schau, was für ein tolles Ding! … Der tollste Stock der Welt. Er könnte dir gehören …*

Tatsächlich zündet diese Darbietung bei Mary, und sie kommt heran, um den angepriesenen Schatz zu beäugen.

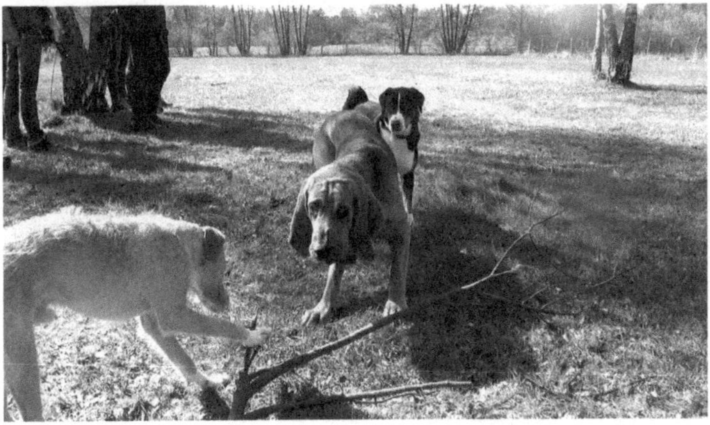

Äußere Ressource als Initiierung zum Kontakt

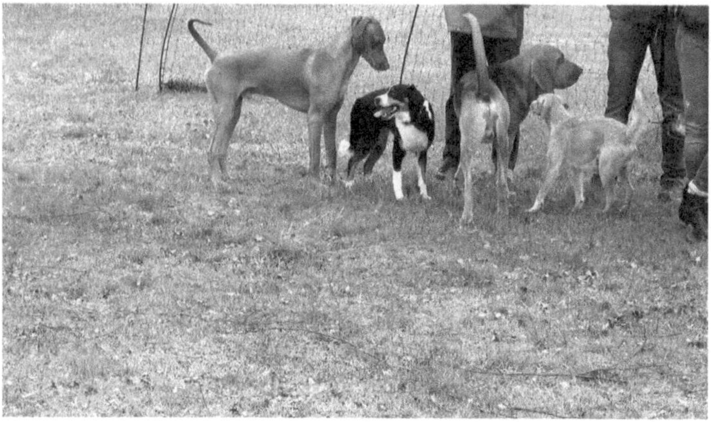

Ludwig blockiert den Zugang zu Antonia, und Scout zeigt Präsenz

Offenbar unsicher, wie sie in diesem Spiel mitwirken könnte, setzt sie eine Marke, läuft bellend über das Gelände, trinkt zwanghaft am Wassereimer und will zurück zu Antonia laufen.

Doch nun schiebt sich Ludwig begrenzend vor diese, und Scout baut sich wie ein Ausrufezeichen neben Mary auf. In

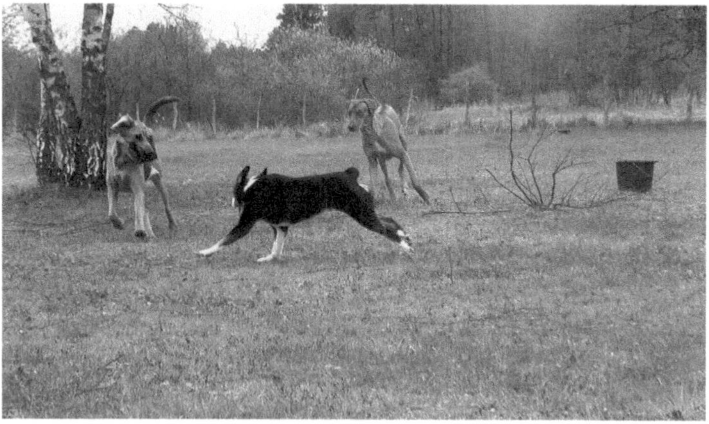

Mary geht von allein in die Hundewelt

diese präsente, ruhige Klammer genommen, hält Mary inne, und die Begrenzung löst jetzt keine Abwehrreaktion mehr aus. Offenbar hatte Scouts Aktion nur diese verstärkte Präsenz gebraucht, um den Druck in Mary abzufangen.

So steht diese eine Weile zwischen Ludwig und Scout, und etwas in ihr scheint anzukommen. Ihre geringelte Rute senkt sich zum ersten Mal ganz entspannt ab.

Am zweiten Tag läuft Mary zur Begrüßung freudig auf die Gruppe zu und lässt Antonia bereits für einen Moment außer Acht.

Erst danach spult sie ihre Automatismen erneut ab. Sie bewacht Antonia, bellt, trinkt Wasser und setzt eine Marke.

In diese Unruhe hinein beginnen sich die Kundschafter Nashville und Eddi einen spielerischen Scheinkampf zu liefern. Mary wendet ihre Aufmerksamkeit von Antonia ab und stellt sich eskortierend neben den Zentralhund Ludwig, der alarmiert auf diese Szene blickt.

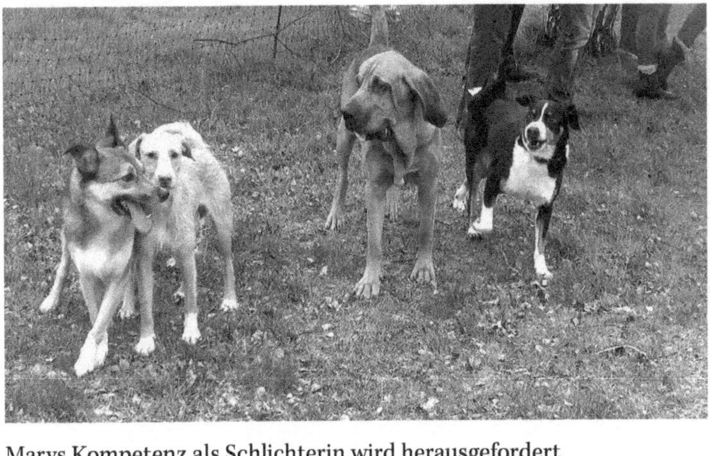

Marys Kompetenz als Schlichterin wird herausgefordert

Ob dieser Scheinkampf Zufall ist oder nicht – auf jeden Fall läuft Mary splittend zwischen den beiden Hunden hindurch, die daraufhin weglaufen. Mary folgt ihnen und trennt sie erneut. Als Nashville und Eddi mit ihrem Gerangel aufhören, wirkt Mary fast erstaunt über ihren Erfolg. Zum ersten Mal hat sie eine ruhige Ausstrahlung, und der Zentralhund Ludwig bestätigt sie mit einem anerkennenden Blick.

Bevor ich berichte, welche hündischen Prinzipien für mich in diesen Tagen herausstachen und was dies für meine weitere Arbeit mit Menschen bedeutete, will ich noch eine heitere Abschlussszene beschreiben. Vielleicht kann sie noch verständlicher machen, warum uns diese fünf Tage so bereichert und fasziniert haben – und wie Marys wahres Selbst sich am Ende doch noch offenbarte.

Ludwig hatte am letzten Tag eine Idee, die uns alle begeisterte. (Du kannst diese Szene als Video auf meinem YouTube-Kanal unter »Mary« sehen.)

Mary war gerade in einem schönen Spiel mit Ludwig gewe-

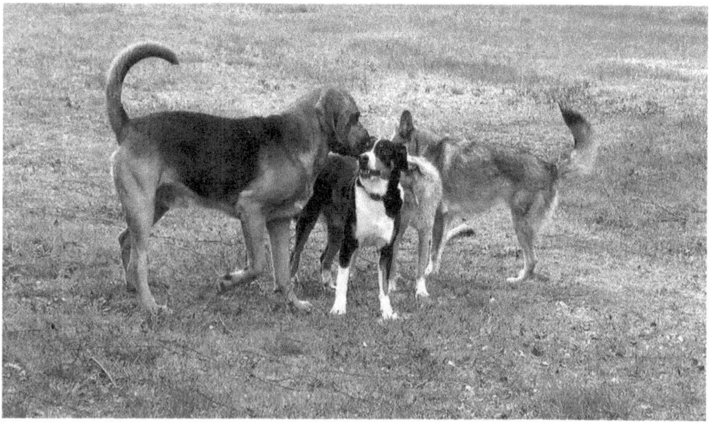

Ludwig macht eine anerkennende Geste

sen, als sie unvermittelt wieder in ihre Zwangshandlungen verfiel und Antonia bewachen ging.

Ludwig sah daraufhin so entgeistert in die Luft, als könne er es nicht fassen, dass sie ihn erneut mitten im Spiel stehen ließ.

Unvermittelt begann er, sich zu krümmen und auf seinem Po hin und her zu rutschen. Er blickte auf sein Hinterteil, als erlitte er da überraschend ein großes Ungemach. Dann legte er sich hin und leckte sich, so als hätte er sich verletzt. Mary wendete und kam sofort zu ihm zurückgelaufen. Besorgt beschnüffelte sie Ludwig am ganzen Körper. Leithund Scout erkundigte sich währenddessen an Marys Hinterteil, wie um zu erfahren, was dieser Einsatz mit ihr machte. Ludwigs Verhalten dagegen beunruhigte ihn keineswegs. Dieser lag inzwischen entspannt da und genoss Marys Fürsorge. Um Ludwig wieder auf die Beine zu stellen, initiierte Mary plötzlich eine Spielaufforderung. Sie schaute ihm direkt ins Gesicht, bog den Körper von ihm weg und machte einen spielerischen Sprung, um Ludwig mitzuziehen.

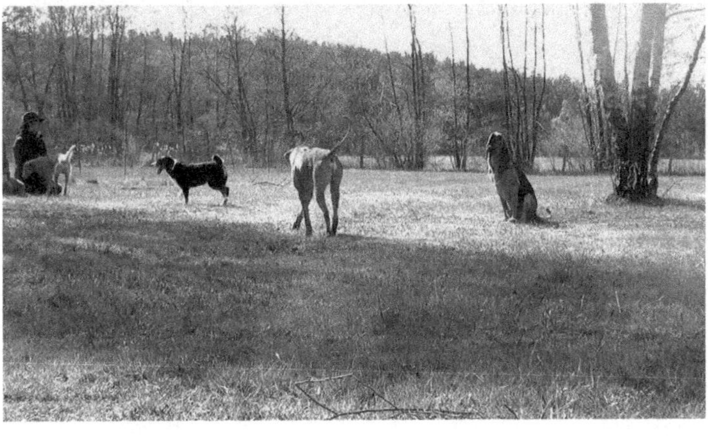

Ludwig ist plötzlich leidend

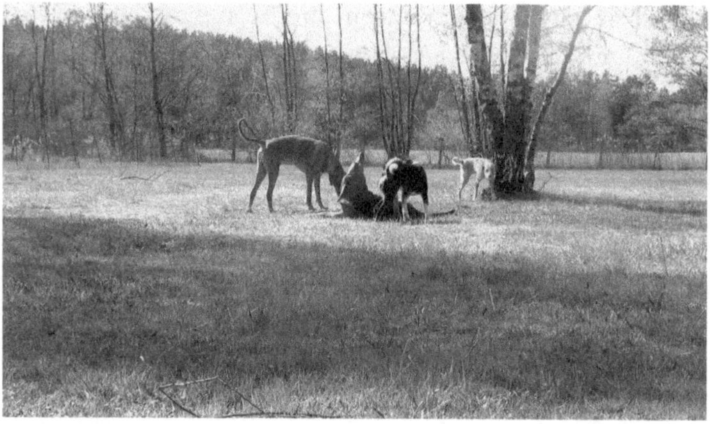

Ludwig genießt die Aufmerksamkeit

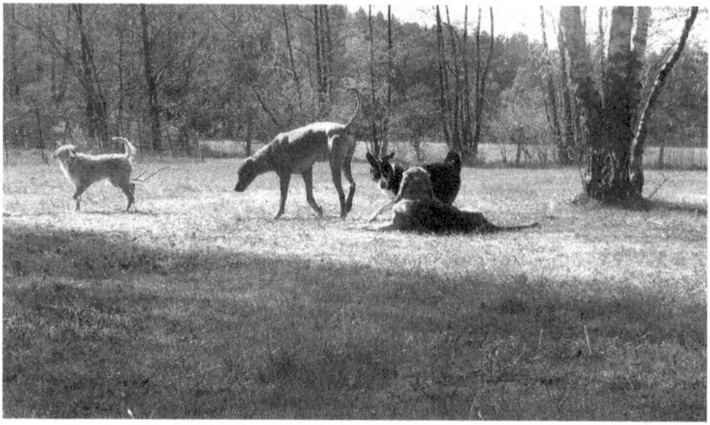

Mary macht eine Spielaufforderung

Simulant Ludwig gesundete zwar etwas zu schnell, doch man merkte ihm die Freude über seinen gelungenen Streich an, als er Mary sogleich folgte.

Mary, deren authentisches Wesen wir bei Beginn der Veranstaltung noch nicht wahrnehmen konnten, zeigte sich als aufmerksam, fürsorglich, temperamentvoll und intelligent.

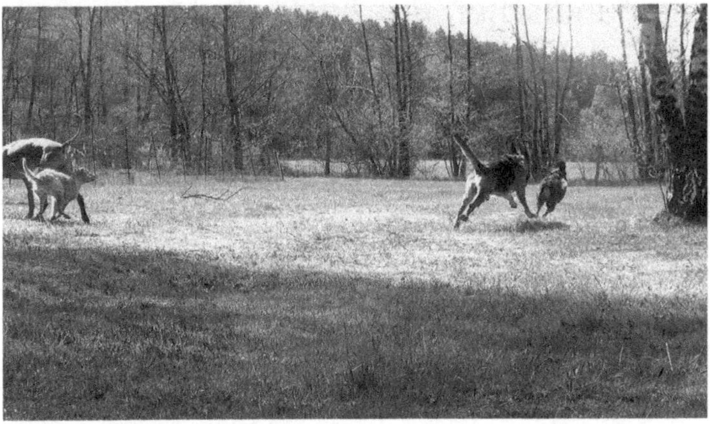

Ludwig lässt sich nicht lange bitten

Bereits in der Rasse der Appenzeller Sennenhunde liegt die Veranlagung zur Lebhaftigkeit und der wachsamen Verteidigung der eigenen Familie. Sie markieren dies häufig durch Bellen, und ihr helles Organ ist für ihre Rasse markant. Im Falle von Mary waren diese rassetypischen Eigenschaften sicher auch ein Verstärker für ihr Verhalten – ursächlich waren sie jedoch nicht.

Als Antonia sich nämlich entschloss, Mary zu ihren Eltern zu geben, weil sie verstanden hatte, dass sie dem Hund nicht gerecht werden *kann*, setzte Mary ihre Automatismen nicht fort. Sie lebt heute als ausgeglichener Familienhund, und Antonia hat einen guten Kontakt zu ihr, der ihr erlaubt, ohne Überforderung auch den eigenen Weg zu gehen.

Die hündischen Prinzipien in der Menschentherapie

Der Vortrag, den Andre Jacomet und ich im evangelischen Klinikum Bethel vor über hundert therapeutisch tätigen Menschen über unser Experiment hielten, beinhaltete eine theoretische Einführung, Videofilme der Hunde und Live-Darbietungen, in denen Andre und ich unsere Beobachtungen nachstellten und sie abgewandelt in die Menschenwelt übertrugen.

Diese Dokumentation basierte auf den vier Hundehelfergruppen, die wir fünf Tage lang live verfolgt hatten, und auf meiner Studie der authentischen Ressourcen an fünfhundert Haushunden.

Immer wieder tauchten übereinstimmende Schnittstellen auf, die ich auch später weiter erforschte und nun sieben Jahre danach, ergänzt um meine weiteren Beobachtungen, so zusammenfassen möchte:

1. *Die psychisch stabilen Hunde machen ein indirektes oder direktes Beziehungsangebot und lassen dem anderen dann den Freiraum, es wahrzunehmen oder nicht.*
2. *Sie beobachten, wann der betreffende Hund im Hier und Jetzt ist, und nutzen diese Momente für Einladungen. Innerhalb seiner Automatismen machen sie keine Angebote, halten jedoch mit ihrer Präsenz den Raum.*
3. *Sie lassen Symptome zu, die für Entladungen sorgen, oder provozieren diese sogar, wenn niemand durch sie gefährdet wird. (Diese Art Entladungen von angestauten Gefühlen provozieren Hunde übrigens instinktiv auch oft bei uns Menschen.)*
4. *Sie bieten Aktionen an, in denen natürliche Ressourcen mobilisiert werden können.*
5. *Sie begrenzen Automatismen und Zwangshandlungen nicht*

abrupt, sondern erst, wenn der Hund bereits auf etwas anderes in sich zurückgreifen kann.

6. *Sie nehmen den Druck sofort wieder heraus, wenn der Hund überfordert wirkt.*
7. *Sie lassen zu, dass der betreffende Hund zurück in sein altes Verhalten kippt, um sich dort zu stabilisieren (Pendeln zwischen altem und neuem Verhalten).*
8. *Sobald ein Hund natürliche Ressourcen anbietet, beziehen sich die Helferhunde darauf und binden diese in gemeinsame Interaktionen ein.*

Welche Entdeckungen mich persönlich dabei am nachhaltigsten berührten:

- Dass die Hunde ein genaues Gefühl dafür hatten, wann und wie viel Nähe, Distanz, Eingrenzen und Freiraum nötig und passend waren.
- Dass sie gegen bestimmte Symptome, wie zum Beispiel Suchtverhalten und Tics, nicht massiv vorgingen, so wie wir Menschen das üblicherweise tun.
- Dass sie keinem Ziel folgten, sondern dem Prozess, den ein Artgenosse zu gehen vermochte. Sie stellten sich vollkommen auf ihr Gegenüber ein und wendeten nie standardisierte Methoden an.
- Mit viel Fantasie gelang es ihnen, Bedingungen zu schaffen, die die natürlichen Fähigkeiten, also die Ressourcen, mobilisierten.
- Wie viel rascher eine heilende Entwicklung stattfand, weil sie einen Hund zwischen seinem alten und neuen Verhalten hin und her pendeln ließen, während sich zuvor oft mehrere Hundeschulen erfolglos damit abgemüht hatten, das alte Verhalten abrupt zu beenden.

Für mich sind Hunde deshalb evolutionäre Therapeuten, weil sie sich auch bei einem traumatisierten Artgenossen auf Ressourcen beziehen, die evolutionär angelegt sind, um ein Trauma zu verarbeiten. Sie bekämpfen nicht die Folgen des Traumas, die sich häufig in Automatismen zeigen, sondern versuchen, den Artgenossen mit der eigenen Präsenz zu stabilisieren und zu co-regulieren, bis er wieder genügend eigene Kräfte mobilisiert hat, um das Trauma zu verarbeiten.

Als meine Hündin Bambi als Junghund zu uns kam, erlebte ich diese Form von Co-Regulation in vollendeter Form durch meine anderen Hunde. Zwölf Wochen lang sahen sie durch Bambi hindurch, als wäre sie Luft. Nach außen hin machte es den Eindruck, als würden Raida, Mitja und Frieda sie vollkommen ablehnen. Damals wusste ich noch nicht, dass Bambi bereits als Welpe eine schockierende Erfahrung mit anderen Hunden gemacht hatte. Ich registrierte nur, dass sie sich nach ihrer Ankunft nicht über den Hundekontakt freute, sondern meine anderen Hunde anknurrte, das Fell sträubte und sich sehr verunsichert ihnen gegenüber benahm. Die drei erwachsenen Hunde gingen daraufhin in die Distanz und stabilisierten sie nur durch ihre ruhige Präsenz. Alle Symptome wie Bambis nervöses Bellen, Fiepen und Zusammenzucken ignorierten sie. Erst nach drei Monaten hatte sich Bambis Nervensystem so weit reguliert, dass die erwachsenen Hunde einen Sinn darin sahen, den direkten Kontakt aufzunehmen. Vorher wäre dieser gar nicht möglich gewesen, weil ein Wesen, das noch im Schrecken der Vergangenheit lebt, die Gegenwart nicht wahrnehmen kann. Mitja, Raida und Frieda hatten also zwölf Wochen lang mit ihrer Ruhe und Präsenz eine sichere Brücke für Bambi in die Gegenwart gebaut.

Greta, mein erster Fall nach den hündischen Prinzipien

Einer meiner ersten Fälle, in denen ich mit diesen Prinzipien zu arbeiten suchte, war Greta, ein vierzehnjähriges Mädchen mit Magersucht. Ich lernte es über ihre Großmutter kennen, mit der ich oft eine Runde drehte. Während unsere Hunde einträchtig schnüffelten, erzählte die Frau mir von den Sorgen, die sie sich um Greta machte, weil jene alle bisherigen Behandlungsversuche abgelehnt hatte und jedes therapeutische Gespräch verweigerte.

Als Leiterin einer Gruppe für Essstörungen und Heilpraktikerin für Psychotherapie stimmte ich zu, als die Großmutter mich fragte, ob sie mit Greta einmal zu mir kommen könne. Eine befreundete Kollegin warnte mich davor, ein magersüchtiges Mädchen mit in meine Gruppe zu nehmen, in der bis dahin ausschließlich Frauen mit Bulimie (Ess-Brech-Sucht) und der Binge-Eating-Störung (regelmäßig auftretende Essanfälle ohne gewichtsregulierende Maßnahmen) waren. Sie sagte: »Magersüchtige sind resistent und nutzen fast alles in der Therapie, um die Kontrolle zu verstärken. Deshalb müssen sie extra behandelt werden.«

Mir war bekannt, dass es im Falle von Magersucht nicht ungewöhnlich ist, dass die Betroffenen Hilfe ablehnen, weil sie große Angst davor haben, die Kontrolle zu verlieren. Ich selbst war davon im selben Alter wie Greta ein Jahr lang betroffen gewesen und erinnerte mich gut, wie viele Tricks ich zu gebrauchen lernte, um diese einzige Insel der Macht in einem Ozean aus Ohnmacht nicht aufgeben zu müssen.

Nachdem die Großmutter Greta das erste Mal gebracht hatte und wieder gegangen war, wollte das vierzehnjährige Mädchen die Stunde stumm und mit verschränkten Armen aussitzen. Das respektierend, sprach ich sie nicht direkt an, sondern sagte zu meinem Hund Frieda: »Siehst du, unser Besuch ist genauso eine großartige Kämpferin wie du, als du damals überleben musstest. Greta kann auch gut auf sich aufpassen.« *Dies war ein indirektes Beziehungsangebot und eine Wertschätzung von Gretas Schutzstrategien.*

Verweigerungen sind häufig der einzige Handlungsspielraum, den ein Mensch in großer Bedrängnis hat. Da bei Greta noch keine Lebensgefahr bestand, sah ich keinen Sinn darin, ihr das offenbar letzte Gefühl eigener Ermächtigung nehmen zu wollen.

Sie sah zuerst Frieda und dann mich erstaunt an. Ihr Blick wurde misstrauisch, und ich spürte, dass sie befürchtete, vielleicht ausgetrickst und manipuliert zu werden. Solche Rückmeldungen sagen viel darüber aus, was ein Mensch oder Tier bereits erlebt hat.

Um Greta zu zeigen, dass ich es mit meinem Respekt ernst meinte, nahm ich ein paar Buntstifte und Papier, legte diese vor sie hin und ging zu meinem Platz, um auch selbst zu malen. *Ich bot ihr also eine Aktion an,* und während ich mich vorgeblich in mein Bild vertiefte, saß das Mädchen mit verschränkten Armen da und begann mit den Füßen zu wippen. Wohl, weil ich nicht reagierte, begann es fester aufzutreten und ein trappelndes Geräusch zu erzeugen. Erzürnt über mein vermeintliches Desinteresse wurde aus seinem Trappeln ein Stampfen.

Frieda erhob sich und sah Greta erschrocken an.

»Es ist alles in Ordnung«, kommentierte ich das Geschehen an die Hündin gewandt. »Greta darf tun, was sie braucht.« *Hier geschah eine Einladung und Zustimmung zu Gretas Entladung.*

Das Mädchen stellte das Stampfen ein und scannte mich. Es war, als wollte es herausfinden, ob ich wirklich meine, was ich sage, und ich konnte seinen Blick fast körperlich spüren. Daraufhin sah ich Greta kurz an, nickte zustimmend und lächelte heiter. Dann malte ich weiter.

Erst jetzt begann sich Greta im Raum umzusehen, was für mich bedeutete, *sie war im Hier und Jetzt angekommen.* An meiner Gitarre blieb ihr Blick besonders lange hängen, und ich merkte mir dieses Detail für später.

Nachdem sie sich orientiert hatte, seufzte sie ergeben, nahm einen Stift und beugte sich über das leere Blatt Papier. Weil sie sehr lange nachzudenken schien, sagte ich: »Die Hand malt von ganz allein, wenn man sie lässt, das ist echt spannend.« *Dies war meine erste direkte Kontaktaufnahme, weil Greta nun bereit war, meiner Einladung zum Malen zu folgen. Ich habe sie im Vorfeld weder mit Angaben zur Person noch mit anderen Fragen bestürmt, weil dies alles auch später geschehen kann, wenn ein Mensch dazu bereit ist.*

Doch auch diesen leicht hingeworfenen Satz schien Greta sofort mit negativen alten Erfahrungen zu verbinden und auf einen Fallstrick hin zu prüfen. Es arbeitete auf ihrem Gesicht, ihr Körper hatte sich wieder versteift, und ihr Fuß begann erneut zu wippen.

Ich wendete mich ab und meinem Bild zu. Dabei blieb ich ganz bei mir und im Mitgefühl für das Mädchen. *In dieser friedvollen, ruhigen Verfassung kann man mit der eigenen Präsenz den Raum für einen anderen Menschen halten.*

Nachdem sie offenbar keine Falle entdecken konnte, entspannte sie sich und begann ebenfalls zu malen.

Unsere Wortlosigkeit stellte eine Verbindung her, die ich sonst nur im Kontakt mit Tieren kenne. Es war ein Sichanspüren auf viel tieferer Ebene, als man sie mit Reden erreichen kann. Vermutlich kam Greta nach dieser Stunde freiwillig wieder, weil sie mir gegenüber ihre Abwehrstrategien nicht verteidigen musste, gegen die ihr Umfeld bisher aus Sorge massiv vorgegangen war.

Es geht um die zweite Stunde, wir sprachen über das Bild, welches Greta gemalt hatte.

Darauf sah man eine blutende Hand, die eine Rose hielt, und auf meine Nachfrage hin erklärte Greta, dass sie die Rose sei. Offenbar hatte die Hand sich an den Dornen verletzt, und ich bat Greta, die Dornen einmal nach ihrer Aufgabe zu fragen.

Sie schloss die Augen, schwieg eine Weile und sagte dann sehr entschieden: »Sie beschützen mich vor einem Zugriff.«

Ich fragte nach, mit welcher Eigenschaft sie das tun, und das Mädchen antwortete: »Sie sind wehrhaft.«

Ich notierte mir daraufhin die Wehrhaftigkeit als Ressource, wies auf die Blüte der Rose und fragte Greta, wofür diese stehe.

»Das ist mein Inneres«, gab sie leise zur Antwort.

»Und für welche Eigenschaft steht die Blüte? Frag sie einmal«, ermutigte ich sie.

»Empfindsamkeit«, entfuhr es Greta leise, und sie wurde rot vor Verlegenheit und Überraschung. *Durch das Bild und die innere Reise wurde also eine Situation geschaffen, in der Greta zwei ihrer authentischen Ressourcen kennenlernen konnte.*

Mit dem Wissen um ihre Wehrhaftigkeit und Empfindsamkeit konnte Greta ihren Weg nun ganz anders fortsetzen.

Sie hatte viele Beziehungsschwierigkeiten zu Hause und in der Schule, und bevor wir uns tiefer liegenden Themen nähern konnten, brauchte Greta zuerst eine Stabilisierung in diesen Alltagskonflikten. Da ihre Wehrhaftigkeit bisher unbewusst aus ihrer Nahrungsverweigerung und dem Rückzug vor anderen bestanden hatte, wusste Greta nicht, wie sie sich auf andere

Weise im Kontakt mit Menschen abgrenzen und notfalls auch schützen konnte.

So gingen wir im Rollenspiel ihre Beziehungen durch, und ich lud sie ein hinzufühlen, wie sich die Situationen verändern, wenn sie ihre Empfindsamkeit und Wehrhaftigkeit bewusst einsetzte. *Auf diese Weise verankerten wir ihre Ressourcen wieder im Hier und Jetzt.* So eroberte sich Greta nach und nach ein größeres Repertoire. Das Gefängnis ihrer Abschottung bekam ein paar kleine Risse. Im Rollenspiel erlebte sie, wie gut sie durch ihre Empfindsamkeit geschützt war, weil sie jeden noch so geringen Übergriff sehr klar erkannte. Auch die Bewusstheit für ihre Wehrhaftigkeit half ihr, sich sicherer zu fühlen. Nach drei Einzelstunden kam sie in die Frauengruppe, die ich leitete. Dort fand sie einen Übungs-, Beziehungs- und Aktionsraum für das Ausprobieren ihrer Ressourcen.

In der Frauengruppe ging es nicht darum, jeden einzelnen Tag ohne die Essstörung zu bestehen, sondern diese wie eine Freundin kennenzulernen und von der Beziehung zu ihr zu erzählen.

Schließlich ist jede Sucht nur eine Ausdrucksform für das innere Leid eines Menschen und nicht die Ursache seines Leids, obwohl sie im Verlauf fast immer auch selbstschädigend wirkt.
Anstatt also Gretas Essstörung zu bekämpfen, die die Ursache eines tieferliegenden Schmerzes nur beruhigen und dämpfen sollte, war es mein Anliegen, mich über die Sucht behutsam dem Leid zu nähern.

Um dies persönlicher zu gestalten, gaben die Frauen ihrer Essstörung einen Namen. Greta nannte ihre Magersucht Isabelle. So berichtete sie zum Beispiel: »Vorgestern hat Isabelle nur einen Löffel Malzsirup zu sich genommen. Darauf war sie sehr stolz.« Da sie nicht in der Ich-Form sprach, hatte sie genügend Distanz, um emotional nicht erneut aktiviert zu werden.

Ich bat Greta, wie auf einer inneren Leinwand kurz vor den Punkt zurückzuspulen, als Isabelle sich entschied, nur diesen einen Löffel zu essen. Was war dem vorausgegangen?

Greta schloss die Augen. »Isabelle kommt aus der Schule«, beschrieb sie die Szene wie einen Live-Bericht. »Ihre Mutter steht in der Küche und fragt, wie es ihr geht. Die Mutter sieht genervt und müde aus. Isabelle macht dicht, weil sie weiß, dass die Mutter eigentlich nur rauskriegen will, was mit ihr los ist, um auf sie einzuwirken. Isabelle wirkt traurig und verzweifelt. Sie ist zugleich wütend, weil die Mutter sie gar nicht wahrnimmt. Deshalb antwortet sie nicht und geht auf ihr Zimmer. Die Mutter kommt sofort hinterher und brüllt: ›Madame, so haben wir nicht gewettet. Wenn ich dich etwas frage, erwarte ich eine Antwort!‹ Isabelle grinst und denkt, das wollen wir doch mal sehen. Die Mutter schüttelt den Kopf und knallt die Tür hinter sich zu.«

Greta schaute daraufhin in die Gruppe und ergänzte aus der dritten Person aussteigend: »Ich hatte irren Hunger, aber es fühlt sich gut an, in so einem Moment widerstehen zu können. Ich fühle mich dann stark.«

So konnten wir darüber reden, wie wichtig es für Isabelle ist, sich im Moment noch ihrer Möglichkeit der Verweigerung in Form der Magersucht zu versichern. Damit beruhigte sie den Beschützer in sich, der große Angst hatte, sie könnte sich wieder machtlos fühlen. Weil wir ihn nicht wegzwangen, ließ er immer mehr Veränderungen zu.

Zwischen diesen beiden Verfassungen hin und her pendelnd näherten wir uns langsam der Ursache ihrer Magersucht, nämlich Gretas Eindruck, hilflos, unbeschützt und ausgeliefert zu sein – also einem Gefühl von Lebensgefahr.

Gretas Versuch, sich in dieser bodenlosen Ohnmacht eine Insel zu erschaffen, auf der nur sie das Sagen hatte, um nicht unterzugehen, war nun mehr als verständlich.

Nachdem dies Akzeptanz und Ausdruck fand, begannen Phasen, in denen Greta sich wieder zu spüren begann und Nahrung zu sich nahm. Ihre inneren Beschützer verstärkten daraufhin zwischenzeitlich die Kontrolle, was zu erneuten Perioden von Abschottung und Nahrungsverweigerung führte. Viele magersüchtige Menschen werden an diesem Punkt bulimisch, wegen der Möglichkeit, durch die Nahrungsaufnahme neu zu handeln – zugleich jedoch weiter dem alten Muster zu folgen und das Aufgenommene durch Erbrechen oder Abführmittel wieder loszuwerden.

Greta geriet nicht in dieses Hamsterrad, weil sie nach und nach lernte, ihren Entwicklungsprozess ohne Schuld- und Schamgefühle zu verfolgen und seinen Sinn zu verstehen.

Dieser Prozess ähnelt einer Welle. Sobald wir in einen neuen Schritt und in eine tiefe Veränderung hineingleiten, bäumen sich die Beschützer wie zu einem »Wellenberg« auf und spulen verstärkt die alten Verhaltensweisen ab. Häufig wird das missverständlich als Rückfall betrachtet, und Menschen fühlen sich dadurch entmutigt. Diese Dynamik dient jedoch nur einer Stabilisierung des Systems, das durch die Veränderung ja Verunsicherung erlebt. Nach meiner heutigen Erfahrung ist es das Beste, auf diesen Wellen so selbstverständlich wie möglich zu reiten. Das heißt, sie einfach zu registrieren, sich nicht dafür runterzumachen und den stattfindenden Wachstumsprozess wertzuschätzen. Dann tritt häufig eine Beruhigung ein, die es ermöglicht, den neuen Schritt zu integrieren.

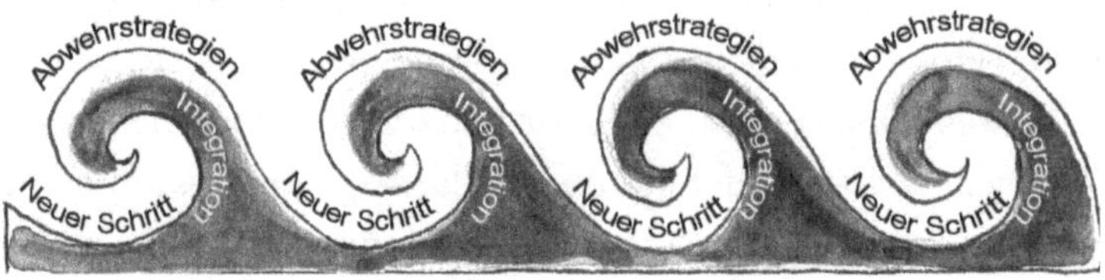

Wellendynamik

Auch Greta begann, auf diese Weise hin und her zu pendeln, und es entlastete ihr System merklich. Die Beschützer begannen, immer mehr Öffnung und Lebendigkeit in Gretas Leben zuzulassen, weil sie miterleben durften, dass dies keinerlei Angriffe gegen sie mit sich brachte. Hätte Greta gegen ihre kontrollierenden Anteile angekämpft, hätten diese sich immer weiter verstärken müssen, um zu überleben.

Vielleicht erklärt sich so auch, warum eine zu schnelle oder zu große Veränderung im Anschluss zu massiven Abwehrmechanismen führen kann, die wieder alles zunichtemachen.

In meiner Arbeit beobachtete ich bei einem neuen Schritt immer wieder dieselbe Dynamik: ***Veränderung – Stabilisierung – Integration.***

Die Veränderung kann ein neuer Schritt sein – die Stabilisierung eine Überprüfung, ob die Abwehrstrategien noch funktionieren. Die Integration des neuen Schrittes findet statt, wenn die Abwehrmechanismen sich aufbäumen durften und sich ausgelaufen haben.

Erkundungswerkzeug: »Kern-Ressourcen«

Live-Erfahrung 6

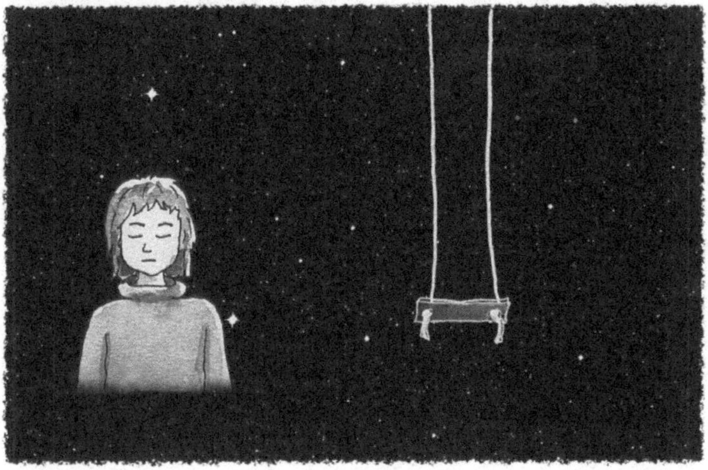

Einführung:

Die folgende Live-Erfahrung gehört wohl mit zu den bewegendsten Erlebnissen innerhalb meiner Seminare. Es kann wie ein Wunder wirken, wenn Menschen von jetzt auf gleich für einen Moment zu friedvollen, strahlenden Kinderwesen werden. Doch es zeigt nur, dass die Unschuld, Freude und Liebe neben allem Leid fühlbare Erinnerungen geblieben sind, auf die wir jederzeit zurückgreifen können.

- Du brauchst wie bei den anderen Live-Erfahrungen einen geschützten Ort und die Gewissheit, dass dich niemand stört.
- Du benötigst ein Tuch oder einen Schal und die Spotify-Playlist: Zum Buch *Behutsame Wege zur Traumaheilung*. Such

den Titel »River Flows In You« von Yiruma. Danach hast du noch zwei weitere Titel lang Zeit, wenn du das möchtest, und kannst die Musik einfach laufen lassen. (Es folgen »Kiss The Rain« von Yiruma und »A Daisy in December« von Mick McAuley.)

Ablauf:

- Ich habe immer wieder die Erfahrung gemacht, dass es den inneren Kindern guttut, wenn die Erwachsenen sich bei der folgenden Übung die Augen mit einem Tuch verbinden. Deshalb empfehle ich dir, auch wenn du allein bist, es einmal auf diese Weise zu probieren. Binde dir das Tuch so um, dass du es nur noch herunterziehen musst, wenn die Musik beginnt.
- Beginne die Erfahrung im Stehen, damit du körperlich alles ausdrücken kannst, was das Kind erlebt.
- Ich werde dir jetzt eine Frage stellen, die dein Unterbewusstsein sofort beantworten kann, ohne dass du darüber nachdenken musst:
  Bis zu welchem Alter konntest du noch ausreichend auf dein authentisches Selbst zurückgreifen? Lass dein Unterbewusstsein eine Zahl zwischen null und neun wählen.
  Nimm die erste Zahl, die kommt. Sie stimmt. Auch wenn du vor diesem Alter bereits negative Erfahrungen gemacht hast, hattest du dich bis dahin noch ausreichend in deinem Wesenskern zur Verfügung.
- Kommt zum Beispiel die Zahl Drei, geh, wenn die Musik beginnt, in die Zeit vor dein drittes Lebensjahr zurück. Das brauchst du nicht bewusst zu tun, dein Unterbewusstsein wird dir von ganz allein eine Szene aus dieser Zeit zeigen. Warte einfach, welche Umgebung entsteht, und beobachte das kleine Kind, welches auftaucht.

- Du bist richtig, wenn du wahrnehmen kannst, wie angenehm und schön es ist, was das Kind gerade erlebt. Wenn es nicht angenehm ist, musst du in der Zeit weiter zurück vor die Alterszahl gehen, die du empfangen hast. Du kannst deinem Unterbewusstsein einfach die Anweisung geben: *Führe mich in eine Zeit, in der ich noch ganz ich selbst war.*
- Erst wenn das Kind sich wirklich wohlfühlt, beginne ihm zuzuschauen. Vielleicht läuft es gerade begeistert durch Pfützen, streichelt ein Tier, klettert auf einen Baum oder sitzt auf einer Schaukel.
- Egal, was es tut, sieh dir an, welche Eigenschaften es dabei hat. Zeigt es Wagemut, Fantasie, Temperament, Sanftmut, eine tiefe Wahrnehmung, Freude, Übermut, Zartheit, Verbundenheit? Welche Eigenschaften nimmst du an ihm wahr?
- Schreibe sie im Anschluss auf. Sie sind einige deiner authentischen Kern-Ressourcen!
- In meinen Seminaren habe ich mitunter die Namensschilder nach dieser Übung ausgetauscht, und aus der Teilnehmerin »Lena« wurde dann zum Beispiel eine »Lehrerin für Vertrauen«, wenn dies in der erlebten Szene die Haupteigenschaft des Kindes war. Du kannst dir so ein Schild an eine Stelle in deiner Wohnung hängen: Lehrerin/Lehrer für ....
- Du musst deine Lehrerschaft dabei nicht unbedingt aktiv für andere praktizieren. Sie kann auch einfach durch dein gelebtes Vorbild stattfinden. So reicht es zum Beispiel, dass Lena dem Leben vertraut und sich dementsprechend ausrichtet, um ihr Umfeld zu beeinflussen.
- Vielleicht ist wichtig zu wissen, dass diese Ressourcen häufig genau das Gegenteil von dem sind, was du in deiner Anpassung lebst. Ich habe viele höfliche, zurückhaltende, fast unsichtbare Erwachsene kennengelernt, die bei dieser Übung

ein wildes, ungezähmtes Kind in sich fanden. Oder wie aus harten, beherrschten Großen empfindsame, kindliche Wesen wurden. Es ist eine nachvollziehbare Logik, dass ein Kind, welches für Wildheit oder Empfindsamkeit Maßregelung, Ablehnung oder auch nur keine Bestätigung erfährt, das Gegenteil versucht, um Anerkennung zu finden.

Anmerkungen:

Wie bei allen komplexen Prozessen können auch hier unterschiedliche Dinge geschehen. So kann es sein, dass es sich bei der Zahl nicht um eine Jahreszahl, sondern zum Beispiel um einen Lebensmonat vor oder nach der Geburt handelt.

Die moderne Forschung hat heute bewiesen, dass ein Fötus alle Empfindungen der Mutter spüren kann und aufnimmt.

Wenn du dich noch an Carmen im Buch erinnerst, die ein ungewolltes Kind war, so kam bei ihr bei dieser Übung die Zahl Vier. Sie konnte aber keine Szene vor dem vierten Lebensjahr sehen, sondern nahm nur einen dunklen Schlauch und Wasser wahr. Sie spürte also bereits im Mutterleib, dass sie bei einem Menschen zur Welt kommen würde, von dem sie nicht gewollt war. Diese Gefühle sorgten offenbar dafür, dass sie bereits im vierten Schwangerschaftsmonat einige Aspekte ihrer Seele in Sicherheit brachte und abspaltete, damit ihnen nichts passieren konnte. Diese standen ihr jedoch nun im Leben nicht zur Verfügung. In einer leichten Trance führte ich sie dann so weit hinter die Zeit vor diesem vierten Monat zurück, bis sie ein wohliges Gefühl hatte. Während sie dort verharrte, begann sie eine unglaubliche Stärke zu fühlen. Sie sog diese Empfindung mit jeder Zelle ihres Bewusstseins auf und sagte dann erstaunt: »Ich dachte immer, weil mich niemand wollte, bin ich nicht liebenswert. Doch irgendwie ist es, als hätte meine Seele diesen

Widerstand gebraucht, um darüber hinauswachsen und noch kräftiger zu werden.«

Das eigene Schicksal als Ermächtigung zu erfahren veränderte vieles in Carmens Leben. Sie war plötzlich nicht mehr das wertlose, ungeliebte Kind, sondern ein sehr starkes Wesen, das die Erfahrung eines großen Schmerzes durchwandern und daran wachsen konnte.

Es kann also sein, dass du Bilder aus dem Mutterleib hast wie Carmen und es bei deiner Zahl um eine Zeit vor der Geburt geht.

Es ist jedoch auch möglich, dass du grundsätzlich keine Bilder empfängst, weil du den visuellen Kanal nicht nutzt. Ich kenne auch Schamanen, die bei ihren Reisen noch nie Bilder gesehen haben, sondern alles über das Empfinden der Atmosphäre, das Hören und Fühlen ausmachen. Falls es dir also ähnlich geht und du andere Empfindungen bei der Übung hast, so frage dich, was du wahrnimmst – auch dies sind dann Aspekte deiner Seele.

Empfehlung:

Wenn du diese Erfahrung nicht allein durchführen kannst oder möchtest, so werden dir die Anschauungsfilme helfen, in denen ich alle Live-Erfahrungen mit einem Menschen demonstriere und zum Teil auch noch weiter in Alltagsthemen hineinführe. Du findest die Infos zu diesen Filmen im Anhang.

Und jetzt wünsche ich dir eine wunderbare Reise zu dir selbst!

Die Heilreise unserer Psyche

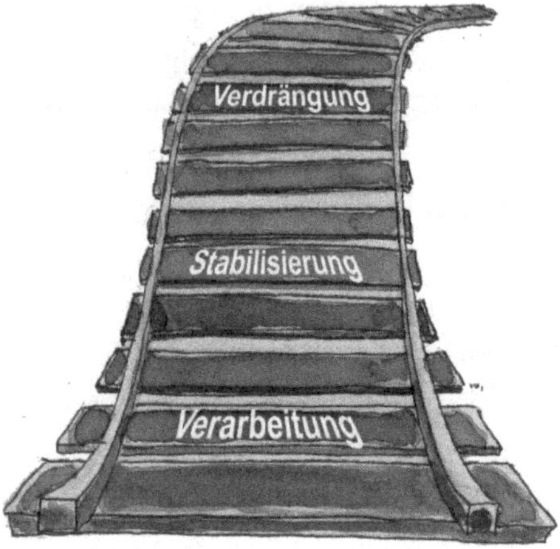

1. Etappe: Verdrängung

Vielleicht hast du schon einmal von dem Still-Face-Experiment gehört, das sehr eindrücklich belegt, wie emotional nicht erreichbare Eltern auf Kinder wirken. Es wurde von Edward Tronick an der Harvard-Universität durchgeführt. Du kannst es auf YouTube unter »Still Face Experiment« sehen. Dort wird gezeigt, wie eine Mutter zunächst liebevoll und voller Wärme mit ihrem einjährigen Baby im Kontakt steht. Sie nimmt alle seine Äußerungen auf und spricht mit ihm. Sie antwortet mit den Augen, der Stimme und durch Berührung. Das Baby hat große Freude an diesem Austausch und drückt dies mit Lachen und Glucksen aus.

Dann dreht sich die Mutter kurz weg, um sich dem Kind mit versteinertem Gesicht erneut zuzuwenden. Das Baby reagiert sofort mit großer Verunsicherung auf diesen Kontaktabbruch.

Es nimmt die Reglosigkeit der Mutter mit entsetztem Blick auf, dann erstarrt es für einen Moment wie in einem Totstellreflex. Danach versucht es auf unterschiedliche Weise, Reaktionen bei der Mutter hervorzurufen. Es lacht, zeigt auf etwas, schreit, quiekt und setzt seinen ganzen Körper ein – doch vergeblich. Seine Versuche werden immer verzweifelter, bis es schließlich anfängt, hoffnungslos zu weinen.

Die Mutter bricht das Experiment ab und zeigt wieder ihr natürliches Verhalten. Sie co-reguliert das hoch alarmierte Nervensystem des Babys sehr liebevoll aus der Anspannung in die Entspannung zurück. Sie hat weiche Gesichtszüge und Worte und bietet mit den Händen Körperkontakt. Dem Baby ist eine große Erleichterung anzusehen. Es geht sofort freudig auf die Angebote ein und kann den unvermittelten Kontaktabbruch schnell verarbeiten und verkraften.

Die Reglosigkeit auf dem Gesicht der Mutter, die in diesem Experiment für kurze Zeit zu sehen ist, erleben Kinder von traumatisierten Müttern oft dauerhaft oder in Etappen immer wieder. Es braucht also nicht unbedingt eine direkte emotionale oder körperliche Gewalterfahrung durch die Eltern, sondern es reicht aus, wenn Mütter und Väter durch eigene Traumata nicht mehr mit ihren Gefühlen verbunden sind.

Findet ein Baby keinen freudigen Widerhall im Gesicht, der Körpersprache und der Stimme seiner Bezugspersonen, bleiben diese Erfahrungen in seinem Körper und Unterbewusstsein gespeichert. Diese Kinder fühlen sich als Erwachsene häufig als nicht erwünscht und zu viel. Sie entwickeln Glaubenssätze wie: »Ich bin nicht genug«, »Ich bekomme nicht, was ich brauche«, »Ich darf keine eigenen Bedürfnisse haben«, »Ich genüge nicht«.

Als Baby und Kind keine Antworten auf sich zu bekommen

kann sich anfühlen, wie ins Nichts hineinwachsen zu sollen, ohne zur Welt zu gehören.

Ein Empfinden für die eigene Identität braucht einen Spiegel, in dem sich das Kind begegnen kann. Ist der mütterliche Spiegel durch Trauma stumpf, kann sich ein Kind nicht sehen. Es wird gegen den Spiegel hämmern und ihn vielleicht anzuhauchen suchen mit seinem Lebensatem.

Traumatisierte Eltern halten mechanisch ausgesprochene Gefühlserklärungen wie: »Ich hab dich lieb«, »Du bist Mamas/ Papas Liebling«, »Du bist ein Wunschkind« häufig für echte Liebe, weil sie die Abspaltung ihrer Gefühle nicht mehr wahrnehmen können.

Kinder jedoch spüren das Unstimmige darin. Sie können sowohl die Körpersprache ihrer Eltern gut interpretieren als auch die Atmosphäre spüren, aus der heraus Dinge gesagt oder getan werden. Ist keine spürbare Liebe vorhanden, werden die Bekundungen der Eltern für das Kind zu einer emotionalen Unwahrheit, die mit der eigenen Wahrnehmung kollidiert.

Eine Wirklichkeitsverzerrung entsteht. Da das Kind noch keinen Zugang zu anderen Informationen hat, muss es den Eltern glauben und der eigenen Wahrnehmung misstrauen lernen. Es verliert also immer mehr das Vertrauen in sich selbst und wird noch abhängiger von den Bezugspersonen.

Sobald diese oder andere Erfahrungen für die Psyche des Kindes nicht mehr zu bewältigen sind und es ein Trauma erleidet, gibt es eine Notreaktion der Psyche. Es kommt zu einer inneren Abspaltung der Realität.

Dies ist jedoch nur eine Erstversorgung, denn unsere Psyche

ist darauf ausgerichtet, das Trauma so bald wie möglich zu verarbeiten, kostet es doch viel Lebenskraft, die Abspaltung aufrechtzuerhalten. Zusätzlich besteht die Gefahr, dass ein verdrängtes Trauma durch einen Auslöser wieder nach oben gezogen wird und den Menschen emotional überflutet.

Ein Beispiel, wie so etwas geschehen kann, ist eine Begebenheit aus meiner Kindheit.

(Vorsicht bitte. Ich beschreibe jetzt eine Gewaltszene aus einem Film.)

Mit vier Jahren sah ich allein einen Film im Fernsehen. Es ging um einen Jungen, der von zu Hause weglief. Ich fieberte mit ihm mit, als wäre ich dabei. Ein Polizist verfolgte ihn, und meine Beine bewegten sich dazu auf dem Sofa, als liefe ich mit dem Jungen davon.

Am Abend fand er einen Schlafplatz auf einer Brunneneinfassung und legte sich dort nieder. In der Dunkelheit tauchte plötzlich ein Mann auf, und ich spürte die Gefahr, die von ihm ausging, als er sich dem Jungen näherte. Ängstlich kauerte ich mich auf dem Sofa zusammen und schrie instinktiv: »Pass auf, pass auf!«, um den Jungen zu warnen. Doch dieser erwachte nicht mehr, denn der Mann hatte ihn bereits erstochen. Ich hatte mit ansehen müssen, wie das Messer in den Körper des Kindes glitt, und mit ungläubigem Entsetzen begriff ich, dass es tatsächlich möglich war, von einem anderen Menschen getötet zu werden.

Diese Erkenntnis erfüllte mich als Vierjährige mit einem so großen Grauen, dass der Schock auch für einen Moment einen Spalt in meinem Bewusstsein öffnete und ich die gut verdrängte Realität meiner eigenen Schutzlosigkeit in Gänze erfasste. Mir wurde die unberechenbare körperliche Gewalt bewusst, der ich oft durch tägliche Schläge ausgesetzt war, wie auch die emotional fühllosen Bindungen und meine insgesamt labile, stets wechselnde, unsichere Lage.

Dieser Einblick war so furchtbar, dass ich augenblicklich vollkommen empfindungslos wurde. Es ist sicher nachvollziehbar, dass weder ein kleiner noch ein großer Mensch mit solcher Art von Eindrücken dauerhaft weiterleben könnte.

Der gnadenvolle Akt meiner Psyche sorgte also dafür, dass ich die empfundene Lebensgefahr und das Entsetzen darüber emotional ausblenden konnte und es von nun an nicht mehr spürte. Da ich weiter mit meinen Eltern leben musste, nutzte ich diesen einmal gefundenen Weg zu dissoziieren fortan unbewusst für viele Situationen, die mich überforderten. Etwas in mir schaltete dann automatisch ab.

Auch wenn ich künftig einen Film sah, in dem einem Menschen Gewalt angetan wurde, dachte mein Kopf nur: *Das ist aber schlimm.* Mein Herz dagegen erstarrte und blieb reglos. So entwickelte ich in solchen Momenten *Fühlgedanken,* wie ich es nenne, wenn traumatisierte Menschen ein Gefühl nur noch im Kopf denken.

Nach diesem erschreckenden Einblick in die Realität verherrlichte ich meine Eltern noch mehr, als ich es vorher schon getan hatte. Die kindliche Idealisierung bildete einen Schutzwall gegen die für mich unaushaltbare Realität. Sie war also eine unbewusste Strategie, und es kostete mich viel Lebenszeit und Kraft, sie über viele Jahre aufrechtzuerhalten.

Kinder in einer ausweglosen Lage beschließen häufig, sehr schnell groß zu werden, um unabhängig zu sein. Dazu müssen sie Kraft schöpfen und brauchen so viel Normalität wie möglich. Diese erreichen sie vorwiegend durch die Verdrängung der Realität.

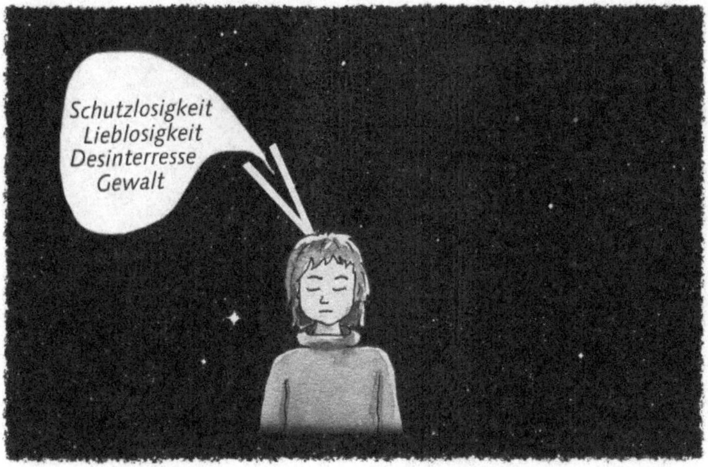

Reale Wahrnehmung dringt in das Bewusstsein ein

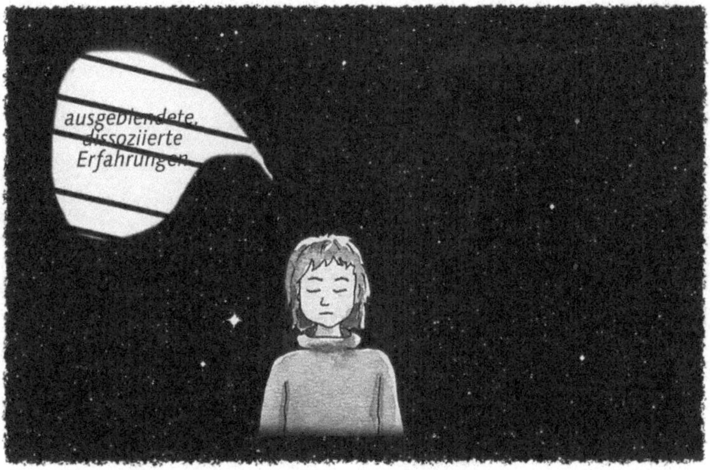

Wahrnehmung wird vom Bewusstsein abgekoppelt

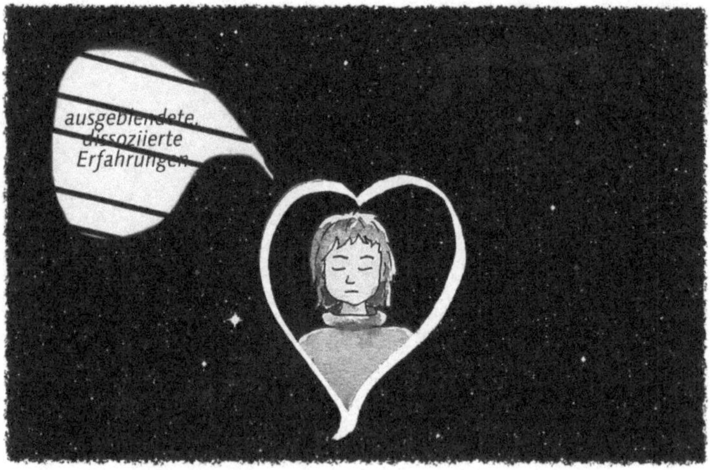

Realität wird idealisiert

2. Etappe: Stabilisierung

Die Schutzmaßnahme der Verdrängung hält meistens so lange an, bis sich die Psyche ausreichend stabilisiert hat. Um das zu erreichen, mobilisieren wir bewusst und unbewusst immer mehr Ressourcen. Wir versuchen Anerkennung durch Leistung zu erringen, freundliche Beziehungen zu finden, positive Erlebnisse herbeizuführen, Kreativität und Fantasie auszuleben.

Kindheitstraumatisierungen, die über einen längeren Zeitraum hin geschehen, werden heute Entwicklungstrauma oder komplexe posttraumatische Belastungsstörung genannt. In der modernen Psychologie wird davon ausgegangen, dass wir inzwischen in einem epidemischen Ausmaß davon betroffen sind, weil die Traumata immer nur weitergereicht wurden – ohne sie zu verarbeiten. Sich an traumatisierte Eltern anpassen zu müssen bedeutet für die Kinder, auch selbst in eine innere Spaltung gehen zu müssen.

Die emotionale Verdrängung ist in diesem Prozess eine Erstversorgung der Psyche, jedoch nicht für ein ganzes Leben gedacht. Unser Gehirn und die Psyche sind ja auf Heilung ausgerichtet und kommen erst zur Ruhe, wenn diese gelungen ist. Deshalb wiederholen wir die erlebten Macht-Ohnmacht-Verhältnisse später in neuen Beziehungen und suchen darin nach Lösungen.

Freud nannte dieses Phänomen Wiederholungszwang. Heute wird es eher als Reinszenierung bezeichnet, wenn bindungstraumatisierte Menschen schmerzhafte Erfahrungen unbewusst erneuern.

Für Außenstehende scheint es oft nicht verständlich, warum zum Beispiel ein ängstlicher Mensch ausgerechnet einen ängstlichen Hund auswählt, dem er nicht gerecht werden kann, oder eine Frau, die Missbrauch erlebt hat, sich wieder einen Mann sucht, der sie missbraucht.

Es stellt jedoch ein Selbsthilfeprogramm der Psyche dar, mit Stellvertretern eine tiefverankerte Ohnmacht oder Erstarrung durchbrechen zu wollen, um so eine helfende Erfahrung zu machen. Gelingt dieser Heilungsversuch der Psyche in Ansätzen, finden wir zu Ressourcen, mit denen wir nicht nur den Stellvertretern, sondern auch den Verursachern begegnen könnten. Diese Ermächtigung kann jedoch nur stattfinden, wenn Menschen den *Sinn* und das *Prinzip* hinter ihren Wiederholungen verstehen. Dann können sie aus ihren Reinszenierungen lernen und die Macht-Ohnmacht-Verhältnisse aus der Vergangenheit durchbrechen.

Martina war als Kind den sexuellen Übergriffen des Vaters ausgesetzt und kam als junge Frau mit einem sehr charmanten, gut aussehenden Mann zusammen. Kurz nach der Heirat wurde sie auch von diesem gedemütigt und verächtlich behandelt. Das missbrauchte Kind in ihr reagierte darauf mit einem Totstellreflex, und so war es ihr nicht möglich, sich zu wehren. Martina tat instinktiv das, was ihr bereits früher das Überleben möglich gemacht hatte. Sie machte sich fühllos. Diese Dynamik vertiefte sich über viele Jahre, weswegen es Martina immer unvorstellbarer schien, sich von diesem Mann zu trennen.

Erst als eine Situation eintrat, in der sich Martina in Lebensgefahr fühlte, überwog ihr Selbsterhaltungstrieb, und sie verließ den Mann in einer Nacht-und-Nebel-Aktion. So schlimm diese Erfahrungen auch gewesen waren, Martina erlebte durch diese Zuspitzung zum ersten Mal die eigene Handlungsfähigkeit und Wehrhaftigkeit.

Ihre Psyche stabilisierte sich dadurch so weit, dass sie nun Schritt für Schritt ihre Traumata aufzuarbeiten begann. Dazu gehörte auch der Versuch, in der Spiritualität Heilung zu finden und in einer neuen Beziehung zu wachsen. Weil Martina jedoch nicht erkannte, wo ihre Reinszenierungen und Traumafolge-Symptome herkamen, fuhr sie sich erneut in denselben Mechanismen fest. Ihr Gegenüber herrschte, sie funktionierte. Während unserer therapeutischen Arbeit veränderte sich ihr Leben. Martina konnte durch das Verstehen ihrer bisherigen Handlungen einen Sinn für ihr Tun finden. Das ermöglichte es ihr, viel von der eigenen Scham abzuwerfen und in ihre Kraft zu kommen.

In einer weiteren neuen Beziehung gelang es ihr, immer mehr bei sich zu bleiben und sich aus den Verstrickungen zu lösen, die das Nachspielen solcher Macht-Ohnmacht-Beziehungen mit sich bringt. All diese Beziehungen waren also auch ein Weg zur Heilung.

3. Etappe: Traumaverarbeitung

Beginnt die Verarbeitung einer Kindheitstraumatisierung, zeigt sich sehr schnell eine Schwierigkeit. Die verbannten inneren Kinderanteile drängen zurück ins Leben und drücken gegen die verschlossenen Türen der Schutzräume, in denen sie gefangen sind.

Die Beschützeranteile in uns wollen jedoch eine erneute emotionale Überflutung verhindern und die mühsam erschaffene Stabilität aufrechterhalten. So verstärken sie ihre Abwehrstrategien, und deshalb wirkt es oft wie eine Verschlimmerung, wenn mit der Traumaverarbeitung begonnen wird. Entsteht eine zu große Instabilität durch zu rasche oder zu starke Veränderungen, kann dies mitunter auch zu einem Abbruch der Therapie führen.

Wenn du dir die Beschützeranteile wie eine stabile Fassade vorstellst und die Traumaanteile wie ein noch brüchiges Haus, so braucht es Zeit und Sensibilität während einer Therapie, um die äußere Stützfassade nicht zu schnell abzureißen.

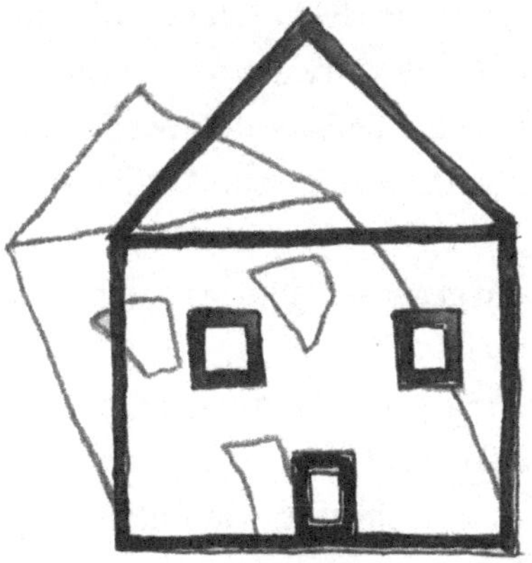

Brüchiges Haus & äußere Fassade

Die eigentliche Schwierigkeit in der therapeutischen Arbeit entsteht also nicht durch die Trauma- oder die Beschützeranteile, sondern durch die konträren Bedürfnisse, die beide haben. Während die Traumakinder ins Bewusstsein zurückdrängen und geheilt werden wollen, sind die Beschützer damit beschäftigt, die Stabilität weiter zu wahren, zu funktionieren und eine Berührung mit den Traumainhalten strikt zu vermeiden. Sie können nicht wissen, was für kraftvolle Ressourcen in dem vermeintlich brüchigen Haus warten und wie stark es sich aufrichten könnte, wenn es sich wieder mit dem Selbst verbinden kann.

Die Beschützer haben weitaus mehr Lebenserfahrung als die Traumaanteile, denn sie mussten schnell erwachsen werden, um ausreichend Ressourcen zu versammeln, damit sie für Sicherheit sorgen und um Anerkennung ringen konnten. Sie wirken also wie Erwachsene, verwenden jedoch noch immer ihre kindliche Strategie, die sie früh entwickelt haben, um zu überleben.

Die Traumaanteile dagegen kommen wie aus einem Dornröschenschlaf und sind noch genauso alt wie früher.

Das ist wichtig zu verstehen, denn in vielen Schulen, die mit inneren Anteilen arbeiten, wird auf den Erwachsenen verwiesen, der dem Traumakind helfen soll. Häufig ist der sogenannte Erwachsene jedoch einfach ein kindlicher Beschützer, der sich für das Selbst hält.

Zwei Anteile stehen sich dann gegenseitig im Weg und sind beide in ihren Anliegen zu verstehen.

Sie brauchen zur Unterstützung eine vermittelnde Kraft, die stärker ist als ihre Not und die auf den Punkt genau wahrnehmen kann, welcher Anteil was braucht und wie Entlastung, Zusammenschluss und innerer Frieden herbeigeführt werden können.

Die Kraft, die ich dafür gefunden habe, kommt aus einer Quelle, die in jedem Menschen ist – aus seinem Selbst, seiner Seele.

Diesen Ursprung in uns steuert die Psyche auf ihrer Heilreise intuitiv an, und die Sehnsucht nach uns selbst ist die treibende Kraft dafür.

Das Trauma-Haus

Hannes ist vierundfünfzig Jahre alt und zu mir gekommen, weil seine Partnerin sich von ihm trennen will. Sie wirft ihm vor, emotionslos und kalt zu sein. Er möchte herausfinden, wie er die Trennung verhindern kann. Auf die Frage, was die Vorwürfe der Partnerin mit ihm machen, sagt er sarkastisch: »Na ja, sie stören.«

In einer Übung im Seminar malt er intuitiv die Themen seiner kindlichen Traumata und die damit verbundenen Beschützerstrategien in sein Lebenshaus.

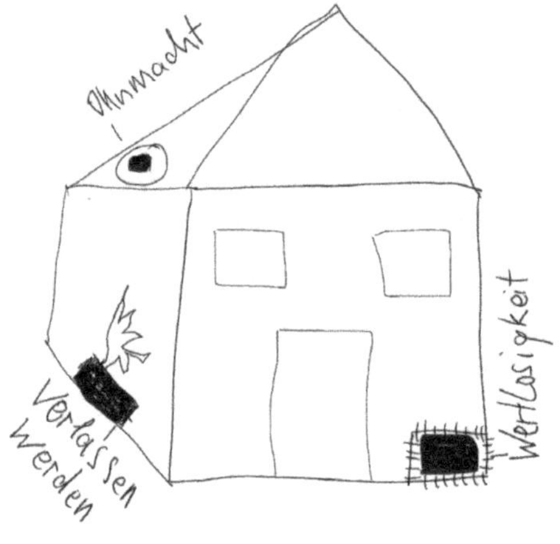

Hannes' Haus

Gleich neben dem Eingangsbereich bringt er in einem schwarzen Block ein Gefühl von **Wertlosigkeit** unter. Rundherum zeichnet er Stacheldraht. Nach der Bedeutung dieses Zauns befragt, antwortet Hannes: »Meine Partnerin sagt, ich kann sehr sarkastisch werden, wenn sie Kritik an mir übt.«

Hannes hat also mit seinem **Sarkasmus eine Abwehrstrategie** gefunden, um sich nicht wertlos zu fühlen, wenn er kritisiert wird.

Links in einer Seitennische des Hauses ist eine weitere Trauma-Kammer, die Hannes mit dem Wort **Verlassenwerden** beschriftet hat und über der eine Flamme brennt. Ich frage Hannes, was geschehen muss, damit er Angst hat, verlassen zu werden. Er erzählt, dass er es zum Beispiel furchtbar findet, wenn seine Partnerin etwas allein unternehmen will. Als ich ihn frage, was dann geschieht, antwortet Hannes: »Ich werde unglaublich wütend, weil sie mich nicht mit dabeihaben will.« Die Flamme über dem Trauma-Block steht also für einen Beschützer, der die Angst vor dem Verlassenwerden **mit Wut abwehrt**.

»Wie sieht das aus, wenn du wütend bist?«, frage ich nach.

Hannes hebt das Kinn, nimmt den Kopf zurück wie ein erhabener Feldherr und sagt mit Stolz in der Stimme: »Ich kann eisig schweigen.«

»Und was macht deine Frau dann?«, erkundige ich mich.

Hannes zwinkert kurz mit den Augen und antwortet: »Sie sagt, ich vermiese ihr die Freude, geht aber meistens nicht mehr weg.« Sein Kinn hebt sich noch höher, und in seinen Augen blitzt so etwas wie Triumph auf.

Im Dach des gemalten Hauses ist eine dritte Trauma-Kammer, die Hannes mit dem Wort **Ohnmacht** gekennzeichnet hat. Er hebt ratlos die Schultern, als ich ihn frage, wie die Ohnmacht sich im Alltag äußert. Um sie herum ist so etwas wie ein Schutzkreis, und auch diesen kann Hannes nicht erklären. Ich bitte ihn, den Kreis einmal nach seiner Aufgabe zu fragen, und Hannes antwortet: »Da ist nichts. Ich kann dort nichts fühlen.« Sehr behutsam arbeite ich mit ihm weiter, denn häufig ist dort, wo wir nichts mehr fühlen, sehr viel von etwas vorhanden. Und tatsächlich stellt sich seine **Fühllosigkeit** als Schutz heraus, um nicht mit der eigenen Ohnmacht in Berührung zu kommen.

Hannes ist ein adoptiertes Kind und wurde bereits als Baby von seiner leiblichen Mutter weggegeben. Obwohl er sich nicht bewusst daran erinnern kann, stellt sich dieser Lebensanfang auch als Wurzel seines Traumas heraus. Das Thema des Verlassenwerdens hat Gefühle von Wertlosigkeit und Ohnmacht hinterlassen, die im Alltag immer wieder berührt werden. Hannes musste also Strategien entwickeln, um von ihnen nicht ständig überwältigt zu werden.

»Kannst du deinen Beschützer einmal fragen, wie alt er ist?«

Hannes schließt die Augen und sagt dann mit fester Stimme: »Er ist fünf.«

»Und beschützt er dich allein, oder gibt es neben ihm noch andere?«

Hannes schüttelt den Kopf und antwortet: »Nein, er macht alles allein.«

»Das hast du wirklich gut gemacht mit deinen fünf Jahren. Du hast etwas gefunden, das den Schmerz und die Verunsicherung wegschiebt und dich weiterleben lässt.«

Hannes sieht mich erstaunt an, lächelt zaghaft und richtet sich etwas auf.

»Doch bevor du so ein starker Beschützer wurdest und deine ganze Kraft in den Sarkasmus und die Fühllosigkeit legen musstest, was war da deine eigentliche Ressource?«

Hannes hebt die Brauen und fragt: »Wie meinst du das?«

Ich lächle und antworte: »Auch die Beschützer können ja nur aus deinem Selbst heraus entstehen, wo sollen sie sonst

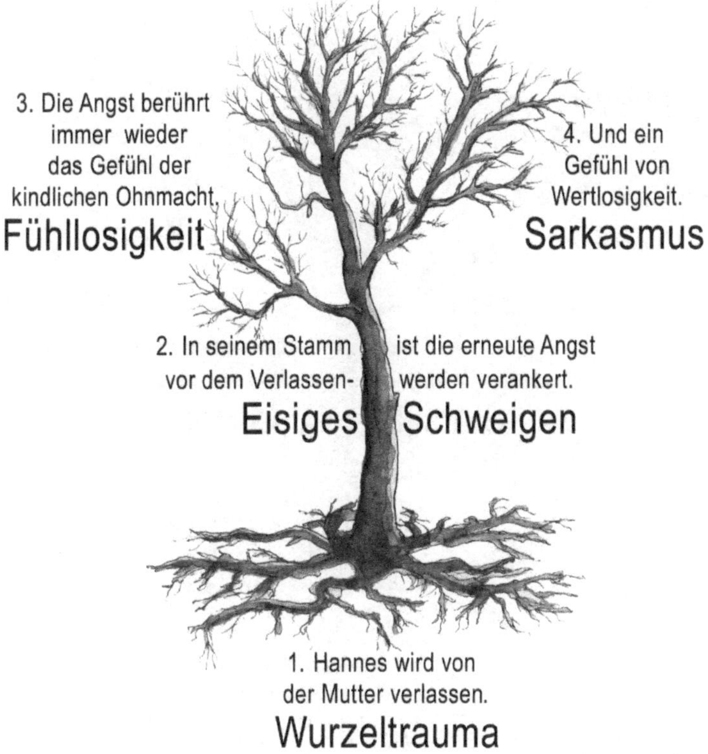
3. Die Angst berührt immer wieder das Gefühl der kindlichen Ohnmacht,
Fühllosigkeit
4. Und ein Gefühl von Wertlosigkeit.
Sarkasmus
2. In seinem Stamm ist die erneute Angst vor dem Verlassenwerden verankert.
Eisiges Schweigen
1. Hannes wird von der Mutter verlassen.
Wurzeltrauma

herkommen, wenn nicht aus dir. Wenn du dein Unterbewusstsein fragst, so kann es dir genau sagen, welche ursprüngliche Ressource geopfert werden musste, um fühllos und sarkastisch zu werden.«

Unvermittelt schießen Hannes Tränen in die Augen. Er hält sich die Hände vor das Gesicht und sagt: »Ich musste aufhören, empfindsam zu sein.«

»Wo im Körper spürst du ein Echo, wenn du das sagst?«, frage ich nach.

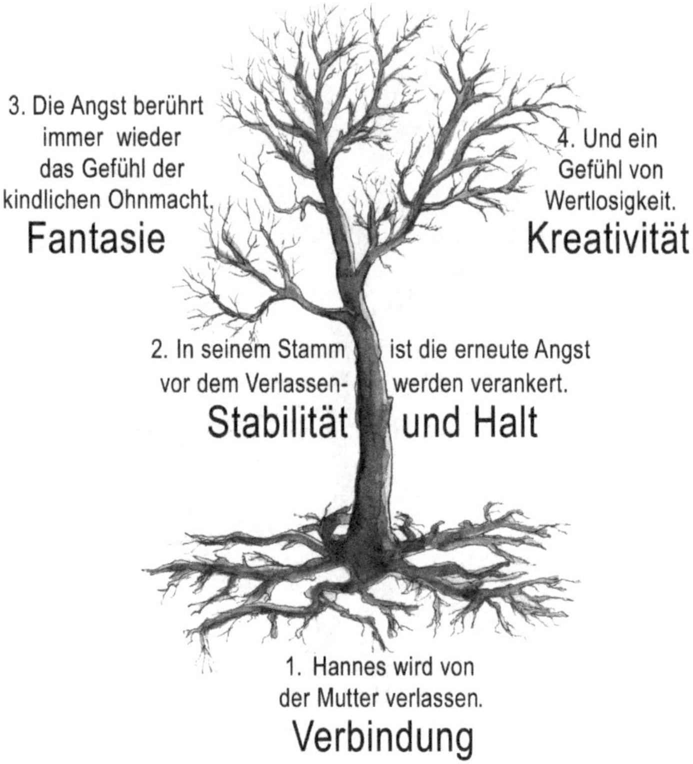
3. Die Angst berührt immer wieder das Gefühl der kindlichen Ohnmacht.
Fantasie
4. Und ein Gefühl von Wertlosigkeit.
Kreativität
2. In seinem Stamm ist die erneute Angst vor dem Verlassenwerden verankert.
Stabilität und Halt
1. Hannes wird von der Mutter verlassen.
Verbindung

Hannes legt beide Hände auf die Brust und sieht jetzt sehr weich aus. Ein stilles Lächeln gleitet über sein Gesicht, als er dem Gefühl mit geschlossenen Augen nachspürt.

»Kannst du etwas vor deinem inneren Auge sehen?«, frage ich ihn nach einer Weile.

Er nickt noch immer lächelnd und sagt: »Ja, einen unglaublich großen Baum. Seine Blätter rauschen, und er hat ein großes Wurzelwerk.«

»Kannst du die Wurzeln fragen, für welche Eigenschaft sie stehen?«, erkundige ich mich.

»Für Verbindung«, antwortet Hannes spontan.
»Und der Stamm? Wofür steht er?«
»Für Stabilität und Halt.«
»Und die Krone mit den rauschenden Blättern?«
»Für Fantasie und Kreativität.«

Ich lächle ihn an und frage: »Ein Mensch, der diese Kraft der Verbindung in sich trägt, was könnte er damit tun, um den Schmerz zu verarbeiten, dass die Mutter ihn verlassen hat?«

Hannes reißt die Augen weit auf und denkt konzentriert nach. »Vielleicht sich mit anderen verbinden?«, fragt er vorsichtig.

»Oha«, sage ich schmunzelnd. »Das ist eine wirklich gute Idee.

Und ein Mensch, der in seinem Stamm Stabilität und Halt hat, was könnte er tun, wenn er Angst hat, wieder verlassen zu werden?«

»Er kann in sich selbst Halt finden.« In Hannes' Augen tritt ein seltsamer Glanz, und auf seinem Gesicht breitet sich Überraschung aus.

»Gut«, sage ich und füge scherzhaft hinzu: »Jetzt haben wir noch die Fantasie und die Kreativität als Schätze übrig. Kannst du auch ohne Telefonjoker die Eine-Million-Euro-Frage beantworten: Was kann man mit Kreativität und Fantasie für einen kleinen Jungen tun, der sich ohnmächtig und wertlos fühlt?«

Hannes lacht ein tiefes, männliches Lachen und sagt: »Man könnte den Kleinen damit ganz schön groß rausbringen.«

Erkundungswerkzeug: »Die Superkraft«

Live-Erfahrung 7

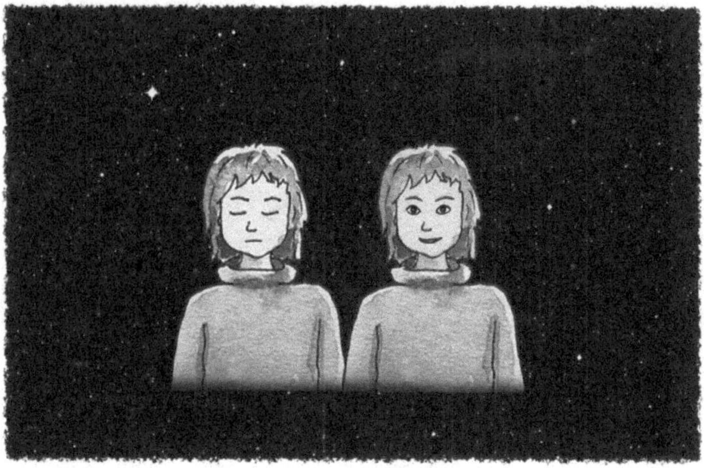

Einführung:
Wir alle haben mindestens einen Beschützer kreiert. Er stellt im gewissen Sinne das Beste dar, was wir zu unserem Schutz erschaffen konnten. Ein Beschützer hat sein ganzes Leben lang versucht, ein gutes Double unseres Selbst zu sein, um weitere Verletzungen abzufangen. Er trägt eine große Last, spürt er doch die Riesenlücke, die es zwischen seinen Fähigkeiten und dem wahren Selbst gibt, das er doubelt.

Es ist für ihn sehr beängstigend und verunsichernd, sich vom eigenen Zentrum so weit entfernt zu haben, dass er keinen Rückhalt mehr durch das Selbst hat.

Aus meiner Erfahrung heraus gibt es nur einen Weg, das eigene Lebensdouble in das Selbst zurückzuschmelzen und zu erlösen: Es braucht Annahme, Wertschätzung und ein tiefes Mitgefühl für die Last, die es bisher tragen musste.

Wenn du bereit bist, das für deinen Beschützer zu tun, lade ich dich zur folgenden Live-Erfahrung ein.

Ablauf:

Es gibt drei Teile in dieser Übung. Teil A, B und C. Zu jedem gibt es einen extra Musiktitel in meiner Spotify-Playlist: Zum Buch *Behutsame Wege zur Traumaheilung*:

Teil A: »Theme from Ngong Hills« von Troels Hammer
Teil B: »Insan Insan« von Fazil Say
Teil C: »Stairway to heaven« von Rick Wakeman
(Kleiner Hinweis: Wenn du in der Playlist auf das Lied klickst und dann zweimal auf die Wiederholungsschleife, wird die Musik mehrfach abgespielt, bis du deine Erfahrung von selbst beenden möchtest.)

- Wenn du alles vorbereitet hast und dir einen Ort gesucht hast, an dem du nicht gestört werden kannst, stelle dir folgende Frage:
- **A: Wie fühlt sich ein inneres Kind in dir, wenn es Angst vor Menschen hat?**
  Spiel die Musik von Teil A ab und drücke mit deinem Körper aus, was das Kind von seiner Angst vor Menschen erzählt. Lass es sich einmal ganz frei ausdrücken. Vermutlich durfte es das noch nie. Hab keine Angst davor. Solange du alles, was du empfindest, in deinen Körperausdruck legst,

kann sich auch nichts davon in dir anstauen und überwältigen.

- **B: Zu welcher Schutzstrategie hast du gefunden, damit niemand deine Angst bemerkt? Wie verhältst du dich dann Menschen gegenüber?**
  Spiel die Musik von Teil B ab und drücke mit dem Körper aus, was dein Beschützer dann tut. Lass auch ihn alles erzählen und schenke ihm deine volle Aufmerksamkeit.
  Nun hast du einen wertvollen Beschützer kennengelernt. Während der Musik »Stairway to heaven« von Rick Wakeman kannst du dich bei ihm bedanken und ihn fragen, was seine größte Superkraft war, bevor er dich zu beschützen begann.
- **C: Welche kraftvolle Eigenschaft machte ihn vorher aus, bevor er eine Strategie entwickeln musste, um dich zu beschützen? Welche authentische Eigenschaft hat er dafür aufgegeben?**
  Nun lass ihn mit dieser authentischen Superkraft dem Kind in dir helfen, das Angst vor Menschen hat. Hat dein Beschützer dich zuvor zum Beispiel mit der Strategie des Rückzugs in Sicherheit gebracht – seine ursprüngliche Ressource ist jedoch die Lebensfreude –, erkunde, was sich verändert, wenn er dem angstvollen Kind mit seiner Lebensfreude beisteht.
  Schreibe im Anschluss auf, was du erlebt hast. Durch das Aufschreiben verankern sich solcherart Erfahrungen viel tiefer, und Veränderungen werden nachhaltiger.

Sich gewahr werden
Janis Teil 1

Janis bereitet es große Mühe, ihren Körper die Treppe zum Heilkreisraum heraufzutragen. Nicht einmal, weil dieser so füllig ist, sondern weil jeder Antrieb aus ihm verschwunden scheint. Sie lässt sich auf einen Stuhl sinken und verschmilzt mit ihm wie zu einer reglosen Statue. Janis ist es nicht möglich, in den Raum zu sehen oder die anderen Menschen in sich aufzunehmen. Sie schaut schräg nach oben an die Decke, und ihr Blick verharrt dort wie festgefroren.

Erst am zweiten Tag gibt sie den Deckenblick kurzzeitig auf. Dies geschieht innerhalb einer Übung, bei der sich zwei Teilnehmende gegenseitig erzählen, was sie in einer Beziehung zu einem anderen immer wieder emotional aktiviert. Dabei haben beide jeweils drei Zettel vor sich, die ihre Traumaanteile, die Beschützeranteile und das Selbst kennzeichnen. Es ist eine Übung, bei der sich ein Mensch gewahr wird, was in ihm stattfindet und wie seine inneren Anteile agieren. Die Fähigkeit, in einen solchen inneren Abstand zu gelangen, ist die wichtigste Voraussetzung zur Selbstbegleitung und zur Veränderung alter Muster.

Ich werde von der Übungspartnerin von Janis herangeholt, die mir berichtet, dass sie nicht weiterkommen, weil Janis nur dasitzt und nichts sagt. Ich habe das Gefühl, mich einer Festung zu nähern, als ich an Janis herantrete. Ihr fülliger Leib ist wie eine feste Burg mit dem Boden verwachsen, und ihre hellen, wachen Augen blicken mir wie Scharfschützen entgegen.

»Darf ich dich unterstützen?«, frage ich Janis lächelnd.

Sie spitzt kurz die Lippen und senkt den Blick. Dann zuckt sie mit den Schultern, wie um anzudeuten, dass es ihr vermeintlich egal ist.

Ich setze mich neben sie auf den Boden und sage: »Du passt wirklich gut auf dich auf, Janis. Es ist nur so, dass du zwar gut geschützt wieder abfahren wirst, aber niemand in dir Hilfe bekommen hat.«

Janis hebt den Blick zur Decke und scheint nachzudenken.

»Vielleicht findest du ein Thema aus dem Alltag, was dich nicht zu heftig aktiviert, das aber etwas in dir auslöst, was du dir nicht erklären kannst.«

Janis spitzt wieder die Lippen, und ich kann ihr ansehen, dass ein Thema sich eingeblendet hat, denn ihr Blick wirkt fokussierter, so als sehe sie etwas vor sich.

Deshalb warte ich schweigend. Bevor sie beginnt, prüfen mich die Augen ihres Scharfschützen noch einmal mit einem kurzen Seitenblick. Offenbar keinen Angriff wahrnehmend, tritt er in den Hintergrund und lässt Janis erzählen.

Sie heftet den Blick auf die drei Blätter vor sich und berichtet: »Ich betreue häufig eine Hündin. Sie heißt Luna, und eigentlich ist es schön mit ihr. Doch wenn ich im Garten ein Beet mache, muss sie sich unbedingt neben mich setzen, obwohl doch so viel Platz ist. Das nimmt mir die Luft zum Atmen.« Janis greift sich an die Brust und schiebt das Trauma-Blatt nach vorn, also einen Anteil, der sich überwältigt fühlt.

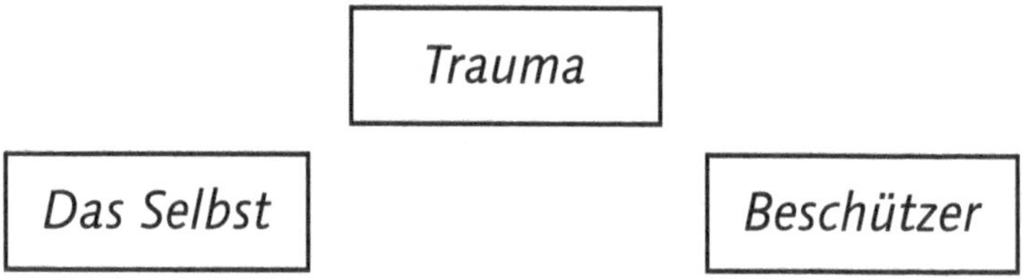

»Und was tust du für gewöhnlich, um dir Luft zu verschaffen?«

Janis blickt zur Decke und meint: »Ich lasse Luna an einer bestimmten Stelle Sitz machen.«

»Und wer in dir lässt sie Sitz machen, ist der Traumaanteil da noch richtig?«

Janis zieht das Blatt zurück und legt seufzend den Beschützeranteil nach vorn.

Beschützer

Das Selbst *Trauma*

»Was macht Luna, wenn du sie irgendwo platziert hast, damit sie nicht so dicht bei dir ist?«, frage ich weiter.

»Sie setzt sich für einen Moment – kommt dann aber kurz darauf wieder zu mir und nervt weiter. Ich halte das wirklich kaum aus.« Janis blickt wieder zur Decke, und es ist spürbar, dass sie nicht nur dorthin sieht, sondern jedes Mal auch ein Stück weit aus sich heraustritt, um etwas weiter weg Sicherheit zu finden.

Ich atme hörbar tief ein und aus, um Janis daran zu erinnern, dass der Atem eine bessere Zuflucht bietet als die Decke, weil er stabilisiert und entspannt.

Tatsächlich geht Janis damit unbewusst in Resonanz und atmet tiefer. Ihr Blick kehrt zurück, und sie sagt schleppend: »Ich will einfach, dass Luna mir nicht so auf die Pelle rückt, weil das für mich kaum aushaltbar ist.«

Dabei zieht sie rasch das Blatt des Beschützers zurück und legt das Trauma-Blatt wieder nach vorn. Ich bin überrascht, wie teilnahmslos sie im Außen wirkt und wie präsent sie innerlich ist.

»Was denkst du, was Luna von dir will?«, erkundige ich mich.

Janis hebt kurz die Schultern, wie um anzudeuten, dass sie es nicht weiß.

»Kannst du vielleicht einmal vormachen, wie Luna dann dasitzt und dich ansieht? Möglicherweise fühlst du ja auf diese Weise, was sie von dir möchte. Stell dir vor, ich wäre du, und du bist jetzt sie.«

Janis stülpt die Unterlippe nach vorn, als müsse sie abwägen, ob sie dieses Spiel mitmachen will.

Zu meiner Überraschung nickt sie jedoch und sagt: »Das sieht ungefähr so aus.« Sie hat sich aufrecht hingesetzt und schaut mich fest und eindringlich an. Für einen Moment bin ich verwundert, hatte ich mir doch eher eine nervöse Hündin vorgestellt und nicht so ein in sich ruhendes, gelassenes Tier.

»Welches Blatt drückt diese Verfassung am besten aus?«, frage ich Janis als Hündin.

Kommentarlos schiebt sie das Blatt mit dem Selbst nach vorn.

Das Selbst

Trauma *Beschützer*

»Und was möchtest du mir sagen?«, frage ich in meiner Rolle als Janis.

Die gestellte Luna sieht mich unbeeindruckt an und antwortet: »Du sollst aufwachen und da sein.«

Ich schweige, damit dieser Satz wirken und sich in Janis ausbreiten kann.

Offenbar löst er jedoch zu große Abwehr in ihr aus, denn sie ruft unwillig: »Aber es kann Luna doch reichen, dass sie mich sieht. Ich bin doch da!«

»Wer in dir verlangt das gerade, fühl einmal hin«, ermuntere ich Janis, die den Wechsel der Anteile offenbar gerade nicht bemerkt hat.

Nach kurzem Überlegen schiebt sie das Blatt des Beschützers nach vorn.

»Und warum könnte es ein Beschützer sein, der meint, es reiche aus, dass sie dich sehen kann?«

»Na ja, er hat gute Argumente, oder?«, antwortet Janis trocken.

»Das ist ein ziemlich pfiffiger Beschützer, was?«, sage ich anerkennend.

Janis zieht kurz einen Mundwinkel nach oben, so als würde sie ein Lächeln andeuten und zugleich unterdrücken.

Nach einem Moment des Schweigens tue ich so, als würde ich in mir selbst versinken und frage: »Fühlst du jetzt einen Kontakt zu mir, nur weil du mich siehst?«

Janis schüttelt, meine Intention erkennend, den Kopf und zieht die Augenbrauen nach oben.

Einlenkend sagt sie: »Ich weiß ja, dass Luna mich aus etwas herausholen will, und ich mache deshalb bereits Dinge, die ich ohne sie noch nicht machen würde.«

»Was denn zum Beispiel?«, frage ich nach.

Janis sieht auf den Boden, denkt nach und schiebt dann das Blatt des Selbst nach vorn. Ruhig kommentiert sie: »Ich bin durch Luna wieder gern draußen in der Natur und fühle mich dort sicher.«

Bevor ich die Geschichte von Janis weitererzähle, hoffe ich, sie konnte dir helfen, die Übung mit den drei Blättern zu verstehen, damit du sie nun selbst ausprobieren kannst.

Erkundungswerkzeug: »Nachschau«

Live-Erfahrung 8

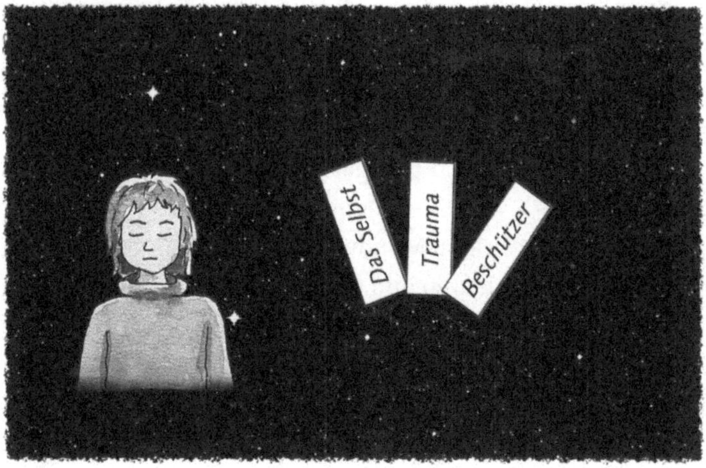

Einführung:

Es geht in dieser Live-Erfahrung nicht um eine Traumaintegration, sondern darum, dir gewahr zu werden, was in dir während einer Aktivierung geschieht. Um Entlastung zu erfahren und Selbstbegleitung zu erlernen, brauchst du eine innere Instanz, die wertfrei wahrnehmen kann, was geschieht. Während einer Aktivierung ist jedoch immer ein Anteil vorn, der sich nicht selbst reflektieren kann und die Welt gerade durch die Brille der eigenen Erfahrungen sieht und deshalb auch entsprechend auf sie reagiert.

Um aus diesen Mechanismen herauszukommen, kannst du die Anteile, die darin wirken, in einer Nachschau kennenlernen und dadurch immer besser betreuen und integrieren.

Wenn du sie ohne Beurteilung und mit Mitgefühl zu erleben beginnst, so ist es dein Selbst, das sie wahrnimmt und trägt. Dadurch findest du immer mehr zu deinem Selbst zurück.

Ablauf:

- Beschrifte dazu drei Blätter Papier mit den Hauptbegriffen *Das Selbst, Trauma* und *Beschützer.* Um besser zu verstehen, was diese unterscheidet, hier ein paar Hinweise:
  Das Selbst hat Vertrauen, ruht in sich, hat Freude am Sein, ist sich allem gewahr, urteilt nicht und ist nicht in Konkurrenz.
  Traumaanteile äußern sich in Überwältigungsgefühlen, innerer Anspannung, Blackouts und Nebel, Erschöpfung und Überdrehtheit.
  Beschützeranteile versuchen Schmerz abzuwehren, funktionieren, bewältigen den Alltag, urteilen und vergleichen, ringen um Wertschätzung, sind ausgelaugt und überfordert.
- Nimm zum Üben bitte erst einmal nur Situationen, die dich emotional nicht überfordern, bis du dich besser begleiten kannst. Das ist sehr wichtig. Du weißt sicher selbst, bei welcher Erinnerung du dich kaum wieder beruhigen könntest und welcher Rückblick auf eine Situation dich zwar aufwühlt, du aber wieder herausfindest. Nimm Letzteres.
- Um dir zu veranschaulichen, wie du beginnen kannst, skizziere ich ein Beispiel, Satz für Satz:
  Als meine Chefin mir sagte, dass ich einen Fehler gemacht habe, wurde mir ganz heiß. (Trauma-Zettel nach oben schieben, denn du spürst eine Aktivierung.)
  Ich fühlte mich konfus und wusste nicht, was ich sagen soll. (Trauma-Zettel bleibt liegen, denn du bist kurz dissoziiert).
- Tipp bei jedem Satz am besten mit dem Finger auf das richtige Blatt, um dem Anteil zu zeigen, dass du ihn wahrnimmst.

- *Sie erschien mir wie ein Drache, der mich gleich verschlingt.* (Trauma-Zettel bleibt liegen. Tipp erneut mit dem Finger drauf.)
- *Ich hörte kaum noch, was sie sagte.* (Trauma-Zettel bleibt liegen. Tipp mit dem Finger drauf.)
- *In meinem Kopf wirbelte alles durcheinander, und ich suchte nach einem Ausweg.* (Trauma-Zettel zurück in die Reihe. Beschützer-Zettel nach oben schieben, denn er macht sich in diesem Moment bereit.)
- *Ich belog meine Chefin und sagte, dass ich keine Ahnung habe, wovon sie spricht, und davon gar nichts wusste.* (Tippe auf den Beschützer, um ihm zu signalisieren, dass du den Versuch seiner Leugnung anerkennst, die dir als Kind vielleicht oft geholfen hat.)
- *Meine Chefin wurde daraufhin puterrot im Gesicht und drohte mir mit einer Abmahnung. Mir blieb fast das Herz stehen, und ich hielt den Atem an.* (Trauma-Zettel wieder nach oben schieben, Beschützer zurück in die Reihe.)
- *Dann zählte ich ihr jede Überstunde auf und dass ich total überlastet bin.* (Trauma-Zettel zurück in die Reihe. Beschützer-Zettel nach oben schieben, der gerade für dich kämpft und die Schuld irgendwohin zu schieben und abzulenken sucht, damit dir nichts geschieht.)
- Während der Nacherzählung deiner Geschichte beobachtest du nun in Zeitlupe und mit ausreichend innerer Distanz, was eigentlich abgelaufen ist. So kannst du erfahren, was für einen unglaublichen Unterschied es macht, sich in seinen Anteilen wahrzunehmen und sie zu reflektieren oder von ihnen fortgerissen zu werden und ihrer verzerrten Wahrnehmung zu trauen. Dieses Abrücken von deinen Anteilen löst die Identifizierungen auf, die du mit ihnen hast, und ermächtigt dich nach und nach zur Selbstführung aller Anteile in dir.

Rückkehr ins Leben
Janis Teil 2

Um zu erfahren, was einem Menschen geschehen ist, muss man nicht in seine Vergangenheit zurückgehen.
Er erzählt es die ganze Zeit mit seinen Reaktionen auf die Gegenwart.

Janis steht wie alle anderen da und wartet auf den Start eines Liedes. Für die Live-Erfahrungen verwende ich, wie schon erwähnt, gern Musik, weil sie am Verstand vorbeigeht, Assoziationen und Emotionen weckt und sehr unterstützend ist, um etwas pur auszudrücken und zu erfahren.

Bei der folgenden Erfahrung drücken die Teilnehmenden ihren funktionalen Bewältiger im Alltag aus. Kaum sind die ersten Takte erklungen, beginnen sie mit ihrem Körper den täglichen Kampf zu illustrieren, den der Bewältiger führt. Ein paar boxen vor sich in die Luft, andere marschieren, um etwas von der Disziplin auszudrücken, mit deren Hilfe sie das Leben bewältigen. Eine Frau lässt sich ein paarmal hinfallen, um sogleich wieder hochzuschnellen wie ein Stehaufmännchen. Andere haben einfach die Fäuste geballt und stehen reglos da. Ein Mann hat die Hände in die Hüften gestemmt und das Kinn trotzig angehoben wie ein kleiner Junge.

Janis ist gleich beim ersten Ton der Musik zu Boden gesunken. Sie bleibt die ganze Zeit über vollkommen reglos auf der Seite liegen.

Ich erinnere mich, wie Janis bei einer früheren Gelegenheit ihre Freude, Trauer, Wut, Scham und Angst beschrieben hatte.

Dies war im Zuge einer anderen Live-Erfahrung mit dem Namen »Konferenz der Gefühle« gewesen. Dabei verwendete ich keine Musik, sondern eine indianische Pow-wow-Trommel, auch Muttertrommel oder Erdtrommel genannt.

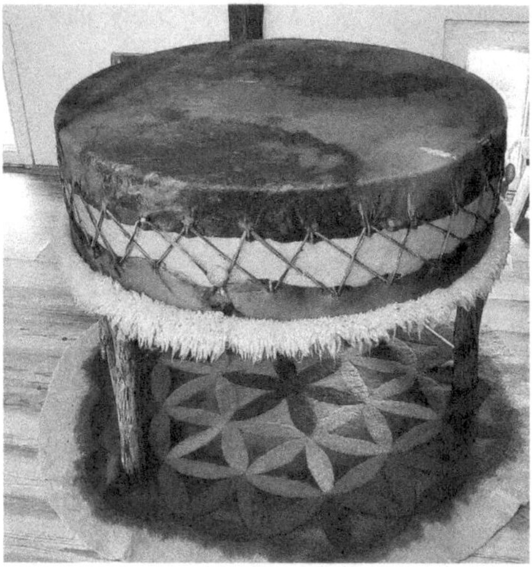

Der Trommelrhythmus hilft, um in ein Gefühl von Zeitlosigkeit einzutauchen. Alles, was wir noch von uns wissen, ist ja häufig nur das Erlernte. Der Trommelbeat löst die Gedanken auf und verbindet uns wieder mit dem, was wir waren, bevor wir etwas lernten – also mit unserem Selbst. Das Trommeln wurde zu allen Zeiten verwendet, um die eigene Seele oder höhere Kräfte zu befragen, sich Energie zu verschaffen und das Nervensystem auszugleichen.

Trommelschläge können die Theta-Wellen im Gehirn stärken und in einen Zustand zwischen Schlafen und Wachsein führen. Dabei ist man jedoch vollkommen präsent und durch den Trommelschlag geerdet.

Ich verwende gern die große Muttertrommel, weil ihr tiefer Bass durch alle Körper im Raum schwingt und sie sehr schnell innere Bilder entstehen lässt. Zusätzlich ist Platz für eine Person, um sich darunter zu legen.

Bei der Live-Erfahrung »Konferenz der Gefühle« geht es darum, die fünf Grundgefühle der Freude, Trauer, Wut, Scham und Angst an einen geschützten Ort einzuladen. Die Gestalt, in der sie erscheinen, erzählt davon, wie der Mensch seine Gefühle lebt.

Als Janis von ihrer Erfahrung berichtete, trat ein tiefes Schweigen in der Gruppe ein. Zuerst war ihre Wut erschienen. Sie zeigte sich als nackter menschlicher Körper, der zusammengesunken in einem Käfig auf einem abgestellten Holzkarren saß. Der Leib war voller Wunden, und diese Bilder zeigten sehr eindrücklich, dass Janis ihre nackte Wut nach außen abgeschnitten hatte und nur noch gegen sich selbst richtete.

Dann war ihre Scham als ein Wurm aufgetaucht, der sich in einen weißen Kokon eingesponnen hatte und nach ein paar sehr langsamen Kriechbewegungen reglos liegen blieb. Janis innere Lähmung wurde dadurch noch verständlicher. Tatsächlich kann uns die Scham auf überwältigende Weise lähmen. Der Kokon um den Wurm deutete jedoch darauf hin, dass aus der Scham etwas anderes entstehen könnte – zum Beispiel Selbstreflexion, die konstruktiv ist, weil wir Fehler dann nicht immer wieder tun.

Vom Gefühl der Trauer berichtete Janis als riesige, dunkel verhangene Gestalt, deren Antlitz nicht zu sehen war. Dies kann ein Hinweis darauf sein, dass Janis sich von dem Gefühl der Trauer schützt, weil sie ihr zu groß und zu unheimlich scheint.

Als sie von der Angst berichtete, sank sie in sich zusammen und beschrieb ein kleines Kind, das bleich in einer Höhle sitzt und die Hände vor das Gesicht geschlagen hat. Es wirkt in einem Totstellreflex erstarrt und so, als wäre der Schrecken zu groß, den es erlebt.

Auf meine Frage, ob denn nicht auch das Gefühl der Freude erschienen ist, schüttelte Janis den Kopf.

Sie jetzt bei dieser Live-Erfahrung apathisch am Boden liegen zu sehen fasst wie eine Klammer die Resignation zusammen, die sich bisher in allem an ihr zeigte.

Janis' innere Verfassung erinnert mich an eine Geschichte, die ich einmal gelesen habe. Darin wird beschrieben, dass eine Mutter die Nachricht vom Tod ihres Sohnes erhält, der im Krieg gefallen ist. Sie setzt sich daraufhin in einen Schaukelstuhl vor das Fenster und versinkt in Apathie. Das bedeutet, sie ist zu keiner Emotion mehr fähig und verfällt in einen Zustand von Teilnahmslosigkeit. Zurück bleibt eine Leere, die durch nichts mehr belebt wird und der jede Energie abhandengekommen ist.

Später erfährt die Mutter überraschend, dass es sich leider um einen Irrtum gehandelt hat und ihr Sohn noch lebt. Doch die Frau hat inzwischen so viel Energie verloren, dass sie auch fortan wie betäubt in ihrem Schaukelstuhl sitzen bleibt und nichts mehr fühlen kann.

Während Janis noch immer wie gestrandet auf dem Boden liegt, frage ich mich, woher der Funke kommen könnte, um ihren Lebensmotor neu zu zünden. Wie immer, wenn ich spüre, dass eine Aufgabe sehr groß ist, sende ich ein Gebet für Unterstützung.

Kurz vor Ende des Seminars verbleibt eine halbe Stunde Zeit für eine Einzelarbeit, und ich frage in die Runde, wer sie nutzen möchte. Ein Wunder geschieht – Janis hebt vorsichtig den Finger.

Sie scheint selbst überrascht von ihrer Meldung und sagt: »Also, ich weiß noch nicht, ob ich wirklich will.« Ihr Tonfall klingt alarmiert und abwehrend.

Ich habe schon oft erlebt, dass erst kurz vor Ende einer Einzelarbeit oder eines Seminars wichtige Themen auftauchten, die der Mensch, als Zeit dafür war, zurückgehalten hat. Es ist, als presche kurz vor Schluss ein inneres Kind nach vorn, um die Gelegenheit zu nutzen, dass die Beschützer sich bereits entspannen und die Lage sicher wähnen.

Auch bei Janis spüre ich diesen Widerstreit und dass ihr zurückgekehrter Beschützer die Wortmeldung gern wieder zurückziehen würde.

Intuitiv schlage ich ihr eine Möglichkeit vor, die vielleicht beiden Anteilen gerecht werden kann.

»Möchtest du für den Anteil in dir, der sich zu Wort gemeldet hat, lieber einen Stellvertreter aufstellen? Dann wäre er ein wenig weiter weg von dir.«

Janis sieht zur Decke und denkt lange nach. Schließlich nickt sie.

»Und wen möchtest du dafür aufstellen?«

Janis sieht sich wohl zum ersten Mal kurz in der Runde um, und es ist wahrnehmbar, welche Überwindung es sie kostet, diese in sich aufzunehmen. Ihr Kopf bleibt nach hinten gebeugt, und sie scannt die anderen durch winzige Sehschlitze ihrer Augen.

Die Wahl fällt auf Martina, von der ich bereits im Kapitel »Die Heilreise unserer Psyche« berichtete. Zur Erinnerung, sie ist die Frau, die als Kind den sexuellen Übergriffen des Vaters ausgesetzt war, später von ihrem Mann gedemütigt wurde – und es dann schaffte, ihn zu verlassen.

Obwohl Janis in ihrer kleingewachsenen Fülle und Martina in ihrer großgewachsenen Dünnheit unterschiedlicher nicht wirken könnten, ist auch die Ähnlichkeit zwischen den beiden sichtbar. Martinas Nacken ist chronisch nach vorn gebeugt, so als läge ein jahrzehntelanges Aushaltenmüssen auf ihm.

Sie stellt sich Janis gegenüber und sieht diese an.

»Wie empfindest du diesen Anteil von dir?«, frage ich Janis. Sie blickt kurz hin, dann wieder nach oben zur Decke und sagt: »Alles ist wie verschwommen, und es ist mir unangenehm, dass dieser Teil so nah vor mir steht.«

»Wie kann es angenehmer für dich werden?«, frage ich nach.

»Er soll weiter zurückgehen.« Sie weist auf Martina.

Ich nicke dieser zu, und Martina entfernt sich rückwärtsgehend. Erst als sie ungefähr zehn Meter weit weg ist, atmet Janis erleichtert aus.

Zusätzlich rutscht sie herum, schiebt die Beine seitlich neben den Stuhl und wendet sich über die Rückenlehne gebeugt ab. Auf diese Weise wegschauend verharrt sie.

»Du hast gesagt, alles ist verschwommen«, spreche ich sie sanft an. »Wenn du klar sehen könntest, was würde dann passieren?«

»Ich könnte etwas sehen, was ich nicht sehen möchte«, sagt sie leise.

»Und wenn du sehen würdest, was du nicht möchtest, wie würde es sich anfühlen?«

»Schmerzhaft«, antwortet Janis etwas ungehalten.

»Und wenn du den Schmerz spüren würdest ...?« Ich lasse die Frage offen.

»Dann könnte er mich überwältigen.«

»Danke, dass du uns diesen Einblick gewähren konntest.« Ich mache eine kleine Andeutung mit dem Kopf, als würde ich mich vor ihrem Beschützer verneigen.

»Darf ich jetzt den Teil befragen, der zu Wort kommen wollte?« Jetzt weise ich auf Martina.

Janis nickt, bleibt jedoch weiter abgewandt sitzen.

Als ich mich Martina zuwende, sieht sie mich erwartungsvoll und zugleich hilfesuchend an. Weil sie sprachlos bleibt, wie viele Traumaanteile, die gerade erst aus der Verbannung zurückgekehrt sind, frage ich sie: »Was wünschst du dir?«

»Ich möchte endlich wieder leben!«, antwortet Martina sofort.

»Und wenn du das könntest, was würdest du tun?«, frage ich weiter.

»Ich würde alles, alles wollen«, bricht es aus Martina hervor. »Ich möchte endlich etwas empfinden und erleben!« Ihre langen Arme rudern in der Luft, wie um sich über Wasser zu bringen und Raum zu verschaffen. Während es weiter aus ihr heraussprudelt, geht sie bei jedem Satz einen Schritt auf Janis zu.

»Ich könnte zerspringen vor Lebenslust!«

»Ich platze gleich!«

»Ich will hier raus!«

»Ich will toben.«

»Ich will Remmidemmi machen!«

Martina steht nun direkt vor Janis. Deren Miene bleibt ausdruckslos. Sie schaut weiter in die Luft. Mir ist bewusst, dass dieser Versuch, einen Lebensfunken in Janis zu zünden, auch jederzeit in ein wütendes Buschfeuer umschlagen könnte, das alles zerstört. Deshalb sind meine Sinne hellwach, und ich rechne jeden Moment damit, etwas umlenken oder abbrechen zu müssen.

»Bitte, mach doch was!«, fleht Martina Janis jetzt bittend an.

Janis dreht sich noch weiter weg, und es ist spürbar, wie unvorstellbar es für sie ist, irgendetwas zu tun.

»Was würdest du dir denn von deinem Beschützer wünschen?«, frage ich den Traumaanteil, den Martina stellt.

»Lebendigkeit!«, springt es aus Martina heraus.

»Du scheinst noch eine Menge davon in dir zu haben, oder?«, frage ich nach.

Martina sieht mich einen Moment lang überrascht an.

»Was macht das denn mit dir, wenn du einen Beschützer vor

dir hast, der nicht auf dich reagieren möchte oder kann?« Ich weise auf Janis, deren Beschützer noch immer abgewandt sitzt.

Martina starrt auf den Boden, so als sehe sie vor sich, was sie gern machen würde, könne es aber nicht aussprechen.

»Was würdest du dem Beschützer denn gern sagen, der fest glaubt, es mache alles keinen Sinn mehr?«

Ein Ruck geht durch Martinas Körper, und sie hebt den Kopf. Janis fest ansehend ruft sie barsch: »Mensch, jetzt steh endlich auf. Mir reicht es ... Los jetzt! Aufstehen! Ich will endlich wieder leben!«

Ihr Ton ist unvermittelt so kraftvoll und bestimmend, dass die ganze Gruppe mit angehaltener Luft auf die Reaktion von Janis wartet. Diese blickt sich für einen kurzen Moment wütend um und dann wieder weg.

»Los jetzt, steh auf!«, verleiht Martina ihrer Forderung Nachdruck und rüttelt Janis an der Schulter.

Ich mache mich schon bereit, die Situation notfalls zu unterbrechen, da rutscht Janis unvermittelt auf dem Stuhl herum und erhebt ihren Körper zum ersten Mal ohne sichtbare Mühe. In einer Mischung aus Verlegenheit und Verärgerung steht sie vor ihrem lebendigen Anteil, der ihr offenbar genügend Energie verliehen hat, um wütend zu werden und sich zu erheben.

Martina lacht erfreut und öffnet spontan die Arme, um Janis damit zu umschließen. Es ist spürbar, dass sie selbst überrascht davon ist, wie viel Initiativgeist in ihr lebt.

Janis lässt sich die Umarmung gefallen, doch in ihrem Gesicht arbeitet es. Ihre Lippen zittern, und die Nasenflügel beben. Ich spüre, wie anspruchsvoll das unvermittelte Verlassen der Apathie und die Rückkehr ins Leben für Janis sein müssen.

Sehr deutlich erlebte ich einen solchen Übergang einmal bei der Hündin Bella, die sich wie Janis fast aufgegeben hatte. Ihr halfen damals drei Hunde ins Leben zurück, und es war ein unglaublich bewegender Moment, als sich ihr fest eingerollter Schwanz plötzlich aus der Verspannung löste und zu einer langen, buschigen Rute wurde. Sie blieb im vollen Lauf wie vom Blitz getroffen stehen und fing an, in die Rute hineinzubeißen. Es kribbelte offenbar ungewohnt stark, wie bei einem Körperteil, das nach großer Kälte wieder warm wird, und das beunruhigte sie. Verwirrt drehte sie sich im Kreis und blickte immer wieder auf ihre Rute, so als wäre diese etwas Fremdes, das sie zum ersten Mal wahrnimmt.

Auch wenn Anteile eines Menschen wieder ins Leben zurückfinden, kann sich das zuerst etwas ungewohnt oder bedrohlich anfühlen.

Dennoch spüre ich, dass Janis bereit ist und nur noch eine kleine Unterstützung braucht. Intuitiv wähle ich das Lied: »You Are The Sunshine Of My Life«, und während die sanfte Melodie durch den Raum strömt, legt Janis nach kurzem Zögern den Kopf auf die Schulter ihres zurückgekehrten, lebendigen Anteils. Martina lächelt und legt die Arme fester um sie.

Nach einer Pause kommen wir alle zu einer Abschiedszeremonie zusammen. Die Teilnehmenden bilden dazu einen Kreis, fassen sich an den Händen und schwingen mit der Musik mit, die ich für diese Zeremonie zusammengestellt habe. Alle treten nacheinander kurz in die Mitte des Kreises, um sich mit einer Geste bei der Gruppe zu bedanken. Hannes faltet die Hände vor der Brust und verbeugt sich, Hilde lüftet keck einen imaginären Hut, Susanne breitet die Arme weit aus. Dann betritt Janis den Kreis. Wie immer sieht sie nach oben an die Decke, doch sie atmet dabei tief ein und aus, so als würde sie zu etwas Schwierigem Anlauf nehmen. Selten hatte eine so kleine Bewegung wie die folgende eine so große Wirkung auf die Gruppe und mich.

Von einem tiefen Ausatmen begleitet senkt Janis den Blick und sieht der Teilnehmerin vor sich direkt in die Augen. Dies kommt so unvermittelt und ist so ungewohnt, dass sich auf allen Gesichtern ein Ausdruck des Erstaunens zeigt. Mein Mund öffnete sich vor Überraschung, als Janis nun zur nächsten Teilnehmerin weitergeht und auch diese direkt anschaut. Auf diese präsente Weise verabschiedet sie sich von allen siebzehn Menschen.

Am Morgen nachdem das Seminar vorbei ist, findet eine Begegnung an der Bushaltestelle statt. Janis erzählt freudig aufgewühlt: »Als ich am Abend allein war, habe ich plötzlich gespürt, wie viel Energie in meinem Körper ist. Das hat sich noch nie so angefühlt und war so großartig, dass ich mich tatsächlich vor den Spiegel gestellt habe und mich einmal ansah. Und weißt du was? Ich konnte gar nicht mehr damit aufhören.«

Anmerkung: Einige Male erhielt ich während einer schamanischen Arbeit oder einer anderen Energiearbeit verlorene Anteile von mir zurück. Leider hat dies nie eine nachhaltige Veränderung oder Unterstützung bewirkt. Heute erkläre ich mir dies so, dass sich diese Anteile gar nicht in mir verankern konnten, weil ich sie weder kennenlernte noch selbst erlebte oder empfand. Mir wurde von meinem Gegenüber nur berichtet: »Ich habe dir verlorene Anteile zurückgegeben.«

Mit meiner heutigen Praxiserfahrung weiß ich, wie wichtig es ist, neu zurückgekehrte Anteile selbst zu erfahren, um sie auch wieder zu erinnern und eine Zeitlang zu betreuen und zu beheimaten. Es reicht aus, sie täglich kurz zu besuchen und sie zu fragen, wie es ihnen geht. Sie brauchen diesen Kontakt, bis sie wirklich nachgereift und wieder ganz integriert sind.

Teil 4 – Verinnerlichen

Warum es nicht schnell oder einfach geht

Es gibt Ratgeber, die das Bild vermitteln, es wäre ganz leicht, sein Leben zu verändern. Man tut dies oder jenes, und dann ist man ein neuer Mensch.

Auf YouTube wirbt gerade ein Video mit den Worten:

»Endlich abnehmen, ohne zu hungern und sich mehr zu bewegen.«

Auch wenn solche Versprechen gegen jeden Menschenverstand sind, gibt es einen Anteil in uns, der darauf anspringen kann. Er will Entlastung herbeiführen, ohne eine echte Veränderung zuzulassen, und das hat Gründe.

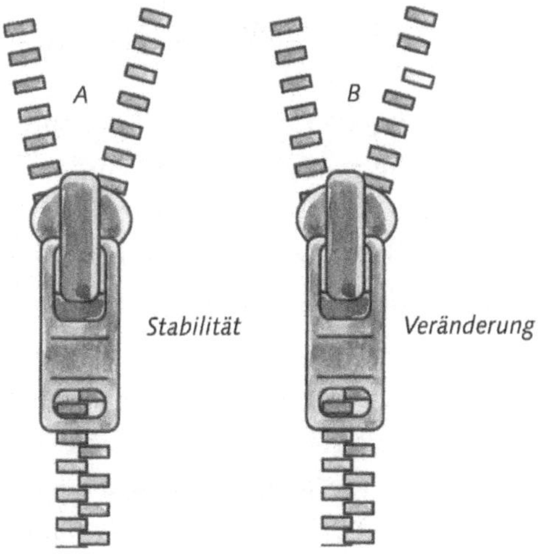

Ich möchte dir am Bild eines Reißverschlusses erklären, warum die Angst vor echter Veränderung so groß ist.

An einem Anorak von mir hakt immer wieder an derselben Stelle der Reißverschluss, weil dort etwas Stoff im Weg ist. Deshalb klemme ich das überstehende Innenfutter automatisch mit einem Finger nach hinten, während ich ihn zuziehe. Obwohl der Reißverschluss also nicht wirklich glatt läuft und eigentlich instabil ist, habe ich eine Möglichkeit gefunden, dass er zuverlässig funktioniert.

So ähnlich verhält es sich auch mit unseren Schutzmaßnahmen, die wir uns geschaffen haben, um zu überleben.

Immer wieder hakt es an den Stellen, die wir verdrängt haben, doch wir haben herausgefunden, was wir tun müssen, damit das Leben dennoch funktioniert.

Arnold zum Beispiel hat sich angewöhnt, Witze zu machen, wenn ihm ein Mensch sehr nahekommt. Nähe ist für einen Teil von ihm etwas so Bedrohliches, dass es jedes Mal »hakt«, wenn Momente von tiefer Verbindung stattfinden. So wie ich das überschüssige Innenfutter in meinem Anorak zurückklemme, damit der Reißverschluss schließt, hat Arnold sich angewöhnt, Nähe mit einem Scherz zu übergehen, damit die Beziehung für ihn weitergehen kann.

Jede zu schnelle Veränderung, jede Unwägbarkeit bedeutet für seinen Beschützer ein nicht vertretbares Risiko. Würde Arnold zum Beispiel plötzlich ohne den Schutz seiner Witze eine sehr tiefe innere Verbindung eingehen, hätte er nichts mehr zur Verfügung, um notfalls den Schmerz abzuwehren, den diese Nähe auslösen kann.

Man kann also nicht einfach einen »Zahn« aus dem eigenen Schutzrepertoire herausbrechen, weil der »Lebensreißverschluss« dann nicht mehr schließt. Solange die Beschützer keine echte Alternative für die Aufrechterhaltung der Sicherheit gefunden haben, werden sie nur nach Veränderungen suchen, mit denen sie ihre Strategien stärken und verfeinern können.

Wirkliche Veränderungen wagen die meisten Menschen erst, wenn ihr Beschützer alles Mögliche ausprobiert hat und gescheitert ist.

Dazu möchte ich dir eine kleine Episode aus meinem Leben erzählen. Ich war zu diesem Zeitpunkt sehr intensiv auf dem spirituellen Pfad unterwegs und hoffte, dass sich dadurch viele meiner Probleme auflösen würden. Verschiedene Schulen lehren bestimmte Prinzipien, um ein spiritueller Mensch zu werden. Unter anderem gehört dazu, andere Menschen nicht mehr zu beurteilen, da unser Selbst ja nicht wertet.

In einem Ratgeber las ich damals den Tipp, einfach auf solche Gedanken zu achten und so etwas wie einen inneren Ordnungsgong einzuführen, der immer dann ertönt, wenn man andere beurteilt.

Das funktionierte tatsächlich sehr gut, und ich hörte nun häufig einen Gong in mir. Wie oft das geschah, war wirklich ernüchternd, doch es spornte mich an, mit den auch für mich unangenehmen Bewertungen aufzuhören. Je mehr ich mich anstrengte, umso mehr ärgerte ich mich über jeden Gedanken, der es dann doch schaffte, einen anderen Menschen zu kommentieren.

Dann überholte ich eines Tages einen Spaziergänger mit dem Auto, der seine Hose über einen riesigen Bauch bis fast unter die Brust gezogen hatte. Dort war sie mit einem Gürtel festgeschnallt, und in einer Mischung aus Amüsiertheit und Verständnislosigkeit schüttelte ich den Kopf und dachte: *Wie kann man sich nur so anziehen?*

Pling! Pling! Pling! Der Ordnungsgong in mir ertönte sehr laut, und ich war ungemein frustriert, hatte ich es doch gerade mehrere Tage hintereinander geschafft, Urteile über andere zurückzuhalten. Was für eine Enttäuschung – nun war es mir wieder passiert.

Zur Wiedergutmachung versuchte ich beim anschließenden Einkauf im Supermarkt so viele Menschen wie möglich freundlich anzulächeln. Doch das schlechte Gefühl blieb, und es frustrierte mich, aus dieser Beurteilungsfalle nicht herauszukommen, obwohl ich mir doch so viel Mühe gab.

Kurze Zeit später wollte ich ein öffentliches Amt verlassen und hatte bereits die Hälfte einer langen Treppe in Richtung Ausgang hinter mir, als sich die Tür unten öffnete und eine Frau eintrat. Ihr war ein gewisses Maß an Verwahrlosung und vielleicht eine Alkoholabhängigkeit anzusehen. Der Wiedergutmacher in mir nutzte die Gelegenheit, noch einmal freundlich zu sein, und spurtete die Treppe zurück bis nach oben, um der Frau die Tür aufzuhalten. Meinen Aufwand bemerkend blieb sie überrascht stehen, errötete, fuhr sich verlegen mit der Zunge über die Lippen und senkte den Blick. Bereits da wurde mir klar, dass ich einen Fehler gemacht hatte. Doch meinen Posten zu verlassen wäre mir noch unhöflicher erschienen. Dies hätte gewirkt, als hätte ich es mir anders überlegt, *weil* ich sie *bewertet* hatte. In dieser Zwickmühle gefangen hielt ich – beschämt von meinem eigenen Übereifer – weiter die Tür auf, während sich die Frau Stufe für Stufe am Geländer die Treppe hinaufzog. Sie keuchte dabei, und ich konnte förmlich ihre Scham spüren, dass ihr mühseliger Gang nun von mir beobachtet wurde.

Mein Wiedergutmacher begann zu schwitzen, je mehr er begriff, wie belastend es für die Frau war, was ich da machte. Endlich oben, huschte sie an mir vorbei und murmelte ein angestrengtes »Danke«.

Dieses Erlebnis ernüchterte mich. Ich kapitulierte und beendete meine Versuche, durch Disziplin, Fleiß und Meditation Spiritualität erlernen zu wollen.

Erst da schickte mir das Universum einen Fingerzeig. Dieser kam in Form eines Buches von Dr. Richard C. Schwartz mit dem Titel: *IFS Das System der Inneren Familie*. Der Familientherapeut erforschte lange die vielfältigen Anteile der Psyche und fand im System der inneren Familie einen Weg, bestimmte Phänomene verständlich zu machen und sie zu verändern.

Das Begreifen, warum unsere Persönlichkeit auf diese oder jene Weise entstanden ist und in welchen Anteilen sie sich jeweils ausdrückt, befreite mich von einer großen Scham und erlöste mich von vielen quälenden Fragen.

Je besser ich mich dadurch kennenlernte, umso sinnhafter wurde, was all die Anteile in mir taten, für die ich mich bisher geschämt hatte.

Obwohl ich doch so ein kreativer und unkonventioneller Mensch bin, habe ich zum Beispiel eine Beschützerin namens Helga in mir, die früher (und mitunter auch noch heute) sehr angespannt reagieren kann, wenn etwas nicht nach Plan läuft. Als ich sie das erste Mal kennenlernte und nach dem Grund für ihre Anspannung befragte, berichtete sie: »Wenn etwas nicht nach Plan läuft, kann alles aus dem Ruder laufen, und Chaos droht.«

Helga ist laut ihrer Aussage mit fünf Jahren entstanden und beschützt einen Traumaanteil namens Pitti in mir. Er entstand aus dem Umstand heraus, dass sich aus Nichtigkeiten urplötzlich etwas Furchtbares entwickeln konnte und er sich nie sicher fühlte.

Als Pitti noch nicht Pitti, sondern ein fantasievoller Aspekt meines Selbst war, war er zum Beispiel oft sehr versunken im kreativen Spiel und verpasste deshalb den Ruf zum Abendessen oder andere Dinge. Dann konnten urplötzlich Prügel oder ein Anschreien in seine Versunkenheit hineinprasseln. Für ihn war das sehr verstörend, weil er so etwas nie kommen sah. Er brauchte also einen Beschützer, der rechtzeitig wahrnehmen konnte, wann Gefahr drohte. Knallt eine Tür etwas lauter? Klingen die Elternstimmen erregter? Ist die Atmosphäre nicht mehr friedlich?

Diese Beschützerin wurde Helga. Für sie signalisierte nun alles, was vom Üblichen abwich, eine mögliche Bedrohungslage, auf die sie alarmiert reagierte.

Sie lernte jedoch nicht nur, auf Gefahrensignale zu achten, sondern auch vorausschauend zu planen, damit gefahrvolle Situationen erst gar nicht eintreten konnten. Wurden diese, inzwischen unbewussten, Pläne gestört, fühlte sich Helga verunsichert, alarmiert und angespannt. Sie versuchte, wieder Ordnung zu schaffen und eine vermeintliche Sicherheit herzustellen.

Irgendwann erzählte ich meinen Freundinnen und Freunden von Helga und Pitti, und das veränderte alles. Es tat so unglaublich gut, zu dem, was meine Identität ausmacht, stehen zu können und Wertschätzung für diese inneren Anteile zu empfinden, die alle ihr Bestes geben und gegeben hatten. Ich musste künftig nie wieder so tun, als hätte ich vor nichts Angst oder als hätte ich alles im Griff.

Es war einfach herrlich, mich zum ersten Mal in meinem Leben aus der Heimlichkeit herauszubewegen und frei von dem zu berichten, was tatsächlich in mir vorging. Je mehr ich darauf bestand, in allem stattzufinden, umso weniger Angst hatte ich, verlassen oder abgelehnt zu werden.

Auch meine Freundinnen und Freunde begannen nun von ihren Anteilen zu sprechen und Namen für sie zu finden. Unser Umgang erhielt dadurch nicht nur mehr Tiefe, sondern auch eine große Leichtigkeit und viel Humor.

So wissen zum Beispiel in meinem Freundeskreis alle, wer in

mir mitten in einem angeregten Gespräch plötzlich die Hand ausstrecken kann, um die Gabel meiner Nachbarin anzustuppen, die schief neben dem Teller liegt. Wir können Tränen darüber lachen, und das Wunderbare ist, Helga ist nie beleidigt darüber, dass sie bemerkt wurde. Da sie weder ausgelacht noch abgelehnt wird, fühlt sie sich eher wahrgenommen, und das ist ein Gefühl der Wertschätzung, das sie immer vermisst hat, weil ich mich für sie schämte. Inzwischen ist sie so locker geworden, dass sie bei vielem innerlich abwinkt, was sie früher geärgert oder beunruhigt hätte. Ich hoffe jedoch, dass sie mich nicht ganz verlässt, denn ich vermute, mein Selbst hat keinerlei Ambitionen, die Aufgaben zu übernehmen, die Helga wunderbar kann. Zum Beispiel, dieses Buchmanuskript noch einmal auf Verständlichkeit zu prüfen, meine Steuererklärung vorzubereiten, einkaufen zu gehen usw.

Auch Pitti hat sich inzwischen sehr verändert. Sein Name ist dem Pittiplatsch aus dem ostdeutschen Sandmännchen entlehnt. Ich liebe die Szene, in der Pittiplatsch sagt: »Oh, hier ist ein Loch, das müssen wir zumachen, sonst tritt jemand rein und bricht sich sofort den Hals.« So war auch mein Pitti. Da er sehr viel Fantasie hat, entwickelte er auch schnell dramatische Befürchtungen.

Das letzte Mal trat Pitti in Erscheinung, als ich vor längerer Zeit einmal mit den Hunden zurück zum Auto lief. Von Weitem sah ich ein anderes Fahrzeug neben meinem stehen. Eine Person, die ich auf diese Entfernung hin nicht erkennen konnte, lief an dem Auto immer wieder von vorn nach hinten, zur Seite, nach vorn, nach hinten usw. Das Ganze wirkte äußerst eilig und konfus, und weil ich mir diesen Vorgang nicht erklären konnte, kommentierte Pitti: *Vielleicht rauben sie gerade unser Auto aus und schleppen alle Sachen rüber zu sich.* Noch ganz ruhig machte ich ihn darauf aufmerksam, dass unser Auto eigentlich fast leer und nichts zum Stehlen da sei. Pitti hatte auch dafür sofort eine Erklärung: *Dann stehlen sie Teile von unserem Auto, und es ist jetzt nicht mehr fahrbar. Gleich hauen sie ab, und wir stehen mit einem Wrack da.* Tatsächlich aktivierten diese Äußerungen in mir Helga, die sofort plante, wie man mit vier Hunden nach Hause kommen könnte, obwohl man kein Handy dabeihat und ja nicht per Anhalter fahren kann.

Während mein Herz zu klopfen begann und ich an Schritt zulegte, konnte ich irgendwann endlich erkennen, dass es sich um ein Postauto handelte, das am Waldrand parkte, und der Bote die Sendungen darin hastig umpackte.

Ich setzte mich an den Wegrand und lachte schallend über das herrliche innere Kabarett, das gerade in mir stattgefunden hatte. Seitdem ist Pitti nie wieder auf diese Weise in Erscheinung getreten. Es ist, als fühle er sich endlich gut aufgehoben und verlässt sich auf mich. Dafür tobt er sich jetzt mit kindlicher Fantasie in meinem Alltag aus und sorgt oft für Erheiterung. Zu einer Tennispartnerin, die immer im Winter eine rote Nase hat und mich auf meine sonnenverbrannte Nase im Sommer aufmerksam machte, sagte er spontan: »Dann sind wir ja saisonale Nasenrötler!«

Und weißt du, was durch die Würdigung meiner Anteile noch geschah? Alle Bewertungen hörten plötzlich von allein auf. Stattdessen entstand ein tiefes Mitgefühl für mich selbst und andere Menschen.

Es kostet Mut, sich einzugestehen, dass es nicht leicht ist, sich zu verändern. Doch es ist sehr entlastend zu begreifen, dass wir alle stark genug für das Schwierige sind.

Sich kennenlernen

Martina hatte bereits einige Anteile in sich identifiziert, doch wie so häufig lag auf dem »Hauptteam«, das eine gleichbleibend anstrengende Dynamik in ihrem Leben erzeugte, noch immer ein blinder Fleck. Die tragenden Persönlichkeitsanteile eines Menschen zeigen sich nach meiner Erfahrung häufig erst, wenn sie wirklich Vertrauen gefasst haben, weil zum Beispiel andere Anteile schon gut integriert werden konnten und sie dadurch mutiger werden. Häufig sind es auch äußere Bedingungen, die erst verändert werden müssen, damit die Beschützeranteile sich ein wenig mehr von ihrer bisherigen Aufgabe lösen und die eigenen Belastungen wahrnehmen können. Martina leitete über mehrere Jahrzehnte ein eigenes Unternehmen und hätte sich vermutlich nicht in der folgenden Weise reflektieren können, wenn sie täglich weiter für die Firma und ihre Mitarbeitenden hätte funktionieren müssen. Im Folgenden liest du ein Gedächtnisprotokoll von einer therapeutischen Sitzung, bei der ihr inneres Team zum ersten Mal auftauchte. Martina stellte mir ihre Aufzeichnungen davon zur Verfügung.

Mein Stamm – ein Gedächtnisprotokoll von Martina

Eigentlich hätte alles so schön sein müssen. In den letzten zwei Jahren hatte ich mein gesamtes Leben auf den Kopf gestellt, mich von vielen alten Dingen befreit und dachte bei mir: Jetzt, mit dem erfolgreichen Verkauf meines Unternehmens, kann ich endlich vollkommen mit meinem vergangenen Leben abschließen, das so extrem von Leistung, Funktionieren und zugleich Verzicht geprägt war. Sofort bemerkte ich das schale Gefühl und die Unruhe, die sich in mir ausbreiteten. Ich spürte sehr stark, dass ich nicht in Frieden mit meinem bisherigen Leben sein konnte, und all die weiteren Male, wenn sich meine Vergangenheit einzublenden suchte, fühlte ich sofort eine starke Ablehnung in Form einer inneren aufgewühlten und verbrennenden Energie, während sich mein Magen zusammenzog, meine Schultern sich spontan nach vorne krümmten und meine Arme sich wie von selbst schützend um meinen Körper legten. Jahrzehntelang hatte ich mich unbewusst sehr darin geübt, schmerzhafte Wahrheiten zu verdrängen, indem ich vorzugsweise eine willkommene Ablenkung in meiner Arbeit oder anderen vielfältigen Beschäftigungen fand. Auch jetzt fiel es mir nicht schwer, mich beim kleinsten Aufkeimen dieser Gedanken schnell auf etwas vermeintlich Wichtiges oder Spannendes zu konzentrieren.

Dann hatte ich eine Einzelarbeit mit Maja, die ich im Folgenden mit M. abkürze. Ich erzählte von einem kürzlich stattgefundenen Treffen mit einer Frau aus meinem alten geschäftlichen Umfeld. Ich habe in den Heilkreisen bereits von M. gelernt, viele meiner Anteile wahrzunehmen, während sie agieren. Deshalb fiel mir auf, dass der Teil, der gerade von dem Treffen berichtete, sehr bemüht war, alles in schöne Farben zu tauchen, und in viel zu vielen Details bekräftigte, was für ein erfülltes Leben die Geschäftsfrau doch führte – obwohl sie hart für ihr Business arbeitete.

Schließlich entfuhr mir der Satz: »Wahrscheinlich erzähle ich das alles, um mir zu beweisen, dass mein früheres Leben doch nicht ganz so furchtbar gewesen ist, wie es sich jetzt immer wieder anfühlt.«

M. fragte mich daraufhin, wie dieser Anteil heißt, der das beweisen wolle.

»Anton«, erfuhr es mir spontan.

M. erkundigte sich, weswegen Anton meinte, dass dieses frühere Leben furchtbar gewesen sei.

»Weil ich alle Gefühle unterdrücken musste.«

Als M. daraufhin von mir erfahren wollte, welchen Anteil Anton beschützt, wusste er nicht mehr weiter. M. schlug mir daraufhin vor, gedanklich zwei Stühle einander gegenüberzustellen und mich in der Vorstellung zuerst auf Antons Stuhl zu setzen.

Sobald ich darauf Platz nahm, sah ich einen sehr großen, dünnen und ausgemergelten Mann mittleren Alters vor mir, mit strähnigen dunkelbraunen Haaren und einem spärlich gewachsenen Ziegenbärtchen, das wie falsch platziert in seinem müden und erschöpften Gesicht wirkte. »Er sagt, es ist viel zu gefährlich für die Kleine, etwas zu fühlen. Ich muss gut aufpassen, dass das nicht passiert.«

»Wer ist die Kleine?«, fragte mich M., und ich ging in Gedanken hinüber zu dem anderen Stuhl.

Ich verwandelte mich in ein kleines Mädchen und spürte eine unglaubliche Empörung und Wut. »Du hast mir mein Leben gestohlen«, schimpfte ich als kleines Mädchen auf Anton. »Wegen dir konnte ich nie lebendig sein!«

M. fragte mich, wie der Anteil denn heißt, der da spricht, und mir entfuhr in einem abschätzigen und fast angewiderten Tonfall: »Charlotte.«

M. lachte und fragte: »Und wer hat das jetzt gesagt? Ist da ein Dritter im Bunde? Dein Tonfall war plötzlich ganz anders.«

Ich merkte, dass ich etwas unwillig wurde und dieser Dritte sich nicht wirklich zeigen wollte. Also gab ich auch ihm einen Stuhl und setzte mich gedanklich darauf. Meine Beine gingen breit auseinander, und ich sah einen von sich überzeugten, blendend aussehenden Topmanager von großer, durchtrainierter Gestalt. Er warf ein müdes Lächeln rüber zu Anton, schaute ihn abschätzig an und hielt ihm vor, er sei ein ausgemachter Schwächling, dass er so feige verharrt hatte.

»Wer bist du?«, fragte ihn M., und er sagte recht stolz: »Karl.«

M. erkundigte sich, was er dazu beigetragen hatte, um Charlotte zu beschützen.

Das gefiel Karl. Er berichtete, dass er immer den Überblick behalten hatte, sehr charmant, gewinnend und verbindlich sein konnte und dass er sich notfalls auch körperlich zur Wehr setzen könne. Dann sah er rüber zu Anton und sagte geringschätzig: »Du denkst, du bist hier der Wichtigste, aber das meiste habe ich geleistet, du Hänfling.«

»Wie geht es denn Charlotte zwischen den beiden, wie fühlt sie sich?«, fragte M., weil eine Pause eintrat.

»Ich bin so wütend. Alles, was ich meiner Mutter je angeboten habe, war falsch und in ihren Augen nichts wert. Und du da«, dabei wies Charlotte auf Anton, »hast mir danach auch noch mein Leben gestohlen.«

M. sagte daraufhin: »Das kann ich verstehen, dass du deshalb sehr wütend bist. Wie alt bist du?«

»Vier«, antwortete Charlotte.

»Und nachdem du in den Augen deiner Mutter nichts wert warst, als wie wertvoll empfindest du dich inzwischen selbst?«, fragte M.

Charlotte sank zusammen und verspürte plötzlich eine riesige Scham. Sie sagte: »Ich fühle mich ganz wertlos.«

M. sagte in einem sehr warmen Tonfall: »Charlotte, ich möchte dir, weil du so klein bist, einmal erzählen, warum Anton und Karl dich beschützt haben. Du hättest ja nicht weiterleben können mit dem Gefühl, vollkommen wertlos zu sein, nicht wahr? Anton hat also eine wichtige Aufgabe übernommen und gelernt abzuschalten, um diese Scham und den Schmerz, nicht wertgeschätzt zu werden, wegzudrücken. Dafür musste er sehr viel Lebendigkeit aufgeben. In gewisser Weise hat er sich geopfert, um dich zu beschützen, weißt du?«

Als M. das sagte, sah Charlotte Anton ungläubig an, und Anton setzte sich gerade hin. Auch Karl warf Anton jetzt einen verwunderten, interessierten Blick zu.

M. fuhr fort: »Und auch Karl musste etwas ganz Unglaubliches für dich tun, Charlotte. Es ging ja nun darum, doch noch Wertschätzung zu gewinnen, und dafür war es wichtig, lebendig zu wirken. Die ganze Zeit über so einen Esprit darzustellen und so viel Charme und Selbstbewusstsein auszustrahlen – auch wenn man sich nicht so fühlt –, das ist eine unglaublich anstrengende Aufgabe, und Karl hat sie hervorragend gemeistert. All das ist geschehen, damit du im Hintergrund überleben kannst, weil deine Lebendigkeit so wertvoll ist. Siehst du, was du für zwei tolle große Brüder hast?«

Charlotte strahlte daraufhin und schaute mit glänzenden Augen zu Anton hinüber. Ihre Wut auf ihn war verschwunden, und sie verspürte auf einmal eine große Dankbarkeit, weil sie erkennen konnte, wie sehr Anton sich für sie aufgeopfert hatte und wie viel Kraft ihn das gekostet haben musste. Sie streckte ihm ihre kleinen Hände entgegen, und Anton umfasste sie freudig überrascht. So hielten sie sich eine Weile aneinander fest. Anton fühlte bei dieser Berührung, wie die unglaubliche Kraft und Stärke, die in Charlotte steckt, in ihn eindrangen, und er fragte sich, warum er sie eigentlich immer noch beschützte.

Doch ihm wurde auch bewusst, dass es diese Kraft vielleicht nicht mehr gäbe, wenn er nicht gewesen wäre. Daraufhin richtete er sich auf, seine Brust weitete sich, und er schaute hinüber zu Karl. Dann sah er ihm fest in die Augen und sagte: »Ich war genauso wichtig wie du für unsere Schwester.« Dabei strahlte er eine starke Präsenz und Würde aus.

Karl war von Antons Veränderung sehr überrascht und beein-

druckt. Er konnte plötzlich erkennen, wie viel Überlebenskraft in dessen unglaublicher Leidensfähigkeit und in seinem Durchhaltevermögen lag.

Karl, der immer das Gefühl gehabt hatte, er müsse alles allein wuppen, empfand plötzlich eine starke Verbindung und ein Erstaunen über die Kräfte der anderen, die ihm gar nicht bewusst gewesen waren.

Alle drei sahen sich einen Moment lang an, so als sähen sie sich zum ersten Mal. Dann, einem spontanen Impuls folgend, standen sie plötzlich auf, fassten sich an den Händen und bildeten einen Kreis. Unvermittelt erwuchs aus dessen Mitte ein riesiger kräftiger Baumstamm. Irgendwie wusste ich sofort, dass er mein Selbst war.

Dieser Stamm sagte zu Charlotte: »Du hast einen Schatz in dir, welcher ist das?«

Und wie schon zuvor sprudelte es aus ihr heraus. »Das ist meine Lebensenergie. Ich will endlich Freude am Leben haben und kann so viele Menschen damit anstecken, das möchte ich unbedingt tun!«

Anton, nach seinem Schatz befragt, antwortete: »Ich bin sehr feinfühlig, sensibel und spüre, was in anderen Menschen vorgeht.«

Karl dagegen sagte überraschend bescheiden und ruhig: »Ich trage Klarheit und Übersicht in mir und weiß, was es als Nächstes zu tun gilt.«

In diesem Moment empfand ich eine große Liebe, Dankbarkeit und Demut all diesen Anteilen und ihren Fähigkeiten gegenüber. Eine friedvolle Stille trat an die Stelle meines inneren Aufruhrs.

Die Gedanken an mein vergangenes Leben, die bis vor einer Stunde noch so belastend gewesen waren, fühlten sich jetzt frei und leicht an. Ich hatte nicht mehr das schale und schreckliche Gefühl, ein falsches Leben geführt zu haben, nein – ich fühlte mich vielleicht zum ersten Mal mit und in meinem Leben richtig.«

Wenn langsam Ruhe einkehrt

Für die eigene Lebensqualität und das soziale Leben ist es von großer Bedeutung, wie du deine Emotionen, Impulse, Wünsche, deine Bedürfnisbefriedigung und dein Verhalten steuern kannst. Findest du nur schwer aus einer Frustration, Wut, Angst oder Trauer wieder heraus, und deine Reaktionen auf äußere Reize entgleiten dir zunehmend, fühlt sich das beängstigend an und so, als würdest du ein fremdbestimmtes Leben führen. Ist diese Fähigkeit zur Selbstregulation nicht ausreichend vorhanden, so hat dies häufig nichts mit zu wenig Willenskraft oder einer Charakterschwäche zu tun, sondern mit einem fehlregulierten Nervensystem.

Vielleicht fühlst du dich wie ein sirrendes »Trafohaus«, bist innerlich permanent im Stress und immer an der Grenze zur Überforderung, und auch wenn du gerade ein Ziel erreicht hast, lässt die innere Anspannung nicht nach. Oder du bist schnell aufbrausend, gereizt, harsch und impulsiv. Du reagierst schnell über und kannst deine Reaktionen nicht angemessen kontrollieren. Vielleicht hast du chronische Schmerzen ohne organische Ursache, oder du leidest an einer Autoimmunkrankheit. Es kann auch sein, dass du hochempfindlich auf laute Geräusche und zu viele optische Reize reagierst. Oder du kannst nicht gut schlafen und fühlst dich auch tagsüber müde und erschöpft. Vielleicht überwältigt dich immer wieder ein extremes Verlangen nach Essen, Sport, anderen Süchten und nach Ablenkung, ohne dass du jedoch je Erfüllung und Befriedigung verspürst.

Mir fiel es früher zum Beispiel sehr schwer, mich zu fokussieren und meine Aufmerksamkeit und Konzentration länger aufrechtzuerhalten. Eine bleierne Müdigkeit setzte mich dann schachmatt. Ich kam entweder gar nicht in die Gänge oder erledigte alles im Turbogang und brauchte ein sofortiges Ergebnis. Es wäre mir also zum Beispiel niemals möglich gewesen, ein Buch zu schreiben. Vermutlich deshalb schrieb ich früher Lieder, die nicht so einen langen Entstehungsprozess hatten.

Es gehört Geduld dazu, sich auf das Schreiben eines Buches zu konzentrieren, bei dem es zu keiner schnellen Bedürfnisbefriedigung kommt. Es braucht ein gewisses Maß an innerer Fülle, wenn über Monate keine anderen Ablenkungen zur Verfügung stehen außer den eigenen Gedanken und Eingebungen. Man muss Frustrationen aushalten können, wenn man sich in Sackgassen hineinschreibt und dort festsitzt – während ein Abgabetermin Druck erzeugt. Mich selbst da immer wieder herauszuholen und weiterzumachen schaffe ich erst, seitdem ich kein dysreguliertes Nervensystem mehr habe. Es hat sich in erheblichem Maße von einer Landschaft mit Hochspannungsmasten in eine friedlichere Landschaft verwandelt, in der ich immer häufiger keine Anspannung mehr spüre, sondern ein Gefühl von Verbundenheit.

Ich möchte dich also ermutigen, wenn du glaubst, du könntest an den oben beschriebenen Verfassungen nichts ändern. Es ist inzwischen erwiesen, dass fast jedes Nervensystem wieder in einen regulierten Zustand zurückkehren kann.

Die Verbindung mit den eigenen inneren Ressourcen und dem eigenen Kern trägt in einem hohen Maße mit dazu bei. Vielleicht hast du sogar die Möglichkeit, deine Partnerin oder deinen Partner mit einzubeziehen.

In einen Heilkreis kam ein Ehepaar, das sich schon seit Kindertagen kennt und miteinander verbunden bleiben will. Es knallte jedoch täglich so heftig zwischen den beiden, dass ihre

Beziehung nur noch aus Vorwürfen, Kränkungen und Verletzungen bestand. In der therapeutischen Arbeit konnten wir herausfinden, welche inneren Anteile sich da eigentlich gegenüberstanden, die darauf aufmerksam machten, dass in beiden etwas noch immer nicht gehört worden war und auf Erlösung wartete. Die kindlichen Anteile waren nur in dem Irrtum gefangen, das Gegenüber wäre für diese Aufgabe verantwortlich.

Als sie sich gegenseitig als Spiegel verstanden, begannen sie ihre eigenen Anteile begleiten zu lernen. Der Abstand, den sie dabei zu sich selbst einnehmen mussten, führte nach und nach zu einer besseren Impulskontrolle und zu mehr Geduld mit sich und dem anderen. Dies alles entstand in einem Prozess von zwei Jahren auf natürliche Weise, und sie entwickelten ein echtes Verständnis und Mitgefühl für die Not der Anteile, mit denen sie bisher so unerbittlich gerungen hatten. Sie mussten also nicht »bis zehn zählen«, wenn sie etwas triggerte, sondern hatten tief verinnerlicht, dass der Trigger ein Wegweiser zu ihnen selbst ist, und folgten diesem im Anschluss. Deshalb wurde er nicht mehr am Gegenüber abgearbeitet.

Die Frau berichtete zum Beispiel: »Früher beim Abendessen haben lauter unberechenbare Anteile am Tisch gesessen, die jeden Moment explodieren konnten. Heute sitzen mein Mann und ich abends zusammen und legen die Anteile auf den Tisch, die sich gerade zu Wort melden. Wir moderieren ihr Gespräch und staunen über die Dynamiken, die sich dadurch zeigen. Dieses Verständnis hat in mir zum Beispiel ein echtes Mitgefühl für die Anteile meines Mannes ausgelöst«, sagte die Frau. »Irgendwie passiert jetzt, dass ich wahrnehmen kann, wenn vor mir gerade ein vierjähriger Junge steht, und ich kann ihn manchmal einfach in den Arm nehmen. Das hat meinen Mann ziemlich umgehauen, und er ist dadurch schon oft viel weicher geworden. Triggert mich sein Verhalten aber, und ich gerate selbst in einen Anteil, so kann ich inzwischen weggehen und ihn in Sicherheit bringen. Es macht mich wirklich stolz, nicht mehr in die Wut gerissen zu werden und auch nicht aus Trotz zu gehen, sondern für einen Anteil in mir zu sorgen, der sich verletzt, traurig und allein fühlt. Komme ich dann zurück, so habe ich keinen Ärger in mir, und mein Mann spürt das und entschuldigt sich, weil es auch ihm leidtut. Das ist ein schöner Weg, der uns noch viel tiefer zusammenführt.«

Auch hier ist deutlich wahrnehmbar, wie sich die Impulskontrolle und das Verhalten der beiden Menschen verändert haben und eine ganz neue Lebensqualität daraus entstanden ist.

Falls du jedoch Single bist oder deine Partnerin / dein Partner solchen Dingen eher skeptisch gegenübersteht, kannst du dich einer Freundin oder einem Freund auf diese Weise öffnen.

Vor ungefähr zehn Jahren ist mir eine Live-Erfahrung eingefallen, die du anbieten könntest, um ganz locker einzusteigen. Sie hat seitdem in vielen Seminaren für sehr viel Heiterkeit und oder Berührung gesorgt. Bevor ich dir den Ablauf genauer beschreibe, zwei meiner Lieblingsgeschichten für dich zur Veranschaulichung.

Stefan sollte die Haupteigenschaft seines Beschützers in einem Wort zusammenfassen und nannte ihn griesgrämig. Für die Übung hieß er dann Herr Griesgram. Ich bat ihn auch noch, einen Vornamen auszusuchen, der ebenfalls mit G anfängt, und er entschied sich für Gregor. Nun sollte Gregor Griesgram seinen Tagesablauf beschreiben.

In herrlich griesgrämigem Tonfall begann Stefan nun schleppend zu berichten:

»Gregor Griesgram macht morgens die Augen auf und denkt: *Oooh neee, kein Bock!* Dann schaut er zu seinem Hund

und denkt nochmal: *Oooh nee, meine Frau soll mit ihm rausgehen.* Dann dreht sich Gregor Griesgram nochmal auf die andere Seite, doch der Wecker klingelt schon wieder. *Was für ein Scheißtag,* denkt Gregor Griesgram, *jetzt muss ich wieder zu den jungen Yuppies ins Büro und mir deren Wochenendgeschichten anhören.* Griesgrämig steht Gregor auf und schleppt sich ins Badezimmer. Dort sieht er in den Spiegel und denkt: *Oooh neee.*«

Diesmal riefen bereits viele aus der Gruppe den Ausruf laut mit. Stefan sah sich daraufhin erfreut um und steigerte seine Unterhaltungskunst.

»Dann hievt sich Gregor Griesgram an den Frühstückstisch und isst Toast. Das ist etwas, das für ihn in Ordnung ist, denn Toast schmeckt. Deshalb isst er ein paar Scheiben zu viel. Dann muss er los und vom Tisch aufstehen. Er hält sich den vollen Bauch und denkt: *Oooh neee*«, stimmten alle nun herzhaft lachend ein, weil Stefan eine effektvolle Pause ließ und erwartungsvoll in die Runde blickte.

Stefans Augen begannen zu leuchten, und es war nicht zu übersehen, dass es ihn überraschte, wie viel Spaß Gregor Griesgram anderen machte, wenn er so offen von ihm erzählte.

»Schließlich fährt er im Auto zum Büro und wühlt sich durch den Verkehr und denkt: *Oooh neee.*« An dieser Stelle musste er eine Pause einlegen, weil einige aus der Gruppe mit dem Lachen nicht mehr aufhören konnten.

Schließlich fuhr er fort: »Im Büro angekommen, stehen die Yuppies wie erwartet mit einem Kaffee in der Hand da und kichern rum. Wenn sie wüssten, wie die Welt wirklich ist, würden sie das lassen und denken ... *oooh neee!*«

Auf diese Weise fuhr er fort, seinen Tag zu beschreiben. Am Ende angekommen, fragte ich ihn, welche positive Funktion der Griesgram habe, mit dem Gregor die Welt betrachtet.

Stefan blinzelte irritiert und zuckte mit den Achseln.

»Nun, was wäre zum Beispiel, wenn es tatsächlich einen Grund zum Lachen gäbe und du dich nicht mehr über die jungen Kollegen und Kolleginnen ärgern könntest?«

Stefans Augen wurden groß vor Erstaunen. Dann schluckte er und antwortete: »Dann müsste Gregor Griesgram vielleicht in Betracht ziehen, dass es eventuell doch stellenweise etwas gibt, das froh machen kann, und das würde ihn aus dem Tritt bringen.«

Stefans Alltagsstrategie bestand also unbewusst darin, mit Griesgram das zu überdecken, was ihn hätte fröhlich stimmen können. Es stellte sich heraus, dass er sich nicht erinnern konnte, als Jugendlicher oder Erwachsener je eine wirklich unbefangene, freie, übermütige Freude empfunden zu haben. Seine Kindheit lag noch immer wie Blei über ihm, und der Frohsinn anderer bohrte sich wie ein Pfeil in die Wunde dieses Mangels.

Der Bericht von Marlene erzeugte von vornherein Betroffenheit. Von äußerst zierlicher Gestalt berichtete sie: »Sarah Scham steht früh auf und fasst sich als Erstes an die Oberschenkel. Sie denkt: *Wenn ich nicht so dicke Oberschenkel hätte, würde ich hübsch aussehen. Und wenn ich hübsch wäre, könnte ich mich zeigen. Vielleicht würde ich sogar selbstbewusst werden.* Sarah Scham hat Hunger. Sie macht sich einen Tee und verzichtet auf das Frühstück, damit die Oberschenkel nicht noch dicker werden. Dann geht sie hungrig ins Büro und denkt: *Hoffentlich sieht niemand durch den Rock auf meine Beine.* Sie hasst es, den ganzen Tag auf ihren Oberschenkeln zu sitzen und sie vor sich zu haben, wenn sie runtersieht …«

Am Ende von Marlenes Geschichte fragte ich sie: »Was ist die positive Aufgabe von Sarah? Was verhindert oder ermöglicht sie dir?«

Marlene sagte mit ausdruckslosem Gesicht: »Sie hält alle von mir fern, weil sie mich hässlich macht.«

»Und warum tut sie das?«, fragte ich weiter.

»Weil es sicherer ist«, antwortete die zierliche Frau und senkt den Kopf.

An diesen beiden Beispielen wird also deutlich – hinter jeder Verhinderung steht ein Beschützer, der es eigentlich gut meint, auch wenn es nicht mehr gut für uns ist, was er tut.

Erkundungswerkzeug: »Tagesablauf neu erzählt«

Live-Erfahrung 9

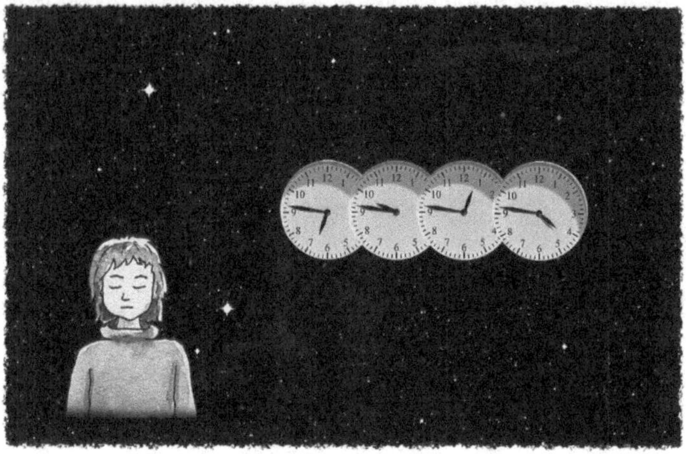

- Überlege, wie sich der Anteil in dir morgens fühlt, der zur Arbeit geht oder anderweitig den Tag gestalten muss. Ist er am häufigsten hektisch, fleißig, unlustig, fröhlich, perfektionistisch? Aus diesem Adjektiv kannst du nun einen Nachnamen machen. Also zum Beispiel Herr und Frau Hektik, Fleiß, Unlust, Frohsinn, Perfektion. Dann suche dir einen Vornamen mit demselben Anfangsbuchstaben aus, zum Beispiel: Heike Hektik, Frieda Fleiß, Udo Unlust, Flora Fröhlich, Peter Perfektion.
- Nun berichte dir selbst oder einem vertrauten Menschen den Tagesablauf dieses Anteiles, so wie du ihn von Gregor Griesgram und Sarah Scham gehört hast – also sehr detailgenau (»Wenn langsam Ruhe einkehrt«, Seite 309).
- Du kannst es auch aufschreiben, wenn du es allein machen

möchtest. Zu zweit oder in der Gruppe macht es allerdings viel mehr Freude, weil du überraschende Reaktionen auf den Anteil erleben wirst, die dir Mut machen werden, dass nichts falsch ist an dir und alle anderen so einen Anteil in sich auch kennen.

- Falls sich bei dir ein Anteil meldet, der zum Beispiel Wanda Weißichnicht heißt, so hat gerade dieser ganz sicher etwas zu erzählen. Zum Beispiel: *Wanda Weißichnicht, weiß nicht, wozu sie diese Übung hier machen sollte. Wanda Weißichnicht hat so einen Anteil nicht. Und was würde es ihr auch bringen, wenn sie darüber etwas wüsste? Was würde Wanda Weißichnicht dann erfahren?*
- Egal wie dein Anteil heißt, frage ihn, was passieren würde, wenn er nicht hektisch, fleißig, unlustig, dauerfröhlich, perfektionistisch wäre. Was befürchtet er? Was könnte dann geschehen?
  Heike Hektik zum Beispiel könnte sagen: »Wenn ich nicht hektisch wäre, würde ich zur Ruhe kommen. Und wenn ich zur Ruhe komme, werde ich traurig.« Ihre Hektik ist also ein Geschenk an dich, damit du nicht traurig wirst. Auch wenn dich ihre Hektik inzwischen müde macht und überfordert, ist es wichtig, die positive Absicht zu würdigen, damit eine Entlastung geschehen kann.

Ich wünsche dir jetzt viel Freude und Erkenntnis beim Ausprobieren.

Übergänge

Wenn deine konditionierte Persönlichkeit Ehrung durch dein Selbst erfährt, wird sie sich langsam verändern. Als ich Helga einmal visualisierte, war sie ein Wesen mit vier Armen, das im Alltag tatkräftig Multitasking betrieb. Nach ihrer Ursprungsressource befragt verwandelte sie sich in einen hell schimmernden Diamanten. Sie war also so etwas wie ein funktionaler Abglanz dieses facettenreichen Kerns – doch eben nur ein Abglanz.

Falls du dich fragst, warum Helga nicht einfach ein Diamant geblieben ist, so würde sie dir antworten: »Weil dessen Facetten in der Kindheit abgelehnt und bekämpft wurden.«

Sie erinnert sich in diesem Zusammenhang an einen Sommertag, da war ich vielleicht neun. Meine ganze altmärkische Verwandtschaft saß an einer langen Tafel unter dem Birnenbaum im Hof. Wie immer machte Onkel Arthur staubtrockene Witze, und alle hielten sich die Bäuche vor Lachen. Er war ein echter Alleinunterhalter, und wir alle liebten seine Unterhaltungskunst. Arthur strahlte dabei, und rein äußerlich machte es tatsächlich den Eindruck, dass er ganz in seinem Element und sehr fröhlich wäre. Innerlich aber hatte die Traurigkeit wie ein grauer Vogel ihre Flügel um sein Herz gelegt. Das war, was ich wahrnahm, und deshalb liefen mir plötzlich Tränen über das Gesicht, während ich auf sein Herz starrte. Irritiert verebbte nach und nach das Lachen in der Runde, und meine Tante fragte mich, wieso ich denn weine. Ich sah sie an, ehrlich erstaunt, dass sie das noch fragen musste und sagte: »Na, du siehst doch, wie traurig Onkel Arthur ist. Das macht mich auch ganz traurig.« Dies brachte mir nicht nur den Ruf ein, dass etwas mit mir nicht stimme, sondern ich lernte auch, meine Wahrnehmungen für mich zu behalten und höflich auf das Äußere zu regieren.

Auf diese Weise kreierte ich Helga, mit der ich mich in allen Bereichen besser an die Umgebung anpassen und überleben konnte. Deshalb sind unsere Persönlichkeitsanteile so wichtig. Durch ihre Anpassungsfähigkeit überleben wir.

Helga war unglaublich erleichtert, als sie endlich Wertschätzung fand und den eigenen Ursprung wiederentdeckte. Doch allein dadurch wurde sie nicht sofort wieder zu einem Aspekt des Diamanten. Dazu braucht es oft Übergänge.

So ein Übergang ist zum Beispiel, wenn das Destruktive aus dem Alltagsverhalten des Anteiles von etwas Konstruktivem ersetzt wird.

Bei meiner vierarmigen Beschützerin waren es die Rastlosigkeit und das Multitasking, die mich auslaugten. Deshalb fragte ich Helga, ob sie eine Idee habe, wie ihre Tatkraft zu etwas Konzentriertem werden könne.

Daraufhin erschienen in drei von ihren vier Händen eine Blume, und nur eine Hand blieb frei. Verblüfft sah ich auf dieses Bild und fragte, wofür dies gut sei.

Da sagte sie: »Nun, so kann immer nur ein Arm etwas tun, denn die anderen Hände müssen ja die Blume halten.« Diese fantasievolle Suggestion brannte sich so tief in mir ein, dass ich mich danach zum ersten Mal seit Langem auf nur eine Sache ganz konzentrieren konnte. Ich nahm wieder wahr, was ich gerade tat, und durch dieses Prinzip der Achtsamkeit regulierte sich langsam mein Nervensystem. Über immer längere Zeiträume konnte ich in der Beobachtung meiner inneren Anteile bleiben, und diese Beobachtung schenkte mir den nötigen Abstand, um von ihnen nicht mehr fortgerissen zu werden und impulsiv zu reagieren. Häufig entstand nun kein Impuls mehr, dem Anteil zu folgen, sondern die Instanz, die ihn beobachtete, entschied, wie es weiterging. Das nennt man Selbstführung.

Das geborgte Selbst

Die positiven Wirkungen des Kontakts mit Tieren sind mittlerweile unbestritten. In zahlreichen Studien wurde die Produktion des Glückshormons Endorphin, eine Normalisierung des Blutdrucks, eine Verminderung von Angst und Stress, die Verbesserung der Stimmung und ein Entspannungseffekt nachgewiesen.

Begründet wird dies häufig damit, dass Tiere einen vorurteils- und wertfreien Zugang zu Menschen haben, es ihnen egal ist, welche Größe, Statur, Hautfarbe, Beruf oder finanziellen Hintergrund ein Mensch hat. Sie vermitteln durch ihre neutrale und unvoreingenommene Haltung das Gefühl der Akzeptanz und finden so einen positiven Zugang zum Menschen.

In den Seminaren erlebe ich dieselben Wirkungen unter Menschen, sobald auch nur einer aus einer wertfreien und liebevollen Präsenz agiert und die Führung übernimmt. Die Selbst-Energie dieses Menschen breitet sich wellenartig aus, und die Gesichter der Teilnehmenden entspannen sich. Je mehr Menschen dadurch ebenfalls in Berührung mit ihrem Selbst kommen, umso verbindender und tragender fühlt sich die Atmosphäre an.

Gedanken wie: *Kann ich mit den anderen mithalten? Sind die nicht viel kompetenter, souveräner, attraktiver, dünner, klüger ...?* hören auf. Es ist deutlich wahrnehmbar, wann Menschen sich gegenseitig zu sehen beginnen. Ihre Augen sind dann nicht mehr angespannt vom Beobachten, sondern leuchten warm auf im Kontakt miteinander. Sie wirken gesammelter, werden nicht mehr so schnell emotional aktiviert und beginnen, sich ineinander wiederzuerkennen. Sie zeigen Mitgefühl, Neugier und Hoffnung. Die Atmosphäre wirkt tragend und kann den Einzelnen halten.

Mitunter gibt es Menschen, die so große Abwehr und Angst

vor anderen haben, dass sie sich selbst mit dieser Anspannung blockieren und noch nicht teilhaben können an dieser Erfahrung. Dennoch nehmen sie die Wahrhaftigkeit auf, zu der Menschen um sie herum fähig sind. Diese Erfahrung bewegt viel in ihnen.

Gundula saß beim ersten Heilkreis die ganze Zeit über mit zusammengezogenen Schultern da und konnte fast keine Übung mitmachen. Ihr Beschützer hielt sie in einer festen Erstarrung umklammert nach dem Motto: Wenn ich mich tot stelle, wird mir vielleicht nichts passieren. Im Leben von Gundula war offenbar viel vorgefallen, was sie nur durch dieses Erstarren überlebt hatte. Alles, was wir tun konnten, war also, ihr eine wärmende Decke umzulegen und ihr diese bisher einzige Form der Stabilisierung, auf die sie zurückgreifen konnte, zu lassen und für sie zu sorgen. Unter ihrem Deckenberg hervor beobachtete sie nun jede Bewegung im Raum, jede Stimmung, Verwandlung, Erklärung – sie war die ganze Zeit über anwesend, ohne sich aktiv zu beteiligen.

Beim nächsten Heilkreis, ein Dreivierteljahr später, machte Gundula mit. Ihr Beschützer hatte durch die liebevolle Akzeptanz der Gruppe offenbar genügend Vertrauen gefasst, um eine Begegnung mit dem Selbst zu wagen.

Wenn Menschen sehr schwer traumatisiert sind, haben sie häufig nicht gleich einen Zugang zu ihrem eigenen Selbst. Doch sie haben wie jeder Mensch die Fähigkeit, mit dem Selbst eines anderen in Resonanz zu gehen. Deshalb ist das Heilsamste, was man einem anderen anbieten kann, diese wahrhaftige Präsenz, aus der heraus das unverletzte Selbst eines Menschen (oder Tieres) berührt werden kann.

Jedes Wesen findet innerlich Halt, wenn es sich selbst zur Verfügung hat. Ein traumatisierter Mensch oder Hund braucht deshalb Stärkung in seinem Wesenskern, und du kannst durch dein eigenes Selbst eine Atmosphäre kreieren, die diese Kraft wachruft.

Es ist eine unglaubliche Erfahrung zu erleben, dass die größte Heilkraft in dieser liebevollen Präsenz liegt und nicht im Tun.

Ich hatte so ein Erlebnis mit Gundula. Sie war bei ihrer ersten Partnerübung im zweiten Heilkreis vollkommen blockiert und hatte unglaubliche Angst vor Demütigung und Nähe. Zusammengesunken saß sie da und blickte hilflos vor sich hin. Intuitiv spürte ich, dass hier keine Worte helfen würden, sondern dass da ein verzweifeltes, alleingelassenes Kind saß, das einfach Präsenz und eine mütterliche Umarmung brauchte.

Ich fragte sie, ob ich mich auf den Boden hinter sie setzen und ihr mit meinem Körper etwas Halt geben dürfte, und sie nickte zustimmend.

Behutsam rutschte ich von hinten an ihren Rücken heran und ließ ein wenig Distanz, die sie selbst verringern konnte, wenn sie das wollte.

Jetzt folgt ein Moment, auf den ich besonders aufmerksam machen möchte, weil er im Umgang mit Kindern, Hunden und traumatisierten Erwachsenen so wichtig ist:

Häufig wird der Fehler gemacht, kontrollierend auf den einzugehen, den man unterstützen möchte, und dabei viel zu viel Druck und Kontrolle auszuüben. Das geschieht, wenn man ein festes Ziel vor Augen hat und nicht nur eine Absicht. Ein Ziel wäre zum Beispiel gewesen, Gundula in die Verfassung zu bringen, die Übung mitmachen zu können. Das hätte dazu geführt, jede Abweichung von diesem Ziel zu korrigieren und etwas weg- oder herzaubern zu wollen.

Meine Absicht war jedoch nur, ihr Halt und Stabilität zu geben – also etwas, was ganz in meiner Kraft lag und nicht von ihr abhing.

Alles, was ich also tat, war vollkommen präsent zu sein und darauf zu vertrauen, dass diese Präsenz Gundula erreichte. Ich hielt die Augen geschlossen und atmete tief hinein in die Panik, die ich in ihr spürte. Mit jedem Atemzug verstärkten sich in mir die Liebe, das Mitgefühl und die Hochachtung für diesen Menschen, der versuchte, sich durch all den Schmerz hindurchzuarbeiten, den er einmal erfahren hatte.

Die Tiefe so einer gemeinsamen Reise ist mit Worten nicht wirklich zu beschreiben. Für mich ist es ein Wunder, dass wir Menschen die Möglichkeit haben, uns auf diese Art und Weise zu helfen.

Ohne die Begegnung mit der Bäuerin Pascha in Lipowka hätte ich auch keinen Vorgeschmack darauf bekommen, wie heilsam es ist, mit einem Menschen zusammen zu sein, der sich nie ganz von seinem Kern getrennt hat. Für sie war es ganz natürlich, mir ihre Freundlichkeit, Geduld und Liebe zu schenken, so natürlich, wie es auch für die Tiere ist, uns ihr Selbst anzubieten.

Bis heute sind Gundula und ich durch diese gemeinsame Reise innerlich tief verbunden. Das eigene Selbst zu »borgen« ist ein wenig, wie jemandem das Fahrradfahren beizubringen. Man gibt dem anderen bei seinen ersten Versuchen Halt, bis er spürt, wie das Lebensrad in ihm wieder zu rollen beginnt, und dann lässt man los.

Selbstbegegnung

Für die meisten Menschen ist es eine unglaubliche Entdeckung, dass ihr Selbst vollkommen unbeschädigt ist und sie es weder erzeugen noch spirituell ausbilden müssen, um darauf zurückzugreifen. Es ist immer da und bereit, die Führung in einer gefahrenvollen, schwierigen Welt zu übernehmen.

Doch dafür ist es unabdingbar, zuerst das falsche Selbstbild kennenzulernen, das wir von uns haben.

Vermutlich ist das bei vielen Menschen der Punkt, an dem eine Stimme ablehnend sagt: *Ich habe kein falsches Selbstbild* oder: *Davor habe ich zu große Angst.* Eine weitere Befürchtung ist häufig noch: *Und wenn ausgerechnet ich kein Selbst habe, was dann? Dann habe ich mein Selbstbild zerstört, und nichts ist mehr da.*

Ich beschrieb im Kapitel »Der Hund als Spiegel« (siehe Seite 78) die Diskrepanz der Lücke, die entsteht, wenn wir unser Selbst in Sicherheit bringen. So wie wir in diese Lücke hinein eine Persönlichkeit erschaffen, die sich an die bestehenden Umstände anpassen kann – genauso können wir diese Lücke auch wieder mit unserem Selbst füllen und die Persönlichkeit in das Selbst zurückintegrieren.

Je verdrängter das Selbst ist, umso stärker musste die Ersatzpersönlichkeit werden.

Es ist ein wenig so, als würde die Zweitbesetzung in einem Theaterstück die abwesende Hauptdarstellerin sehr lange vertreten müssen. Es kann sich herausfordernd anfühlen, wenn die Hauptdarstellerin nun wieder ihren Platz einnimmt. Was soll die Zweitbesetzung dann tun? Was wird aus ihr? Wird sie arbeitslos? Und was geschieht mit den verletzten Anteilen, die sie beschützt?

Das sind, vereinfacht ausgedrückt, oft die unbewussten Ängste, die Menschen davon abhalten, ihre Zweitbesetzung je wieder aufzugeben. Hinzu kommt die Furcht, was die anderen denken könnten, wenn sie plötzlich einer Hauptdarstellerin und nicht mehr der gewohnten Zweitbesetzung begegnen.

Wenn man diesen Schritt noch nicht gewagt hat, kann man nicht wissen, wie entlastend es sich auch für das Umfeld anfühlt, wenn ein Mensch zu seinem Ursprung zurückfindet und damit um sich herum Heilung initiiert. Doch wenn man bereits einen Menschen gefunden hat, der ein authentisches Selbst lebt, kann man wahrnehmen, wie anziehend das auch für andere Menschen ist. Diese Anziehung entsteht nicht aus den Leistungen, Talenten und dem Erfolg des anderen. Sie fühlt sich eher wie eine überraschende Vertrautheit an, erzeugt Wahrhaftigkeit doch ein Gefühl von Vertrauen und Nähe. Man empfindet dann eine echte Wertschätzung für das Sein eines anderen – und keine anhimmelnde Bewunderung.

Um das zu erleben, empfehle ich dir den YouTube Kanal »Green Renaissance«. Dort findest du poetische, tiefe, berührende Videos von Menschen wie du und ich, die sich mehr oder weniger herausgearbeitet haben aus ihrer konditionierten Persönlichkeit und in ihrer inneren Schönheit leuchten. Viele beschreiben, wer sie früher waren und wie sie jetzt leben. Sie erzählen verständlich und auf einfache Weise, wie ihnen das gelungen ist. Diese Einfachheit ist für mich einer der stärksten Hinweise auf ein gelebtes Selbst, denn um etwas so Komplexes und Kompliziertes wie das eigene Leben und ein Trauma klar auszudrücken, muss man es auch wahrhaftig durchdrungen haben. Dazu braucht es innere Ruhe und ausreichend Abstand. Auch dies ist ein Anzeichen von Selbstwirksamkeit, dem du bei vielen Menschen auf diesem Kanal begegnen wirst. Du erkennst einen Menschen, der mit seinem Selbst verbunden ist, daran, dass du keine Angst mehr vor ihm hast, weil du tief spürst, dass er weder beurteilt noch vergleicht.

Begegnung mit dem weißen Pferd

Selbstbegegnungen erkennst du auch daran, dass du deine eigene Persönlichkeit mit Mitgefühl betrachten und begleiten kannst.

Sehr intensiv ist mir Moniques Weg zu sich selbst in Erinnerung, die über viele Jahrzehnte eine schwere Essstörung hatte. In ihr wirkte etwas, was bei vielen Frauen, die ich kennenlernte, stattfindet. Sie riss sich am Tage diszipliniert zusammen und hemmte alle Wünsche nach Genuss und Wohlgefühl durch Essen, indem sie hungerte. Sie berichtete, wie stolz es sie machte, wenn sie ihren Hunger über so viele Stunden unterdrücken konnte, und dass sie dadurch jedes Mal Hoffnung schöpfte, ihn auch abends eindämmen zu können – obwohl es doch nie so war. Am Abend war der Druck in ihr so stark angewachsen, dass es eine Enthemmung brauchte, um ihn wieder loszuwerden. Dies geschah, indem sie hemmungslos aß. Zwei Teller Nudeln mit Käse und Ketchup und im Anschluss noch eine Packung Familieneis oder mehrere dick belegte Brötchen und drei Stück Kuchen konnte sie problemlos in sich hineinfuttern.

All die Jahre hatte sie dagegen angekämpft, doch es war nur noch schlimmer geworden – besonders nach Phasen, in denen sie die Ernährungsbremse über einen längeren Zeitraum hin straff angezogen gehalten hatte, wie nach Sportprogrammen, Diäten oder Fastenkuren. Dies ist vermutlich auch der Grund, warum Menschen mit einer Essstörung vor dem Fasten gewarnt werden. Der Anteil in einem Menschen, der Nahrung als Enthemmungs- und Suchtmittel verwendet, reagiert mit Panik, wenn der andere Anteil einen Nahrungsentzug plant. Auch bei Monique äußerte sich das mit verdoppelten Essattacken sowohl vor jedem geplanten neuen Programm als auch im Anschluss daran. Unter diesen Gesichtspunkten bekommt auch der Jo-Jo-Effekt eine erweiterte Bedeutung. Es ist eine unausweichliche Dynamik, dass der Anteil, der kurzzeitig Entspannung und vermeintliche Fülle über das Essen herbeiführt, vorsorglich doppelt so viel isst, wenn eine Hungerszeit ansteht oder gerade stattgefunden hat.

Ich fragte Monique, ob sie sich je schon einmal ganz in Ruhe vor, während und nach solchen Exzessen beobachtet hatte, um zu verstehen, was da eigentlich in ihr geschah. Monique äußerte abwehrend: »Nee, also das habe ich bereits in einer anderen Therapie versucht, aber ich bin einfach nur erschrocken, und es war für mich eklig und peinlich, mir auch noch dabei zuzusehen, was ich da in mich reinschaufele.«

Ihre wertende Aussage deutete also darauf hin, dass ein Persönlichkeitsanteil das Geschehen beobachtet hatte und nicht ihr Selbst.

Monique hatte bereits vor zwei Jahren nach einem anderen Konzept mit inneren Anteilen gearbeitet, hatte jedoch ihren pflichtbewussten Bewältiger im Alltag, der in diesem Konzept »Erwachsener« genannt wurde, für ihr Selbst gehalten. Dieser hatte sich wirklich bemüht, alle Empfehlungen umzusetzen, und war schließlich unter all diesen weiteren Anforderungen zusammengebrochen.

So ein Zusammenbruch kann eine große Chance sein, um endlich die verzweifelte Idee aufzugeben, der Bewältiger müsste nur die richtigen Handwerkszeuge finden und sie fleißig einsetzen, um der Not ein Ende zu bereiten.

Du kennst sicher das Prinzip eines Mosaiks, in dem verschiedenfarbige oder verschieden geformte Teile zu geometrischen Mustern oder figürlichen Bildern zusammengefügt werden. Stell dir vor, auf dem Tisch liegen unzählige solcher Teile, und du assoziierst das größte und auffälligste Teil davon mit deinem Bewältiger, so ist es, als sagtest du diesem Teil im Mosaik, dass es nun alle anderen zu einem Ganzen zusammensetzen soll ...Unsinnig, nicht wahr?

Es braucht immer eine wirkende, ordnende Kraft von außen, die auf die Teile sehen kann und nicht selbst ein Teil von ihnen ist, um sich wieder zu einem Ganzen zusammenzufügen! In diesem Falle ist das dein Selbst, und wenn du daran glaubst, auch die Verbindung zum höheren Selbst und zu einer Intelligenz, die alles lenkt.

Monique war jedoch durch die Verwechselung von dem, was ihr Selbst ist, zu der Annahme gekommen, dass sie sich offenbar nicht begleiten könne, und war dementsprechend skeptisch einem neuen Versuch gegenüber. Bevor sie diesen wagte, erlebte sie eine heftige Phase von abendlichen Essattacken im Wechsel mit strengen Tagesdiäten. Wie schon beschrieben, ist dies vor oder nach einer größeren Veränderung ein Stabilisierungsversuch, bei dem sich alle Beschützer versichern, ob ihre Bewältigungsstrategien noch funktionieren. Dann erst wird der neue Schritt zugelassen oder, wenn er dem Ganzen vorausging, integriert.

Die imaginative und hypnotherapeutische Therapieform, mit der ich neben der Aufstellungsarbeit und der Arbeit mit inneren Anteilen arbeite, ist eine sehr tief wirkende Kraft, um noch nicht abgeschlossene Prozesse aus der Kindheit zu Ende zu führen und zu integrieren. Hypnotherapie arbeitet mit Tranceprozessen. Diese können bewusst angestoßen werden oder natürlich entstehen. Ich verwende dafür vorwiegend meine Stimme. Die Trance kann Menschen in einen Zustand fokussierter Aufmerksamkeit versetzen, der offen ist für Suggestionen, Eingebungen, Selbstheilungsprozesse und Selbsterfahrungen. Bei einer Trancereise beobachten Therapeutinnen und Therapeuten häufig Mimik, Körperhaltung, Muskeltonus, Atemtiefe, Blickrichtung, Hautfarbe, Transpiration, Geruch, Stimmklang und Sprachrhythmus, um einer inneren Reise zu folgen und diese zu begleiten. Für mich sind diese sicht- und hörbaren Merkmale nur temporär wichtig, denn ich kann besser spüren und wie in einem verbindenden Feld empfangen, wo mein Gegenüber sich gerade befindet und wie es sich fühlt.

Monique konnte sich nicht vorstellen, was es bringt, sich »Fantastereien«, wie sie es nannte, vorzustellen, womit sie das Imaginieren innerer Bilder meinte. Ich fragte sie deshalb, ob sie die Bilder, die sie gerade hier im Raum sehen kann, für Fantastereien hielte. Sie betrachtete die Umgebung und antwortete: »Nein, die Möbel und den Fußboden und das alles kann ich ja sehen und anfassen.«

Daraufhin fragte ich sie, ob sie Lust auf ein kleines Experiment hätte, und ließ sie mehrfach bis vier ein- und bis sieben ausatmen. Dann schlug ich ihr vor, sich einmal mit geschlossenen Augen ein gemütliches Sofa vorzustellen und dem Raum hinzuzufügen.

Sie nickte, als dies offenbar geschehen war.

Daraufhin fuhr ich fort: »Nun brauchst du noch eine gemütliche kuschelige Decke und Kissen. Hast du das?«

Wieder nickte sie.

»Dann kannst du jetzt einmal Probe liegen und dich dabei zudecken«, schlug ich vor. Ich wartete einen Moment, bis ich das Gefühl hatte, Monique hätte sich eingerichtet. »Ist die Liegefläche des Sofas eher weich oder hart?«, fragte ich nach.

»Genau richtig«, antwortete Monique mit einem Ausdruck von Wohlbehagen im Gesicht.

»Und wie fühlt sich dieses *genau richtig* für dich an?«, vertiefte ich ihre Empfindung.

»Also, ich sinke so ein, dass es sich gemütlich anfühlt, aber nicht so, dass ich durchhänge«, antwortete sie.

»Und wenn du jetzt einmal spürst, wie schön es ist, dass dein Körper vom Sofa einfach getragen wird und nichts dazu beitragen muss, um sich zu halten, wie ist das?«

Moniques Kopf sank ein wenig zur Seite, und sie antwortete mit müder schleppender Stimme: »Hmmm, schön, entspannend.«

»Das freut mich«, antwortete ich. »Und bevor du jetzt vollkommen entspannt in die äußere Welt zurückkommst, höre erst einmal auf drei Geräusche, bewege deine Zehen, Hände, Arme und Beine, reck und streck dich. Erst dann öffne wieder die Augen.«

Monique atmete sehr tief aus, was fast alle Menschen tun, um die vorangegangenen Erfahrungen zu integrieren, bewegte sich und öffnete die Augen. Sie gähnte, hielt sich die Hand vor den Mund und blickte mich schläfrig und mit hochgezogenen Augenbrauen etwas fragend an.

»Ich wollte dir damit nur zeigen, dass wir alle in einer inneren und in einer äußeren Welt leben können und in unserem Gehirn dabei dasselbe geschieht. Es macht zwischen einer Vorstellung und dem, was wir Realität nennen, keinen Unterschied. Ob du dir wie eben nur vorstellst, auf einem Sofa zu entspannen, oder ob du es wirklich tust – du wirst müde, weil dein Gehirn identisch reagiert. Aus diesem Grund bietet das Erleben einer imaginierten Welt so viele Heilungsmöglichkeiten, denn in ihr können sich Prozesse verwandeln und vor allem vollenden, wenn sie unterbrochen wurden.«

Nach dieser Erfahrung will Monique eine Begegnung mit ihrem Selbst wagen. Ich mache mit ihr Live-Erfahrung 1 – »Einladung an deine Seele« (siehe Seite 58). Da du diese allein machst, verwendest du Musik, die dich tiefer in die Erfahrung führt, anstatt Entspannungstechniken, die du lesen und dir merken müsstest.) Bei Monique leite ich die innere Reise hypnotherapeutisch ein: »Schließe die Augen, atme tief und gleichmäßig ein und aus. Du kannst dich nun ganz fallen lassen und an meiner Stimme festhalten. Spüre, wie du mit jedem Atemzug frische, neue Luft in deine Lunge strömen lässt und damit neue Energie in deinem Kreislauf zirkuliert. Atme mit jedem Ausatmen all die Anspannung aus ... und mit jedem Einatmen all die Entspannung ein ... Wunderbar ... genau so. Du spürst die Entspannung in deinen Muskeln, die immer mehr nachgeben, und mit jedem Wort, das ich zu dir sage. Mit jedem Atemzug, den du nimmst, sinkst du immer tiefer in diesen entspannten Zustand. Du spürst ein angenehmes Gefühl von Sicherheit und Geborgenheit, und deine innere Aufmerksamkeit breitet sich wie ein Licht in dir aus. Wenn ich jetzt langsam von eins bis fünf zähle, ist jede Zelle in dir mit diesem warmen Licht der Aufmerksamkeit erfüllt.«

Moniques Atem ging sehr ruhig, als ich begann: »Du hast die Absicht, deinem Selbst, deiner Seele zu begegnen. Schau dich um, welche Landschaft sich zeigt, wenn du diese Absicht klar formulierst, zum Beispiel: *Ich möchte meine Seele treffen und bitte sie, sich mir in einer Form zu zeigen, die ich auch verstehen kann.* Was taucht bei dir auf?«, frage ich nach.

Die Augäpfel hinter Moniques geschlossenen Lidern bewegen sich, sodass sichtbar wird, in welche Richtung sie gerade schaut. »Ich bin auf einer sehr weiten Fläche und sehe am Horizont eine Hügelkette. Alles ist von Blumen übersät, nur die Hügel nicht, sie sind mit grünem, weichem Moos bewachsen.«

»Wie fühlt sich die Landschaft an, welche Atmosphäre herrscht dort?«, frage ich nach.

»Irgendwie süß«, antwortet Monique. »Auch wenn das Wort komisch klingt für eine Landschaft. Alles ist so süß, friedlich, weit und erfüllend. Ist das meine Seele?« Monique fragt es hoffnungsvoll.

»Frag die Landschaft«, rate ich ihr. »Du kannst in dieser Welt alles fragen und wirst immer eine Antwort erhalten.«

Monique schweigt einen Moment, dann sagt sie: »Die Landschaft ist ein sicherer Seelenort, aber nicht meine Seele selbst, war die Antwort.«

»Gut«, antworte ich. »Und was für ein Wetter ist an diesem Ort, und sitzt oder stehst du auf der Wiese?«, frage ich, um sie tiefer dorthin zu führen.

»Ich stehe und sehe in die Sonne«, erklärt Monique. »Es ist blauer Himmel, und ein kleines Sternchen blinkt.«

»Aha, ein Sternchen?«, frage ich interessiert. »Willst du es auch einmal fragen, was es dir sagen will und wer es ist?«

Dieses Mal vergeht etwas mehr Zeit, und Moniques Mund lächelt, während gleichzeitig eine Träne unter ihren Wimpern erscheint. »Es sagt, das bin ich selbst bei meiner Geburt in meinem Funkeln und Strahlen und in aller Reinheit.« Ihre Stimme ist belegt, und sie räuspert sich.

»Und kannst du den Stern einmal fragen, warum er so weit entfernt von dir ist?«, sage ich einer Intuition folgend.

Fast in derselben Sekunde laufen Monique Tränen über die Wangen, und sie berichtet: »Der Stern sagt, wenn er sich näher zeigen würde, bekäme ich Angst vor ihm, weil er so riesig ist.«

Dies ist ein Hinweis darauf, wie weit sich Moniques Persönlichkeit von ihrem Kern getrennt hat. Viele Menschen beschreiben ihre Seele in den ersten Begegnungen als überdimensional groß und empfinden sich dagegen als sehr winzig. Auch die

Intensität, die von der Kraft der Seele ausgeht, ist für viele am Anfang oft einschüchternd oder verunsichernd. Das verändert sich jedoch bei weiteren Seelenreisen.

»Und was löst es in dir aus, dass der Stern so groß zu sein scheint?«, frage ich Monique.

»Traurigkeit und Sehnsucht«, antwortet sie. »Ich bin traurig, dass ich das jetzt erst erfahre, und ich würde mir so wünschen, diesen Stern wirklich bei mir zu haben. Huch, jetzt ist er plötzlich verschwunden, und ein riesiges weißes Pferd steht hinter einem der Hügel und betrachtet mich«, sagt sie überrascht. »Es hat dunkle liebevolle, warme Augen und sieht mich unverwandt an.«

»Und willst du es fragen, wer es ist?«, frage ich eher rein rhetorisch, denn ich fühle, dass Monique es gerade tief erfährt.

»Das ist meine Seele«, sagt sie und legt beide Hände auf ihre Brust, wo sie diese Erfahrung offenbar tief in ihrem Herzen spürt.

Auch ich muss tief durchatmen, denn es ist einfach jedes Mal sehr berührend, wenn Menschen den Weg zu sich nach Hause finden. Es liegt dann ein ganz besonderer Ausdruck auf ihrem Gesicht. Eine Mischung aus Wehmut, tiefem Schmerz, Sehnsucht und Erlösung.

An Moniques Reise können wir sehen, wie genau unser Unterbewusstsein weiß, wie weit wir sind und welche Erfahrung für uns bereits möglich ist. Auf ihren Wunsch, den Stern, also ihr Selbst, bei sich zu haben, zeigte sich ihr Selbst schon etwas näher, nämlich auf der Erde. Und es deutete durch das riesige weiße Pferd auch seine Größe an. Doch um nicht zu überwältigend zu sein, erschien es hinter einem Hügel und nicht genau vor ihr. Diese punktgenaue Begleitung durch das Unterbewusstsein bei einem inneren Prozess zeigt, wie viel Weisheit in jedem von uns ist.

Monique hat diese Erfahrung sehr verändert. Die Liebe, die von dem weißen Pferd ausgegangen war, begann sich sehr präsent in ihr zu verankern. Sie vertraute nun darauf, dass da noch etwas in ihr war.

Jeden Morgen nach dem Aufwachen und kurz vor dem Schlafen besuchte sie jetzt ihr Seelen-Pferd, und nach einiger Zeit des miteinander Bekanntwerdens saß sie bereits auf seinem Rücken, wie sie berichtete. Spannend war, dass der Größenunterschied zwischen ihr und dem Pferd sich zu verringern begann – ein Zeichen dafür, dass ihre Persönlichkeit immer mehr mit ihrem Selbst in Verbindung kam. Es folgten Momente, in denen sie durch die Augen des Pferdes schaute und eine große Weite und tiefen Frieden spürte.

An diesem Punkt traute sie sich, auch die zwei Anteile zu betrachten, die sich in ihr einen so verzweifelten Zweikampf lieferten. Es machte ihr keine Angst mehr, sie zu beobachten, und erfüllte sie eher mit Neugier.

Als die beiden Anteile dieses liebevolle Interesse bemerkten, begannen sie sich mitzuteilen, und der Druck ging aus ihnen heraus wie aus zwei prallen Luftballons.

Die Bewältigerin, die am Tag auf die Bremse trat, erklärte, dass sie nicht nur Angst davor hatte, zuzunehmen und als Dicke ausgeschlossen zu werden, wie Monique bisher gemeint hatte – nein, sie hatte vor allem unglaubliche Panik vor weiteren machtvollen Entladungen durch den anderen Teil und dem starken Kontrollverlust, den sie erlebte, wenn er mit Essattacken zuschlug. Sie äußerte die Befürchtung: »Wenn ich noch nicht einmal das Essverhalten kontrollieren kann, dann könnten auch andere Emotionen mich einfach überrollen, vor denen ich noch mehr Angst habe. Ich muss das also hinbekommen. Sonst gehe ich unter.«

Nachdem diese Beschützerin ihre Ängste mitgeteilt hatte,

ermutigte ich Monique, sie nun nach ihrer positiven Aufgabe zu fragen. Daraufhin antwortete die Beschützerin: »Wenn ich das mit dem Essen endlich in den Griff bekomme, dann habe ich das Gefühl, ich kann auch andere emotionale Explosionen notfalls verhindern.« Dieser Anteil verwendete also die Essstörung wie einen Übungsplatz, um sich später vielleicht tieferen emotionalen Überwältigungen zu stellen.

Als diese positive Absicht bewusst wurde, veränderte das auch den gegenteiligen Pol, der für Enthemmung sorgte. Dieser hatte bisher das Gefühl gehabt, ausgehungert und bestraft zu werden. Er teilte Monique mit: »Alle anderen dürfen Genuss am Leben haben. Nur ich nicht. Deshalb räche ich mich jeden Abend und zeige dieser Gefängniswärterin, die mich tagsüber abschneidet, wo der Hammer hängt. Sie ist nach so einem Tag nämlich müde und kann sich nicht mehr wehren.«

Auf meine Anregung hin fragte Monique auch diesen Part nach seiner positiven Aufgabe, und er antwortete: »Ich will darauf aufmerksam machen, dass so viel fehlt in meinem Leben und dass ich mehr Freude brauche.«

Dies wiederum besänftigte und erstaunte den Anteil, der am Tag auf die Bremse trat und der, wie Monique erzählte, den enthemmten Anteil als disziplinlos, haltlos und schwach bewertete und ihn jeden Morgen mit Vorwürfen fertiggemacht hatte. »Na, Schlappschwanz, sind sie wieder mit dir durchgegangen? Weißt du, wie gruselig du aussiehst, wenn du auf diese Weise Essen in dich hineinstopfst? Widerlich! Wenn dich jemand dabei sieht, bist du raus, das sage ich dir.«

Als die strenge Beschützerin verstand, dass in dieser Enthemmung eine Botschaft von Hoffnung steckte, die besagte, es gebe jederzeit einen Zugriff auf das Leben und die Lebensfreude, konnte sie den Krieg mit diesem Anteil aufgeben. Sie hörte auf, ihn durch Nahrungsentzug zu bestrafen.

Je mehr diese beiden Anteile sich ausdrücken durften, umso mehr ging der Druck aus beiden heraus.

Es vergingen weitere vier Monate, in denen Monique ihrem gewohnten Verhalten folgte – doch mit einem gewaltigen Unterschied. Die beiden Anteile hatten jetzt jemanden, der sich für sie interessierte, sie mochte, wertschätzte und unter dessen liebevollem Schutz sie langsam nachreifen und sich entspannen konnten. Monique merkte es daran, dass sie immer seltener an das Essen dachte, viel eher aufhören konnte und sich gesund zu ernähren begann, ohne sich dabei erneut in ein Korsett zu zwingen.

Sie berichtete: »Weißt du, ich glaube, zum ersten Mal in meinem Leben spüre ich, was ich esse. Mein Körper jubelt, wenn ich ihm etwas so Schönes wie eine in der Natur gereifte Frucht oder ein Gemüse anbiete. Ich habe das früher gar nicht wahrgenommen, was es für einen Unterschied macht, etwas natürlich Gewachsenes zu essen oder auf Industrienahrung zurückzugreifen. Jetzt habe ich das Gefühl, lebendiges Essen macht mich lebendig. Es ist wie ein Wunder, das zu empfinden und nicht mehr an so etwas Lebloses wie an Kalorienzählen zu denken.«

Die beiden Anteile, die ihre frühere Essstörung aufrechterhalten hatten, waren weiter vorhanden, sie hatten sich jedoch unter Moniques Selbstbegleitung und Führung verwandelt. Aus ihnen wurden wertvolle Ressourcen, seitdem sie den Kampf aufgeben konnten und das Extreme abgeworfen hatten. Der zuvor strenge Anteil begann jetzt, sorgsam und liebevoll lebendige Lebensmittel und ihre Zubereitung zu erforschen, und der zuvor exzessive Anteil steuerte viel dazu bei, das Leben genießen zu lernen.

Auf diese Weise können Anteile zurückschmelzen in das Selbst und sind niemals verloren. Es ist, als wenn unsere Persönlichkeit Schritt für Schritt wieder nach Hause geht.

Nach dieser Erfahrung, sich begleiten und unterstützen zu können, fühlte Monique sich in der Lage, die Themen zu heilen, die sie mit ihrer Essstörung blockiert hatte, um von ihnen nicht überwältigt zu werden. Sie ist bis heute frei davon.

Natürlich wirken diese Dynamiken auch bei anderen Süchten. Häufig gibt es einen kontrollierenden, kritischen Part, der einem zwanghaften, exzessiven Part gegenübersteht. Sie liefern sich einen ausweglosen Kampf – doch beide sind eigentlich um etwas Positives bemüht, denn sie versuchen, emotionalen Schmerz abzuwehren und zu blockieren. Um diesen Kampf zu beenden, braucht es eine größere Kraft, die diese positiven Absichten in Erfahrung bringt, sie wertschätzt und in etwas Konstruktives verwandeln kann.

Der Seele Raum schaffen

Unsere Seele ist ein sich stets veränderndes schwingendes Energiefeld. Sie verkörpert sich in unserem Körper, ohne dieser zu sein – wenn er stirbt, lebt sie weiter.

Wenn ein Baby Hunger hat, fühlt es diesen Hunger mit allen Zellen. Empfindet es ein Wohlgefühl beim Trinken, dann bestimmt sein Wohlgefühl das Sein. Es besteht aus Bedürfnissen und Wollen und kennt darin bis zu einem bestimmten Alter keine Einschränkungen. Es sagt weder danke noch bitte, es will, braucht, verlangt, nimmt und drückt sich ungebremst aus.

Doch wir bekommen nicht immer, was wir wollen und brauchen. Um als verkörperte Seele in dieser Welt Erfahrungen zu machen, benötigen wir ein Instrument, das sich anpassen kann an die jeweiligen Umstände und die jeweilige Umgebung. Dazu bildet sich unsere anpassungsfähige Persönlichkeit heraus. Sie wächst und nährt sich durch äußere Einflüsse. Dadurch wird sie konditioniert. Jede Persönlichkeit entwickelt dabei ein bestimmtes Persönlichkeitsmuster, mit dem es auf die Anforderungen ihrer Umgebung (also auf die Bezugspersonen, ihre Kultur, einen Landstrich, die Gesellschaft usw.) reagiert. Solange die Persönlichkeit mit der Seele verbunden ist, ist sie gesund.

Die Seele wird nicht von anderen geformt. Sie ist reine Präsenz. Sie war bereits da, ist immer da und wird bleiben, bis sie zum Ursprung zurückkehrt. Würde ihr spontaner Ausdruck in der Kindheit bestätigt und gewürdigt werden, könnte unsere konditionierte Persönlichkeit weiter von ihr durchströmt und geführt werden.

Solange unsere Persönlichkeit von unserem Seelenfeld getragen wird, erfahren wir ein freies Wollen, also einen freien Willen, den wir dann dank unserer konditionierten Persönlichkeit an die Umstände anpassen können. Die Konditionierungen an sich sind also nicht das, was uns das Leben so unfrei und schwer empfinden lässt – sondern die Trennung unserer Persönlichkeit von der Seele.

Ein Kind kann von noch so liebenden Eltern umgeben sein – wird es von der konditionierten Persönlichkeit der Eltern geliebt, kann es nicht in seiner authentischen Wahrhaftigkeit bestätigt werden, weil diese nicht erkannt und wahrgenommen wird.

Soziale, elterliche und religiöse Erziehung drängen auf diese Weise die Essenz des Kindes zurück. Jene wird unbewusst oder bewusst missverstanden, missachtet, zurückgewiesen oder verletzt, weil die Erwachsenen die Welt bereits aus der Perspektive von Persönlichkeiten betrachten.

Hat das Selbst sich zurückgezogen, beginnt die Persönlichkeit zu glauben, sie wäre das Selbst. Nur das nie endende Gefühl von Einsamkeit und Leere weist auf den starken Mangel hin, der entsteht, wenn der Kontakt zum eigenen Kern verloren ging. Verzweifelt versuchen wir als Persönlichkeit diese Leere mit Leistung, Suchtmitteln, Projektionen in Beziehungen, falschen Hoffnungen, Zielsetzungen usw. zu füllen. Doch egal, was wir versuchen, es verändert sich immer nur oberflächlich etwas. Die Lebensangst bleibt, wie das Gefühl von Heimatlosigkeit, Brüchigkeit und Unwirklichkeit.

Es geht also nicht darum, die Persönlichkeitsanteile weiter zu stutzen, zu formen, zu kontrollieren, zu verändern oder gar zu beseitigen. Alle Therapien und spirituellen Praktiken, die unsere Persönlichkeit in dieser Weise formen wollen, bleiben auf der Ebene der Persönlichkeitsentwicklung. Weiterhin üben alle Anteile, die wir ablehnen, angreifen, beseitigen und verformen wollen, umso mehr Druck aus, je mehr wir ihnen Druck machen.

Unsere Persönlichkeitsanteile gleichen dann Werkzeugen, die gegenseitig an sich herumschrauben, hämmern und feilen ohne die führende Hand eines Handwerkers.

Kann die Seele – also das gelebte Selbst – die Persönlichkeitsanteile wieder führen, können diese heilen und gewinnen an Kraft und Daseinssinn.

Wir brauchen also ein Bewusstsein dafür, wann wir nur unsere Persönlichkeitsanteile füttern oder ihren Impulsen folgen und sie für unsere Ganzheit halten. Dazu braucht es die Erforschung und mitfühlende Beobachtung unseres Persönlichkeitsmusters. Das geschieht völlig entspannt, wenn es von unserem Selbst ausgeht. Beginnt jedoch ein innerer Bewältiger uns zu observieren, wird es anstrengend. Daran kannst du immer erkennen, welche Kraft in dir gerade wirkt.

So eine Erforschung lockert die feste Struktur unserer Persönlichkeit, die durch innere Vorurteile, Verurteilungen, Glaubenssätze und Selbstabwertungen entsteht. Bricht diese auf, entsteht Raum für das Zurückströmen der Seele.

Eine Freundin, der ich davon erzählte, ging spontan in die Hocke, stülpte ihren Pullover über die Knie, öffnete und schloss die Beine mehrfach und fragte: »Ist das so, wie ich zu enge Pullover weite, damit mein Körper hineinpasst?«

Ja, einfacher kann man es wahrscheinlich nicht sagen.

Traumaheilung in ihrer Essenz

Um Traumaheilung in ihrer Essenz zu beschreiben, möchte ich dir erklären, wie unser Gehirn bei einem Trauma reagiert. Da ich nicht davon ausgehe, dass jeder Mensch, der dieses Buch liest, täglich mit den Begriffen Thalamus, Amygdala, Hippocampus und Kortex zu tun hat, werde ich versuchen, es einmal viel einfacher zu erklären. Du brauchst also keine medizinischen oder anderen Vorkenntnisse.

Normalerweise arbeitet unser Gehirn nach dem folgenden Prinzip:

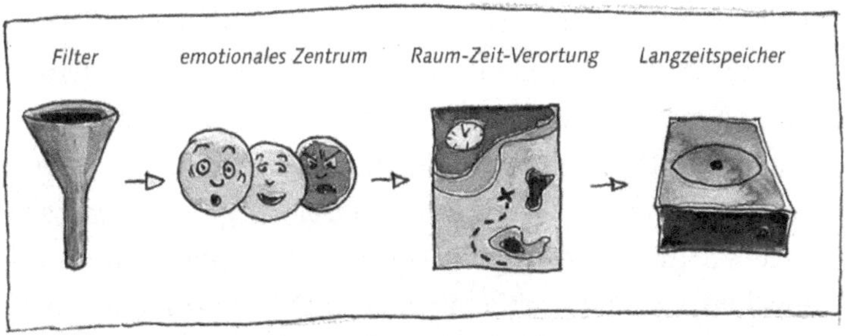

1. Wir haben im Gehirn einen Filter, an den die Sinnesorgane alle Informationen wie Gesehenes, Gehörtes, Geschmecktes und Gefühltes sowie die Temperatur- und Schmerzempfindung leiten. Unmöglich könntest du alle Reize, die dein Unterbewusstsein in einer Einkaufspassage aufnimmt, zur selben Zeit auch verarbeiten. Deshalb wählt dieser Filter also nur das aus, was jetzt gerade für dich notwendig scheint, und das ist, worauf du deine Aufmerksamkeit richtest.[17]

17 Dieser Filter und das Tor zum Bewusstsein ist der Thalamus.

2. Diese Ereignisse werden dann in einem Zentrum, in dem unsere Gefühle entstehen, emotional bewertet. Das geschieht deshalb, damit du zum Beispiel bei Schmerz auch reagierst. Erschrickst du und fährst zusammen, hat dieses Gefühlszentrum das hervorgerufen. Dazu werden die Atmung, die Reflexe und der Kreislauf überprüft. Weiterhin speichert das emotionale Zentrum die Ereignisse mit all den dabei stattgefundenen Emotionen ab. War also eine bestimmte Situation mit einer Gefahr verbunden, kann eine ähnliche Situation eine Panik auslösen. Dies ist auch die wichtigste Aufgabe dieser emotionalen Zentrale – sie ist das Angstzentrum in unserem Gehirn. Sie sendet wichtige Botenstoffe aus, die uns auf einen Kampf oder eine Flucht vorbereiten.[18]
3. Wenn dein Angstzentrum zum Beispiel das Bohren beim Zahnarzt als sehr unangenehmes Erlebnis abgespeichert hat, so wirst du wahrscheinlich die Bohrgeräusche beim nächsten Mal bereits im Wartezimmer als nicht sehr angenehm empfinden. Doch Bohrgeräusche im Straßenverkehr machen dir keine Angst. Diesen Unterschied kannst du machen, weil eine zeitliche und örtliche Zuordnung in deinem Gehirn stattgefunden hat und du dich erinnern kannst, dass das unangenehme Erlebnis nicht bei Straßenarbeiten, sondern beim Zahnarzt geschah.[19]
4. Mit diesen Details verknüpft wird der Eindruck an dein Langzeitgedächtnis weitergegeben und zu einer Erinnerung, die du jederzeit abrufen kannst.[20]

18 Verknüpfung von Ereignissen und Emotionen in der Amygdala.
19 Das Zentrum für die Verknüpfung mit Raum und Zeit ist der Hippocampus.
20 Diese Festplatte im Gehirn nennen wir Kortex.

Bei der Aufnahme von Reizen findet also immer wieder derselbe Prozess statt:

1. Die Reize laufen durch einen Filter.
2. Sie werden im emotionalen Zentrum des Gehirns bewertet und gespeichert.
3. Sie werden im Zentrum für Raum und Zeit mit dem Ort verknüpft, wo sie stattfanden, und durch die Abspeicherung der Zeit können sie als Vergangenes wahrgenommen werden.

Bei einem Trauma funktioniert diese Verarbeitung jedoch nicht mehr, denn:

Traumatische Erlebnisse gehen mit Gefühlen so extremer Ohnmacht und Hilflosigkeit einher, dass unser Gehirn diese einfach nicht mehr ausreichend verarbeiten kann. Stresshormone überfluten es, und das verändert die Nervenzellen vor allem in dem Teil unseres Gehirns, welches ein Ereignis mit einem Ort und einer (Tages-/Jahres-)Zeit verbinden kann. So werden zwar alle Gefühle, Bilder und körperlichen Reaktionen noch im Gefühlszentrum abgespeichert, die Verankerung mit der äußeren Realität kann jedoch nicht mehr stattfinden.

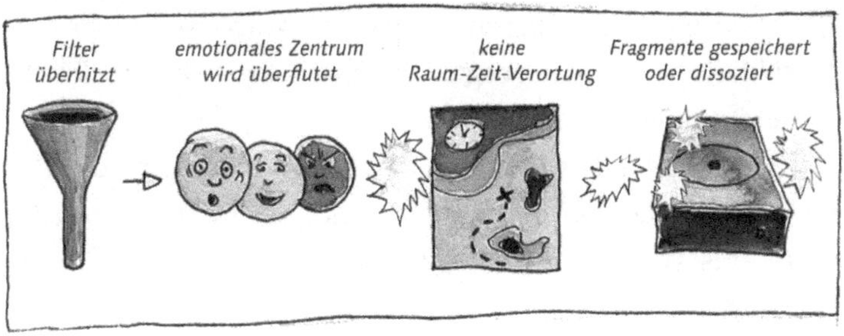
Filter
überhitzt
emotionales Zentrum
wird überflutet
keine
Raum-Zeit-Verortung
Fragmente gespeichert
oder dissoziert

Du kannst dir das so vorstellen, als würden unvorbereitet plötzlich Billionen Brief- und Paketsendungen in einem Paketzentrum eintreffen und sollen wie üblich zugeordnet werden. Da man dieser Überflutung nicht gerecht werden kann, bleiben viele Sendungen liegen, gehen verloren oder werden nur vereinzelt weitergeleitet. Sie kommen also nicht oder nur teilweise am Bestimmungsort an, so wie im Falle von Trauma auch die überbordende Flut an Gefühlseindrücken nicht verarbeitet und weitergeleitet werden kann an den nächsten Empfänger – den Bestimmer und Verknüpfer von Raum und Zeit. Die Erinnerungen bleiben im Gefühlszentrum hängen und brennen sich dort ganz unsortiert ein.

Das Langzeitgedächtnis erhält nur fragmentarische oder gar keine Informationen. Das ist, als würde in einem Archiv eine Akte abgelegt, auf der nur vollkommen unzusammenhängende Dinge notiert sind. Sie ergeben keinen Zusammenhang.

Im Falle von Trauma sind dies die Gedächtnislücken oder eine Amnesie.

Die im Gefühlszentrum fest eingebrannten Emotionen können jedoch jederzeit durch die unterschiedlichsten Schlüsselreize wieder ausgelöst werden, ohne dass wir den Hintergrund verstehen können.

Ich habe einmal einen kleinen Hund kennengelernt, der sich jedes Mal, wenn seine Familie sein Futter vorbereitete, wie verrückt im Kreis zu drehen begann. Er schrie dabei, hatte schreckgeweitete Augen und Panik.

Nach einigem Ausprobieren stellte sich als Trigger der Geruch des Trockenfutters heraus, der sich verbreitete, wenn die Halter das Trockenfutter im Napf nassmachten und umrührten.

Der kleine Hund kam aus einem Shelter, und dort war oft nicht ausreichend Nahrung für die Menge an Hunden vorhanden gewesen. Das Trockenfutter wurde auch dort in Wasser eingeweicht, damit es aufquellen und sättigender wirken konnte. Bei der Fütterung war es jedoch häufig zu Beißereien und auch zu Tötungen gekommen, weil die Nahrung nicht für jeden Hund reichte.

Da der Hund durch seine kleine Größe anderen Hunden körperlich stark unterlegen war, musste er in dieser aufgeheizten Atmosphäre der Überlebenskämpfe sehr gefährdet gewesen sein und hatte in solchen Momenten offenbar Todesangst verspürt. Der Geruch des aufgelösten Trockenfutters kündigte ihm also nicht wie anderen Hunden eine Mahlzeit an, sondern Todesgefahr. Er konnte dann die sichere Küche und die liebevolle Familie gar nicht wahrnehmen, weil er die Gewalt nicht mit dem Shelter verknüpft hatte, sondern mit der Fütterung. Durch das Trauma hatte also auch bei ihm damals keine Raum-Zeit-Verortung mehr stattgefunden.

Dieser kleine Hund, der noch immer Todesangst erlebt, weil er gefüttert werden soll, ist auch in Bezug auf Menschen ein eindrückliches Beispiel dafür, auf welche Weise traumatisierte Wesen von der Vergangenheit erzählen, auch wenn sie sich nicht an die Ereignisse selbst erinnern können.

Ein ähnliches Beispiel berichtete mir ein Mann aus dem Nachbardorf. Er erzählte betrübt, dass seine Katze, die vom Vorbesitzer auf schlimme Weise misshandelt worden war, seit einem Jahr zu ihm aufs Sofa kam, wenn er sich hinlegte, und mit ihm schmuste. Sobald er jedoch aufrecht stand oder umherlief, versteckte sie sich und suchte irgendwo Schutz. »Obwohl ich doch, wenn ich stehe, derselbe Mensch bin«, ergänzte er ratlos.

Die Katze hatte mit dem Mann noch keine negativen Erfahrungen gemacht, und es erleichterte ihn, dass sie nur auf die aufrechte menschliche Haltung reagierte, aus der heraus ihr Gewalt widerfahren ist, und nicht auf ihn.

Das emotionale Zentrum geht in ein Notfallprogramm, sobald ein Trauma berührt wird, und bereitet alles vor, um zu fliehen, zu kämpfen oder sich tot zu stellen. Menschen wie Tiere sind dann wie außer sich, haben sie doch den Bezug zur Gegenwart verloren, in der sie sich orientieren könnten. Sie kämpfen ums Überleben, selbst wenn sie äußerlich in Sicherheit sind.

Ist ein Trauma noch nicht verarbeitet, kann also eine traumatische Erinnerung immer wieder durch Schlüsselreize hervorgerufen werden. Du erlebst eine gegenwärtige Situation als gefahrenvoll, obwohl sie vollkommen sicher ist. Dein Gefühlszentrum geht in ein Notfallprogramm aus Flucht-Kampf-Erstarren. Unter diesem Aspekt betrachtet kannst du vielleicht auch zuordnen, zu welchem der drei Aspekte zum Beispiel eine Depression zählt. Sie gleicht in ihrer Auswirkung einem Totstellreflex. Dieser ist eine Form der Traumaabwehr, wenn eine Situation weder durch Kampf noch Flucht verändert werden kann.

Kommen Menschen in überfordernde Lebenslagen, greifen sie oft automatisch auf die Abwehrstrategie zurück, die ihnen bereits früher geholfen hat. Gab es also in der Kindheit in bestimmten Momenten nur die Möglichkeit, innerlich abzuschalten und zu erstarren, kann jede Überforderung im Leben dieses Menschen einen solchen Totstellreflex herbeiführen, den wir Depression nennen.

Da sie nicht das Trauma selbst darstellt und nur ein Folgesymptom ist, wird auch die Ursache des Traumas nicht geheilt, falls wir uns nur um die Depression kümmern.

Das verhält sich mit anderen Symptomen ebenso:

- Burnout
- Anpassungsstörungen
- Süchte
- Persönlichkeitsstörungen

- Dissoziative Störungen
- Körperstörungen
- Angststörungen
- Essstörungen
- Zwangshandlungen usw.

All diese Diagnosen sind Symptome, die nicht unabhängig von ihrer Ursache geheilt, sondern nur für bestimmte Zeit unterdrückt werden können, oder eine Symptomverschiebung geschieht. Du erinnerst dich an Mathilda, deren Symptom zuerst eine Hundephobie war und dieses sich dann, als es desensibilisiert war, in eine Angst vor der Dunkelheit wandelte. Erst die Integration des Traumas in Bezug auf ihre Mutter bewirkte, dass sich alle Folgesymptome von allein auflösten.

Es ist ganz natürlich, dass ein Mensch Linderung für diese Symptome sucht, die viel Leid verursachen – doch du musst nicht dein ganzes Leben lang lindern, du darfst auch heilen.

Nun möchte ich das Versprechen des Buchtitels einlösen und dir Traumaheilung, wie ich sie verstehe, in ihrem Grundprinzip erklären.

Werden zu einem späteren Zeitpunkt traumatische Erinnerungen getriggert, haben Betroffene das Gefühl, als würde das traumatische Ereignis (oder zumindest ein bestimmter Aspekt davon) in der Gegenwart wieder passieren. Wie der kleine Hund beim Geruch des eingeweichten Futters Todesangst bekam oder die Katze panisch wurde, wenn ihr neuer Halter aufstand.

Die durch die ständige Wiederholung heiß gelaufenen Emotionen brauchen endlich eine Verbindung zum Raum-Zeit-Zentrum in unserem Gehirn, damit sie sich nicht immer wieder verselbständigen und zusammenhangslos stattfinden.

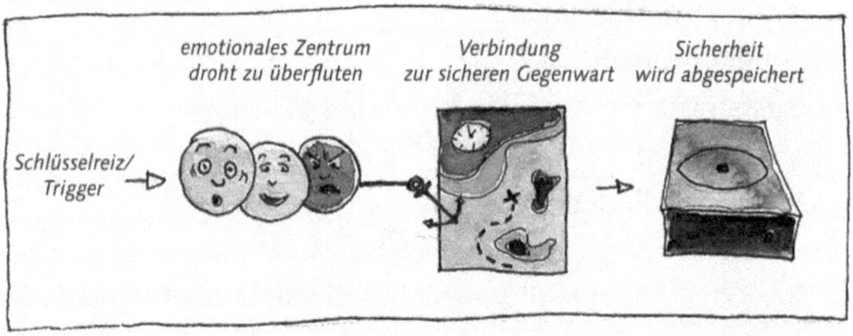
emotionales Zentrum
droht zu überfluten
Verbindung
zur sicheren Gegenwart
Sicherheit
wird abgespeichert
Schlüsselreiz/
Trigger

Traumaintegration bedeutet, die Emotionen werden im Hier und Jetzt verankert, wo alles sicher ist. Sie kann aus diesem Grunde auch nicht vollständig gelingen, wenn ein Mensch in der Gegenwart noch immer mit den Traumaverursachern zusammenlebt und das Hier und Jetzt vielleicht eine Gefahr bedeutet. Wie sollte man dorthin einen Anker werfen? Im Falle einer echten Bedrohungslage ist es wichtig, die Sicherheit dieses Menschen zu prüfen und ihm gegebenenfalls Unterstützung anzuempfehlen, wo er Schutz findet. Häufig benötigen Menschen jedoch zuerst einmal ausreichend Hilfe, um so viel innere Stabilität zu gewinnen, dass sie sich überhaupt in Sicherheit bringen *wollen*. Das gilt nicht nur für physische, sondern auch für emotionale Gewalt.

Man kann heiß gelaufene Emotionen nur in die sichere Gegenwart entladen, wenn sie aktuell auch gerade aktiviert sind. Ansonsten wäre es so, als wolle man einem Menschen endlich einen überhitzten Topf abnehmen, aber er hat den Topf gerade gar nicht in den Händen.

Traumaintegration findet statt, wenn ein Teil der heißen Emotionen mit an den sicheren Ort der Gegenwart genommen und dort aufgelöst werden kann oder sich positiv verwandelt. Die liegen gebliebenen Sendungen aus dem Paketzentrum kommen also endlich im nächsten Sortierzentrum an, welches, wie wir uns erinnern, das für Raum und Zeit ist. Von dort können sie dann an den Bestimmungsort, das Langzeitgedächtnis, geliefert werden.

Ich möchte dir das in Bezug auf den kleinen Hund mit der Panik vor dem Geruch des eingeweichten Futters genauer erklären. Bevor ich mich mit Trauma beschäftigt habe, hätte ich den Menschen einfach empfohlen, ihm das Futter auf eine andere Art zu geben, sodass er nicht mehr aktiviert wird. Doch damit wäre sein Trauma nicht integriert worden, wir hätten nur den Auslöser vermieden. Es hätte jedoch gut sein können, dass sich die Traumafolgen dann auf andere Weise bemerkbar gemacht hätten, denn die Emotionen, die der Hund während seiner damaligen Todesangst verspürt hatte, schwirrten ja noch immer unverankert in ihm herum, und jeder weitere Trigger durch etwas anderes hätten sie auslösen können.

Ich verwendete deshalb den Trigger selbst, um die darauf stattfindenden Emotionen zu entladen, während ich das Nervensystem des Hundes in das Hier und Jetzt führte.

In der Praxis verlief das so: Zuerst weichte ich nur ganz wenig Trockenfutter ein, das ausreichte, damit der Hund alarmiert die Nase hob, jedoch nicht von der Intensität des Geruchs überwältigt wurde. Ich hielt ihn währenddessen an den Schulterblättern umfasst, denn nicht nur für Menschen ist eine liebevolle, herzliche Umarmung eine der heilsamsten Unterstützungen überhaupt, falls Berührungen und/oder räumliche Nähe nicht selbst als gefahrenvoll empfunden werden.

Der kleine Hund namens Eddi hatte die Augen weit geöffnet und sah angstvoll in Richtung Küchenbord. Er war also bereits aktiviert, und die fest eingebrannten Emotionen im Gefühlszentrum seines Gehirns wurden zu einer Energie, die unter meinen Händen kribbelte und weitere Reaktionen in seinem Körper auslöste. Eddis Muskeln spannten sich an, alles an ihm wurde eng und hart, und er atmete schneller.

In der Geschichte »Begegnung mit dem Selbst« habe ich beschrieben, dass häufig der Fehler gemacht wird, zu viel Druck auf den auszuüben, den man unterstützen möchte, weil man ein bestimmtes Ziel hat und dieses umzusetzen sucht.

Es ist also hilfreicher, dass der Prozess, den der andere durchläuft, sich frei entfalten kann und man ihn dabei mit der eigenen Präsenz »nur« ausreichend stabilisiert und co-reguliert. Mit dieser Präsenz, wie durch eine energetische Nabelschnur verbunden, kann sich der Verlauf eines Prozesses ganz aus sich selbst heraus nachhaltig verändern. Diese Wirkung findet jedoch nicht statt, wenn unsere konditionierte Persönlichkeit sich vornimmt, auf diese Weise präsent zu sein.

Nur das authentische Selbst ist stärker und intensiver als alle Traumareaktionen zusammen es je sein könnten. Das ist das Geheimnis seiner Heilkraft.

In dem Moment, als Eddis Aktivierung begann, ließ ich also jedes Ziel fallen, und es gab nur Eddis wilde Emotionen und mein Selbst als Ladestation für ihn. Ich empfand Weite, innere Ruhe, Liebe für das Leben dieses kleinen Hundes und eine tiefe Zuversicht. Wenn du Momente in deinem Leben hattest, wo du gegen jede Vernunft gefühlt hast, *alles wird gut,* dann war das vermutlich die Stimme deines Selbst.

Eddi begann immer tiefer zu atmen, und seine Muskeln entspannten sich.

Er konnte die Übermittlung der Gefahrlosigkeit durch meine Präsenz fühlbar in sich aufnehmen, während es vollkommen sinnlos gewesen wäre, ihm rein funktional zu sagen: »Es ist doch nichts. Es ist doch alles gut!« Das wäre gar nicht bei ihm angekommen oder hätte zumindest keinerlei Beruhigung in Gang gebracht.

Als er wieder normal atmete und mich zu Schmuseeinheiten aufforderte, war Eddi wieder im Hier und Jetzt, und die traumatische Aktivierung hatte sich aufgelöst. Das war deshalb geschehen, weil er **während des Geruches,** der ihn sonst so in Panik versetzt hatte, zum ersten Mal ein **Gefühl von Sicherheit** gespürt hatte und bemerkte, dass ihm **JETZT gar nichts geschah.** Diese spürbare Entlastung – die bei Mensch wie Tier an einem tiefen Ausatmen und Abseufzen zu erkennen ist – bedeutet, dass die zuvor unverbundenen Emotionen nun mit Raum und Zeit verbunden sind und nicht mehr als Selbstläufer ein Eigenleben führen. Dies wird als neue Erfahrung im Langzeitgedächtnis abgespeichert.

Mit Eddi arbeitete ich in derselben Weise weiter. Die Futtermenge wurde langsam erhöht, wodurch der Trigger des Geruchs stärker wurde und die Traumareaktionen erneut hervorgerufen wurden.

Der Titel »Behutsame Wege zur Traumaheilung« bezieht sich auf viele Aspekte in diesem Buch, doch besonders die bewusste emotionale Aktivierung durch einen therapeutisch tätigen Menschen erfordert viel Behutsamkeit und Empathievermögen. Der beste Schutz gegen eine Retraumatisierung ist, eine Aktivierung auf keinen Fall gezielt bei einem anderen auszulösen, wenn man sich nicht wirklich sicher ist, so etwas halten und zu einem integrativen, sicheren Ende oder Abbruch führen zu können.

Dazu gehört auch, eine therapeutische Arbeit rechtzeitig zu beenden, wenn man spürt, dass die neuen Erfahrungen vom anderen nicht mehr ausreichend verarbeitet werden können, weil das Nervensystem Ruhe zur Integration des Vorangegangenen braucht. Dies wiederum erfordert viel innere Sicherheit des Menschen, der unterstützt, wollen doch die Bewältiger in den Klienten häufig so lange durchziehen, bis das Thema endlich erledigt ist. Ich kann das gut verstehen, und es ist wichtig, diesem Beschützer dann freundlich zu begegnen, aber konsequent zu bleiben, auch wenn er sauer wird. Er kann die Wahrhaftigkeit und Richtigkeit des therapeutischen Anliegens nur spüren, wenn man bei sich bleibt.

Eddis Prozess vollendete sich ebenfalls nicht in einem Rutsch. Beim zweiten Mal hatte sich sein Nervensystem bereits so beruhigt, dass ich den Geruchspegel erhöhen musste, weil der Trigger durch kaltes Wasser nicht mehr als Schlüsselreiz wirkte. Um die traumatischen Ladungen ganz aufzulösen, brauchte ich jedoch weitere Trigger und nahm nun erhitztes Futter. Es verströmte einen sehr intensiven Geruch, und Eddi begann unvermittelt in die Luft zu beißen. Er sprang dazu in alle Richtungen, und seine Choreografie erzeugte in mir eine Vorstellung davon, wie sehr er sich damals wehren musste. Es ist wirklich oft herzzerreißend, den Reaktionen von Menschen oder Tieren beizuwohnen, die von ihren vergangenen Erfahrungen berichten.

Ich merkte der Halterin jedoch an, dass sie verunsichert war, weil sie Eddis Verhalten für eine Verschlechterung der aktuellen Situation hielt. Weil ihre ängstliche, schwache Energie die Panik des Hundes verstärkte, orientierte ich sie kurz über das, was geschah, und bat sie, tief durchzuatmen, um den Hund nicht noch mehr zu beunruhigen.

Dann setzte ich mich Eddi genau gegenüber auf den Boden und ging in den »stillen Raum« meiner eigenen Präsenz. Ich sah ihn liebevoll an, während er mir die Geschichte seiner Kämpfe erzählte, und verströmte einfach Unerschütterlichkeit, Sicherheit und Wärme. Die Luftbisse wurden weniger, Pausen traten ein, bis Eddi sich schüttelte, wie nach einem bösen Traum. Er legte sich hin, seufzte zweimal tief ab und schlief ein. Die Vergangenheit war vorbei. Von da an zeigte er nie wieder diese Automatismen, wie seine Halterin berichtete.

Heilwerkzeug:
»JETZT«

Live-Erfahrung 10

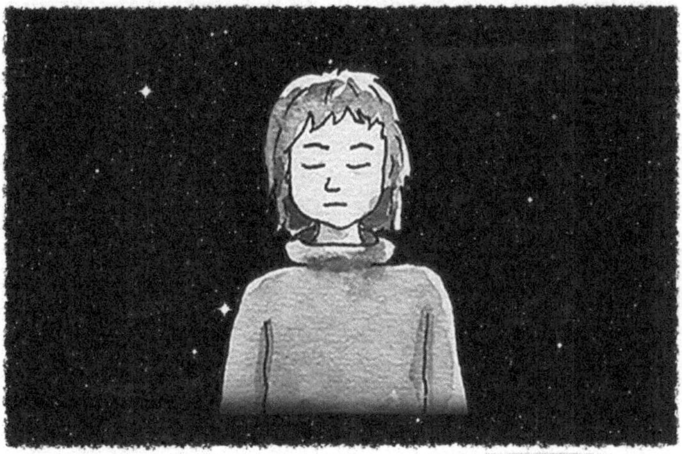

Um für einen Moment zu erfahren, wie es ist, mit seinem Selbst verbunden zu sein:

- Nimm jetzt wahr, wie dein Körper die Unterlage berührt, auf der du gerade sitzt oder liegst.
- Lausche deinem ruhig fließenden Atem, der ganz ohne dein Zutun deinen Körper durchströmt und wieder entweicht.
- Genieße, dass die Unterlage dich gerade trägt und du nichts tun musst. Nichts. Lass dich einfach tragen, bis du innerlich schwebst.
- Kannst du spüren, dass JETZT, in dieser Sekunde, gerade alles vollkommen in Ordnung ist, so wie es ist?

Findest du zurück in die Anbindung, dann bleibt es nicht bei diesem kurzen Moment, sondern du erlebst dieses Gefühl innerer Sicherheit immer intensiver und dauerhafter – auch wenn die Welt weiter ein gefahrenvoller Ort bleibt. Vergiss nie – in deinem Kern sind Ressourcen, die so unversehrt, kraftvoll und wesentlich sind, dass sie alles in dir heilen, zusammenführen und tragen können.

Freiheit für Pauline

Nun, am Ende des Buches, lade ich dich noch einmal zu mir nach Hause ein und zeige dir am Beispiel von Pauline, wie wesentlich die Anbindung ursprünglicher Ressourcen für die Heilung eines Traumas ist.

In Bezug auf Tierheimhunde habe ich bisher drei Haltungen bei Menschen kennengelernt. Die, die unbedingt ein Tier befreien wollen. Die, die wegsehen, weil sie der Anblick verstört, und die, die meinen, es gäbe genügend Leid unter den Menschen, um das man sich erst einmal kümmern müsse, was sie dann jedoch nie tun. Seitdem ich mit Trauma arbeite, habe ich oft das Gefühl, dass diese so verschiedenen Haltungen alle einen ähnlichen Ursprung haben – sind doch auch Traumaanteile eingesperrt und abgekapselt vom Rest in uns und können nicht am Leben teilnehmen. Sie erfahren durch ihre Isolation keine Impulse und können nicht nachreifen und ihre Ressourcen entfalten. Wie mein inneres Kind unter dem Erdhügel, das in der Gewitternacht vor dreißig Jahren von den Hunden wiederbelebt wurde, sind Traumaanteile tief in uns vergraben.

Die eingesperrten Tiere sind wie ein Spiegel für das Eingesperrte in uns selbst. Vielleicht haben Menschen unbewusst das tiefe Bedürfnis, ein Tier zu befreien, weil etwas in ihnen selbst nach Befreiung sucht, oder sie ignorieren hartnäckig das Leid der Tiere[21], weil es den eigenen Schmerz zu stark berührt.

Egal, wofür wir uns entscheiden. Weder die Rettung eines Tieres noch das Wegsehen heilt die Wunden in uns und der Welt, wenn wir uns ihrer nicht bewusst werden und kein Ver-

21 Dazu gehören natürlich auch alle sogenannten Nutztiere.

ständnis für unser Inneres entwickeln. Neue Haltungen können nur aus veränderten Menschen entstehen. Erst wenn wir heilen, kann auch die Not aufhören, die wir anderen antun.

Es sagt viel über unsere aktuelle Verfassung aus, dass wir Tiere einsperren müssen,um sie in Sicherheit zu bringen.

Das Leben in einem Shelter, auf zwei Quadratmetern Beton und in Einzelhaft ist eintönig. Auch der Blick der jungen Hündin Pauline auf der Website eines Tierschutzbundes lässt erahnen, dass sie nicht verstehen kann, warum sie hier seit fast einem Jahr gefangen gehalten wird.

Ereignislos verrinnen die Minuten. Elf Monate lang. Vierhunderteinundachtzigtausendachthundertundeine ereignislose Minuten, die nur durch kurze Fütterungen unterbrochen wer-

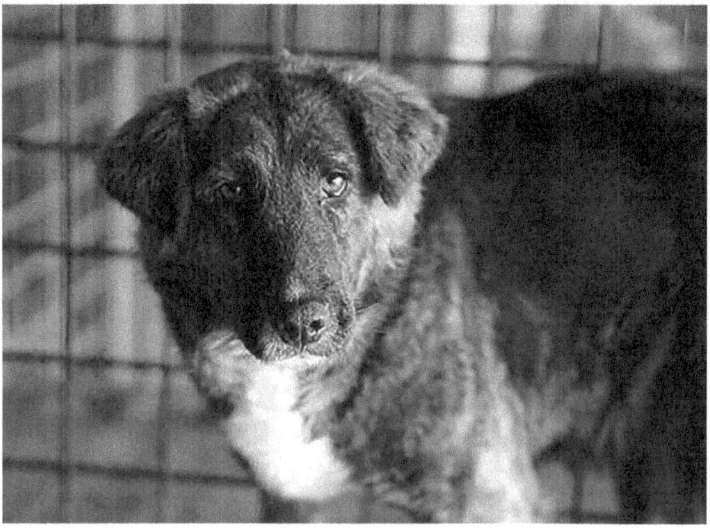

den. Pauline wartet, wie so viele andere Hunde, darauf, dass etwas geschieht. Selbst der ohrenbetäubende Geräuschpegel aus Winseln, Schreien und Bellen wird zum Alltag. Hunde sind soziale Wesen wie wir. Sie brauchen Nähe, Kontakt, Impulse, Bewegung, Herausforderungen, Schutz und Zuneigung.

Ich erinnere mich an den eindrucksvollen Film *Cast Away – Verschollen* mit Tom Hanks, in dem er einen Schiffbrüchigen spielt, der die langanhaltende Einsamkeit als so unerträglich empfindet, dass er kurz vor dem Verrücktwerden einen Volleyball zu seinem Freund macht. Er malt ihm mit seinem Blut ein menschliches Gesicht auf und nennt ihn Wilson. Mit Wilson überlebt er.

Pauline hat keinen Ball. Sie hat nichts in ihrem engen Lebensraum.

Viele Tiere zerbrechen irgendwann an der Trostlosigkeit des Eingesperrtseins. Man kann es an ihren Augen erkennen, an ihrem hoffnungslosen, stumpfen Blick. Doch immer wieder berichten Tierpfleger, dass sich der Blick eines Tieres belebt, wenn ein Adoptant sich findet – auch wenn dieser noch Hunderte oder Tausende Kilometer weit weg ist. Es scheint so, als haben viele Tiere Kenntnis von ihrer bevorstehenden Befreiung.

Mich wundert das nicht, entsteht doch immer ein Kontakt zu den Wesen, zu denen wir hin fühlen. Plötzlich ruft genau der an, an den man gerade dachte, oder man antwortet auf eine Frage, die jemand nicht laut gestellt hat.

Die Aborigines nannten das früher Kopf-zu-Kopf-Unterhaltung, und es war für sie eine natürliche Verständigungsart auch über weite Entfernungen.[22] Ich nenne diese Art des Austausches Funkkontakt. Das enge Zusammensein mit Hunden

22 Marlo Morgan: *Traumfänger*. Goldmann Verlag, München 1998.

und einige andere Erfahrungen haben die Fähigkeit zu dieser wortlosen Kommunikation auch in mir geweckt und gestärkt. Ich bin mir jedoch sicher, dass auch alle anderen Menschen so kommunizieren könnten, wenn wir diese Form des Austausches in Betracht ziehen würden.

Pauline in Rumänien hat Glück, als eine Tierschützerin der deutschen Organisation »Ein Herz für Streuner« den Shelter besucht. Sie möchte das Wesen einiger Hunde besser einschätzen, um sie für die Vermittlung nach Deutschland auf der Website der Organisation vorzustellen.[23] Alle Hunde betteln um Zuwendung – nur Pauline ängstigt die Nähe eines Menschen. Sie wehrt ab, schnappt, verkriecht sich und möchte auf keinen Fall Kontakt. Sie weiß nicht, dass die Zutraulichkeit zum Menschen jetzt ihr Ticket in die Freiheit wäre. Menschen lieben Hunde, die ihnen das Gefühl von Akzeptanz geben. Pauline jedoch ist ein Spiegel der Angst, des Misstrauens und der Ablehnung. Doch sie berührt das Herz der Tierschützerin, die sich weder von Paulines Panik noch von ihrer Wehrhaftigkeit abschrecken lässt und sie mit einem entsprechenden Text und zwei kleinen Videos zu den anderen Hunden auf die Website stellt.[24]

Als ich sie dort finde, macht es überraschend schnell *Klick* bei mir. An diesem inneren Einrasten merke ich immer, dass eine Verbindung zu einem anderen Wesen steht. Doch der Funkkontakt zu Pauline reißt immer wieder ab. Ich empfange nur Bildfetzen verstörender Art: *… Die Hündin nähert sich einer*

23 »Straßenhunde sind in Rumänien ein Politikum. Mehrere Zehntausende sind es allein in Bukarest. Um der Lage Herr zu werden, hat das Parlament die Tiere zur Tötung freigegeben. Die sogenannten Tierfänger werden für jeden gefangenen Hund mit einer stattlichen Prämie belohnt.« (MDR Brisant September 2021)

24 https://www.einherzfuerstreuner.de

Lebendfalle ... alles in ihr ist angespannt ... noch kurz bevor die Tür herunterkracht, will sie wieder herausspringen, doch die Falle ist zu, und Pauline beißt verzweifelt in das Gitter. Während ich sie anfunke, baut sich eine Nebelwand auf, die ich nicht durchdringen kann. Darin spüre ich tiefe Trauer, Verlorenheit und Angst.

Am 13.11.2021 warten meine beste Freundin und Weggefährtin Astrid und ich am Sammelpunkt auf den Transport. Nach und nach werden die Hunde den Adoptanten übergeben. Alle sind doppelt gesichert und tragen Halsband wie auch Geschirr, damit sie nicht in Panik davonlaufen können. Pauline hat als Einzige nur eine Schlinge um, denn es war nicht möglich, ihr etwas anderes anzulegen, ohne dass sie sich selbst oder andere verletzt hätte. Einer der rumänischen Fahrer steigt mit ihrem Transportkäfig auf die Ladefläche meines Busses. Er hat eine große Papprolle unter dem Arm, die er wohl zur Abwehr verwendet, um nicht gebissen zu werden, als er Pauline in unsere Transportbox umlädt.

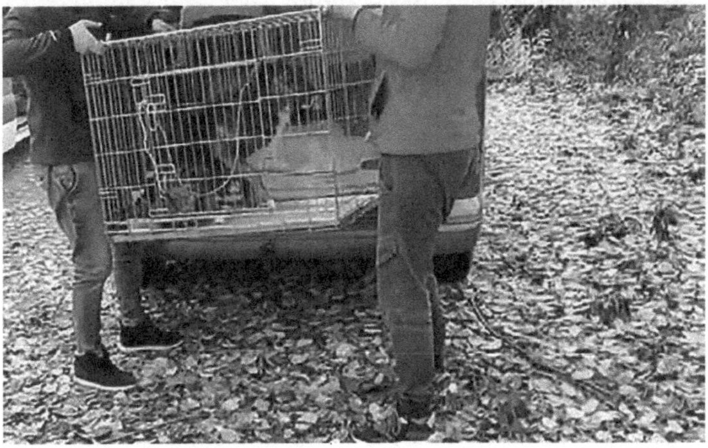

Gespannt öffne ich zu Hause die Boxentür und hoffe auf ein winziges Anknüpfen vom bereits stattgefundenen Funkkontakt – doch Pauline steckt den Kopf in die Ecke der Box und lehnt ab.

Bei meinen Hunden aus dem Tierschutz hatte ich immer das Gefühl, sie wussten genau, dass sie nun Schutz und Versorgung haben, wenn sie bei mir ankamen. Alle zeigten auf irgendeine Art einen Ausdruck von Erleichterung.

Von Pauline jedoch geht eher eine tiefe Ablehnung über die weiter fortgeführte Freiheitsberaubung aus. Es ist zu spüren, dass sie die Verschleppung in ein Menschenhaus als Eingriff in ihre Selbstbestimmung empfindet. Was tun mit so einem Hund in dieser Welt? Pauline weiß nicht, dass die Alternative ein Leben in Einzelhaft auf zwei Quadratmetern Beton geblieben wäre – oder Schlimmeres.

In vielem erinnert mich Pauline an Alma, die sich in der Gewitternacht in Lipowka nicht in die Scheune wagte. Wie sie strahlt Pauline etwas Wildes und Scheues aus, so als käme sie aus einer Welt, in die gar keine Menschen gehören.

Dreißig Jahre nach meinem Zusammenleben mit wilden und halbwilden Hunden in Lipowka begegne ich nun wieder einem solchen ungezähmten Hund. Doch von Pauline wird der schwierige Balanceakt erwartet, sich in die Zivilisation mit ihren Regeln und Gesetzen einzuordnen, um leben zu dürfen.

Das bringt mich mit dem Anteil in mir in Kontakt, der einst unter dem Erdhügel begraben war. Dieses innere Kind verbündet sich mit Pauline, kennt es doch sowohl die Angst vor den Menschen und ihren Maßregelungen als auch die Kraft, die dem Ungezähmten innewohnt.

In den nächsten Tagen verharrt Pauline in ihrer Box. Sie löst sich nur nachts auf Wickelunterlagen, frisst und trinkt. Meine Hoffnung, dass die anderen Hunde ihr helfen könnten, zerschlägt sich. Als Raida sich gutmütig nähert, um herauszufinden, wer da eingezogen ist, bellt Pauline ihn warnend an. Er macht sofort kehrt und unternimmt keinen weiteren Versuch mehr, sich ihr anzunähern. Mitja und Bambi ist ebenfalls anzumerken, dass etwas an Pauline sie irritiert. Sie wandern auf spitzen Pfoten im Haus umher.

Wenn wir in eine neue Gegend ziehen, ist das Erste, was wir für gewöhnlich tun, uns die Umgebung zu erschließen. Wer lebt um uns herum? Sind die Nachbarn verträglich? Wo führen die Wege hin? Wie kann man sich versorgen?

Genau das tun Hunde auch, um an einem neuen Ort anzukommen und sich sicher zu fühlen. Sie wollen die Gerüche der anderen Hunde kennenlernen und das Umfeld gründlich studieren. Dann können sie sich innerlich darin verankern und orientieren.

Pauline dagegen weiß nicht, wo sie ist, und sie hat auch keine Möglichkeit, das herauszufinden, weil ich sie ohne Leine und Geschirr nicht nach draußen führen kann. Nicht ohne Grund ist in einem Adoptionsvertrag die Bedingung enthalten, den Hund erst nach seiner Eingewöhnung frei laufen zu lassen. Viele Hunde kamen nach ihrer aufwendigen Rettung ums Leben, weil sie unter ein Auto gerieten, wenn die Adoptanten sie zu früh frei laufen ließen und das Tier durch ein äußeres Ereignis in Panik geriet und wegrannte. Besonders ängstliche Hunde sind häufig nicht wieder einzufangen und deshalb besonders zu sichern.

Pauline reagiert jedes Mal alarmiert, wenn wir ihr Zimmer durchqueren oder den angrenzenden Raum betreten. Sie ist zwar kaum zu sehen in ihrer Box, doch ihre Anspannung ist durchaus spürbar. Sie liegt in der Luft wie eine Gewitterstimmung.

Ich habe durch meine Arbeit schon einige Menschen kennengelernt, die einen ängstlichen Hund adoptierten, und weiß, wie schwer es ist, sich von der Energie des Tieres nicht anstecken zu lassen oder im Mitleid zu versinken.

Zuversichtlich, ruhig und gelassen zu bleiben ist jedoch die einzige Möglichkeit, um das hochgefahrene Nervensystem eines traumatisierten Tieres oder Menschen zu beruhigen. Deshalb geht es in so einer Situation nicht darum, aktiv auf das Tier einzuwirken, sondern sich selbst in diese ruhige innere Verfassung zu bringen, die dem Tier Sicherheit und Gefahrlosigkeit vermittelt.

Ein tiefes Knurren ist aus der Box zu hören, als ich mich am Tag nach Paulines Ankunft auf den Boden in ihr Zimmer setze. Unmissverständlich teilt sie mir mit, dass sie sich notfalls auch verteidigen würde, falls ich ihr zu nahe komme. Um ihr alarmiertes Nervenkostüm zu beruhigen, verlangsame und vertiefe ich meinen Atem, bis mein Blick in der Schwebe hängen bleibt und es in mir ganz still wird.

Es ist jedoch kein Vor-sich-Hindämmern, sondern als schaukele ich wie in einer Hängematte. In mir ist eine ungemein wache Präsenz, mit der ich alles verschärft wahrnehmen kann. Ich höre einen bellenden Hund in der Ferne, ein vorbeifliegendes Flugzeug, das Krähen des Hahnes meiner Nachbarin und das verhaltene Hecheln von Pauline.

Alle Gedanken sind verschwunden und mit ihnen auch Vorhaben, Ziele und Täuschungen, die sich mitunter vor unsere intuitive Wahrnehmung schieben.

In meinem Brustkorb zieht es immer ein wenig, wenn mein Herz sich weitet. Für mich ist dies das Zeichen, dass ich nun im Kontakt mit meiner Führung bin. Raum entsteht in mir, und ein tiefes Mitgefühl für Pauline durchströmt ihn. Dieses friedvolle

Gefühl breitet sich überall in mir aus und nimmt nach und nach auch die Atmosphäre um mich herum ein.

Ich spüre, wie dieses liebevolle Gefühl bei Pauline ankommt, als sie aufhört zu hecheln und den Kopf ablegt. Das Kind in mir staunt. Pauline wurde zu nichts gezwungen. Das gefällt ihm.

In den nächsten Tagen freue ich mich immer mehr auf die Zeit im »stillen Raum«, wie ich unseren wortlosen Begegnungsort nenne. Begrüße ich sie zuerst mit meiner Stimme, damit sie

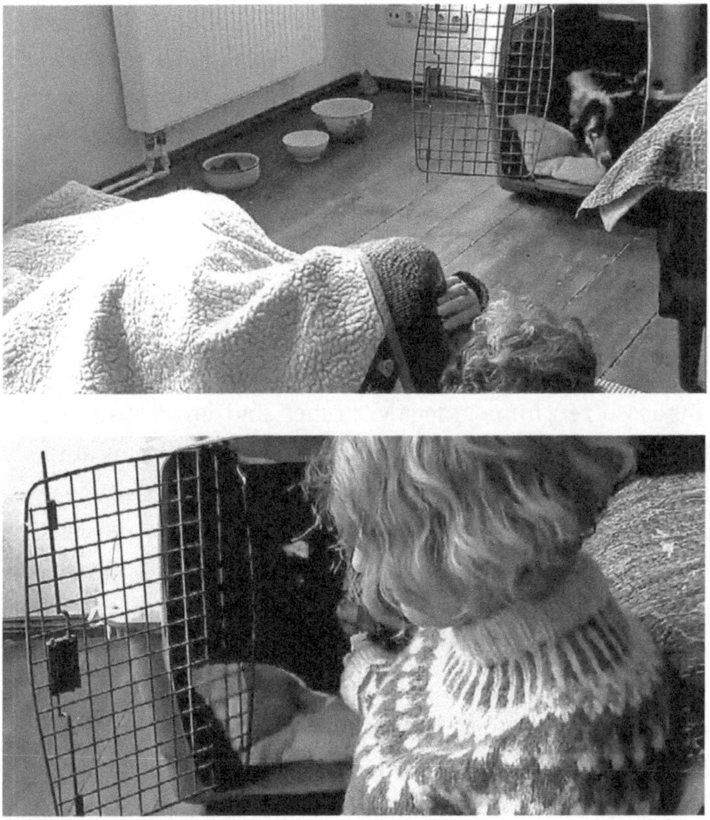

Im »stillen Raum«

sich auch daran gewöhnt, spüre ich noch immer ihr Unbehagen und innere Vorsicht. Doch sobald ich verstumme und in die Stille gehe, finden wir behutsam zusammen. Wie damals bei dem Bullen und mir als kleinem Mädchen spüre ich einen gemeinsamen Lebensfunken, der über unsere Verkörperungen hinausgeht und uns eint.

Wenn wir Menschen im Alltag diese riesige Menge an Gedanken in unserem Kopf bewegen, erscheinen wir vielen Tieren sicher wie unruhig ratternde Rechenmaschinen. Das ist an einem einfachen Beispiel zu sehen. Antilopen und andere Beutetiere trinken in aller Ruhe an einem Wasserloch, wenn sie die Gefahrlosigkeit eines satten Löwen spüren. Doch vor erwachsenen Menschen laufen Beutetiere weg, egal wie satt sie sind.

Um die friedliche Präsenz eines gesättigten Löwen zu erreichen, müssen wir uns von diesem Lärm befreien. Dazu reicht es nicht aus, ab und zu Mediation und Yoga zu betreiben oder in der Natur zu sein. Es braucht eine Unterbrechung der Informationsflut, die täglich auf uns Einfluss nimmt und der wir uns aussetzen. Immer mehr Menschen sind davon ausgebrannt und leer. Doch egal, wie viele Nachrichten wir in uns aufnehmen, die Welt wird dadurch nicht sicherer, und egal, wie viele Menschen uns in den sozialen Medien folgen – die einzige Instanz, durch die wir uns je vollkommen angenommen und zu Hause fühlen werden, liegt tief in uns selbst. Dort, wo die Stille ist und wir in Verbindung gehen.

Ich erlebe sie in vielen Momenten mit den Hunden, im Wald, mit vertrauten Menschen und immer in der Heilarbeit. Dabei ist es ein Phänomen, dass dann auch alle sogenannten realen Dinge bedeutungslos werden, denn in diesem Raum gibt es keine Bedeutungen und Beurteilungen. Alles ist, wie es ist.

Ich arbeitete zum Beispiel einmal mit einer Frau, die sehr stark rauchte. Der Geruch des kalten Tabaks war so intensiv, dass ich ihn als sehr unangenehm empfand. Tatsächlich wurde mir in ihrer unmittelbaren Nähe davon schlagartig übel. Sie brauchte jedoch an einem Punkt dringend meine Unterstützung, und in dem Moment, in dem ich sie hielt und in einen intensiven Zustand von Weite und Stille glitt, störte mich der Geruch nicht mehr, obwohl ich ihn weiter wahrnahm. Ich konnte sie nun mit einem tiefen Wohlbehagen lange im Arm halten.

So ist es auch in Bezug auf Pauline gleichgültig, was sie tut, ob etwas »vorwärts geht« oder nicht – es ist einfach eine Freude im »stillen Raum« mit ihr in Verbindung zu sein. Wenn ich bedenke, dass mich einmal zehn Hunde ins Leben zurückholen mussten, ist es ein kleines Wunder für mich, dass ich nun dasselbe für andere Wesen tun darf. Je mehr Selbstanbindung ich in mir spüre, umso besser kann ich die Loyalität der Tiere verstehen. Sie können gar nicht anders, als wahrhaftig zu sein.

Am dritten Tag erwartet mich Pauline bereits. Neugierig sieht sie mir mit ihren wachen Augen entgegen, bleibt jedoch in der schützenden Box. Diese Vorsicht kann ich gut verstehen. Dreißig Jahre nachdem das begrabene Kind in mir wieder ins Leben kam, ist es noch immer unsicher, wie es zwischen anderen Menschen frei leben kann. Es hat jedoch Bereiche gefunden, in denen es sich sicher fühlt. So tollt es mit den Hunden herum, schwimmt in einem kalten See, ignoriert das Alter meines Körpers und beginnt Tennis zu spielen. Es kann nackt im Regen durch die Pfützen patschen und laut schreien, wenn es begeistert ist. Es steht stumm vor Staunen, wenn ein Regenbogen am Himmel leuchtet. Es füttert am Morgen die Vögel und sieht ihnen lächelnd beim Fressen zu. Das Kind streift am liebsten durchs Unterholz und ist befreundet mit einem Baum, der Clara heißt. Oft trifft es die vergrabenen Kinder in anderen Menschen, denn vor diesen Kindern hat es keine Angst, und die Kinder der anderen haben keine Angst vor ihm.

Das Kind mag es, wenn ich in den »stillen Raum« gehe. Dann spürt es eine Präsenz in mir, die es vor allem beschützen kann.

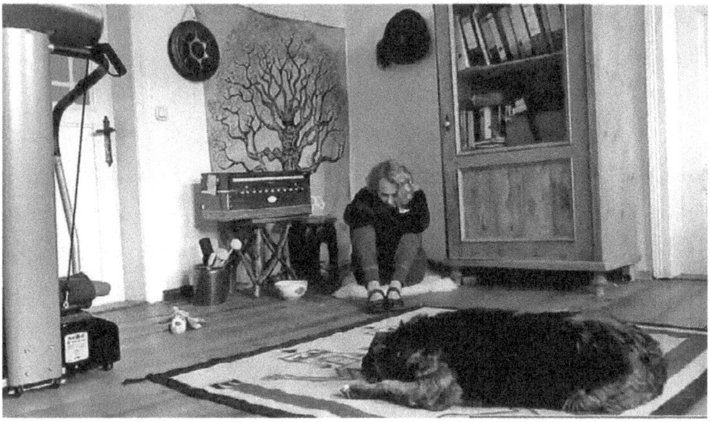

Pauline und ich im »stillen Raum«

Am fünften Tag bringe ich Pauline ein paar Gerüche des Waldes mit und stelle ihr eine Kiste mit duftender Erde, Tannenzapfen, Laub und Stöcken in ihr Zimmer. Eine Kamera ist installiert und filmt, wie sie sofort nach meinem Hinausgehen daran schnüffelt. Dann fiept sie leise und läuft unruhig hin und her. Ihre Sehnsucht nach dem Draußensein ist deutlich zu spüren.

Vielleicht schöpft sie daraus den Mut, ihre Welt zu vergrößern, denn zum ersten Mal geht sie mit vorsichtigen Schritten ins Gästezimmer, in dem Astrid gerade zu Besuch ist. Diese liegt gerade auf dem Bett und liest ein Buch.

Genau ein Jahr später wird Astrid beschreiben, was sie in diesem Moment empfunden hat, und sendet Pauline folgenden Geburtstagsgruß:

Sonntag, 13.11.2022

Guten Morgen liebe Pauline, heute vor einem Jahr haben Maja und ich dich geholt. Ich kann mich noch genau daran erinnern, als Maja mir zum ersten Mal ein Foto von dir gezeigt hat und in deinen Augen diese Verletztheit und Traurigkeit und zugleich eine unglaubliche Sensibilität und große Weisheit zu sehen war. Die ersten Tage mit dir waren bestimmt für uns alle sehr besonders (und nicht nur die 😊). Du hast in der hintersten Ecke deiner Box Schutz gesucht und dich nur nachts getraut rauszukommen, um etwas zu trinken und zu fressen. Nie werde ich den Moment vergessen, als du nach fünf Tagen plötzlich ganz vorsichtig in mein Zimmer gekommen bist. Ich lag mit einem Buch in der Hand auf meinem Bett, und auf einmal sah ich dich ängstlich und todesmutig zugleich die ersten Schritte außerhalb deiner Box machen. Selten zuvor hatte mich etwas in meinem Leben so sehr bewegt wie dieser Augenblick, weil ich fühlen konnte, was dies für dich bedeutet hat. Dass du dich trotz all deiner Erfahrungen mit den Menschen getraut hast, dies zu wagen und zu tun, war auch für mich ein unvergessliches Erlebnis. Hat es mir doch an deinem Beispiel wahrlich gezeigt, was es bedeutet, mit Todesangst den nächsten Schritt zu machen, um dann neue Erfahrungen sammeln zu dürfen. Da warst und bist du für mich ein großes Vorbild.

Ich werde auch nie vergessen, wie Maja Tag für Tag stundenlang mit dir in den »stillen Raum« gegangen ist und ich miterleben durfte, wie du ganz langsam etwas Zutrauen fassen konntest und du ihr dann zum ersten Mal aus der Hand gefressen hast. Die nächsten Monate habe ich das Wachsen eurer so besonderen Beziehung hauptsächlich aus der Ferne mitverfolgen dürfen. Deinen ersten Ausflug in den Hof, deine ersten Allein- und Erkundungsgänge in die Umgebung (Zäune waren für dich ja keine Begrenzung) und dann nach vielen Wochen das erste Einsteigen in

Majas Auto. All das in Majas YouTube-Filmen zu sehen, hat mich oft so sehr berührt, dass ich weinend vor dem Bildschirm gesessen habe. So könnte ich noch vieles aufzählen, was ich niemals vergessen werde. Was mich jedoch innerlich am meisten und zutiefst bewegt hat, war und ist, mit welch unfassbarer Liebe, Geduld, Zärtlichkeit, Feinfühligkeit und Weisheit Maja dir begegnet ist. Und nicht nur Maja, auch Raida, Mitja und Bambi sind so unvergleichlich. Es ist für mich zum Beispiel so beeindruckend, mit welcher Ruhe die drei in Majas Bus auf dich gewartet haben, wenn es dir wieder mal schwergefallen ist einzusteigen und du deine Zeit benötigt hast. Ich erlebe dich Maja gegenüber von großer Weichheit, ständig wachsendem Vertrauen gepaart mit einer absoluten Unbestechlichkeit. Auch deine Verspieltheit, ja diese Art von schönem Albernsein und deine immense Freude, die du so herrlich mit Luftsprüngen zum Ausdruck bringst, sind einfach nur bezaubernd. Und jetzt wünsche ich dir einen wunderbaren Geburtstag♥.

An Astrids liebevoller Beschreibung kannst du vielleicht ein wenig nachvollziehen, welchen Weg Pauline und ich gegangen sind. Wenn du ihn dir ansehen willst, so findest du auf meinem YouTube Kanal unter: »Pauline – Zurück ins Leben« eine ganze Doku über die ersten Monate.

Es gab einen Punkt, an dem ich mich für oder gegen Paulines Freiheit entscheiden musste, denn drei zeitlich versetzte Versuche, sie an einem Geschirr oder Halsband zu führen, endeten in einem verzweifelten Kampf von ihrer Seite. Pauline kotete mehrere Meter weit um sich herum, und man konnte ihre Todesangst deutlich darin riechen. Gleichzeitig kämpfte sie wie ein wildes Tier. Sie warf sich auf den Boden, wickelte sich in rasendem Tempo in die Leine, biss sie durch oder wälzte

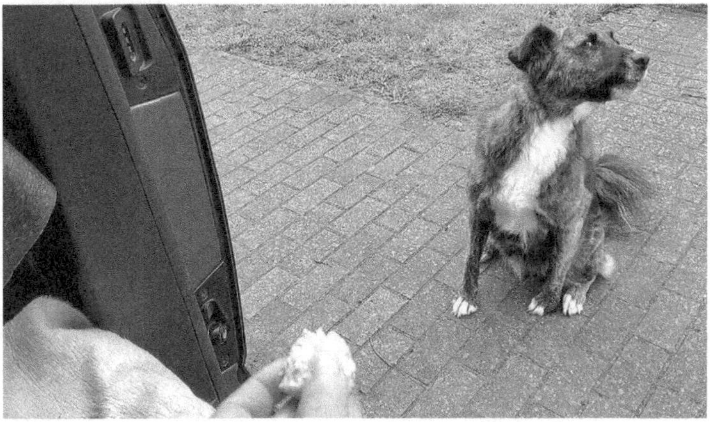

Pauline hat große Angst vor jeder Tür, die sich hinter ihr schließt. Deshalb möchte sie nicht in das Auto

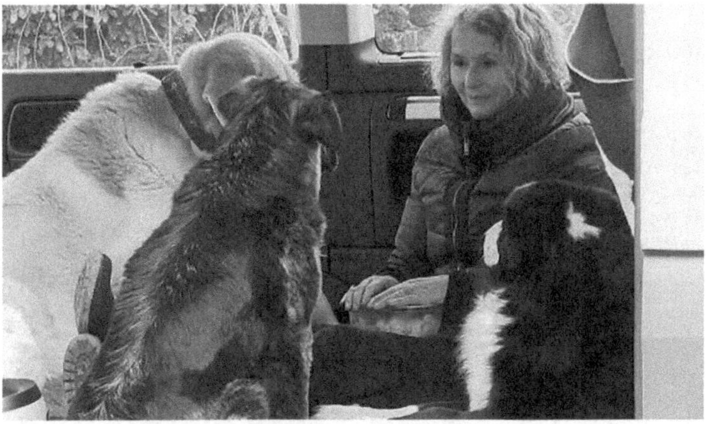

Pauline war durch das Futter allein nicht zu bewegen. Erst als ich in den »stillen Raum« ging, kam sie ins Auto

sich so wahnsinnig, dass sie sich verletzte und blutete. Ich hätte Pauline brechen und erneut traumatisieren müssen, um sie auf diese Art festzuhalten. Das Kind in mir war entsetzt über den Anteil in mir, der meinte, nur mit Leine dürfe man in die Menschenwelt gehen, und verlangte eine Entscheidung von mir. Es wies mich darauf hin, dass wir nicht mehr in Berlin wohnen, sondern in einer vollkommen ruhigen, ländlichen Gegend und alle Voraussetzungen vorhanden sind, um Pauline nach knapp drei Monaten das Spazierengehen mit uns zu ermöglichen.

Pauline half mir dabei. Da sie bereits frei auf meinem großen Grundstück lief, entdeckte ich sie kurze Zeit nach dem letzten Festhalteversuch hinter meinem Zaun. Dort ist ein angrenzendes Feld, das auch noch zu meinem Grundstück gehört. Sie schnüffelte dort in aller Ruhe und begann, sich das Umfeld zu erschließen. Nach kurzer Zeit kam sie auf demselben Weg unter dem Zaun zurück, und egal, wie oft ich ihn in den folgenden zwei Tagen dichtmachte – Pauline beobachtete nur interessiert meine Flickversuche und wies mich darauf hin, wie sinnlos sie waren. Denn kurz darauf stand sie mit einem gewissen Stolz erneut auf der anderen Seite.

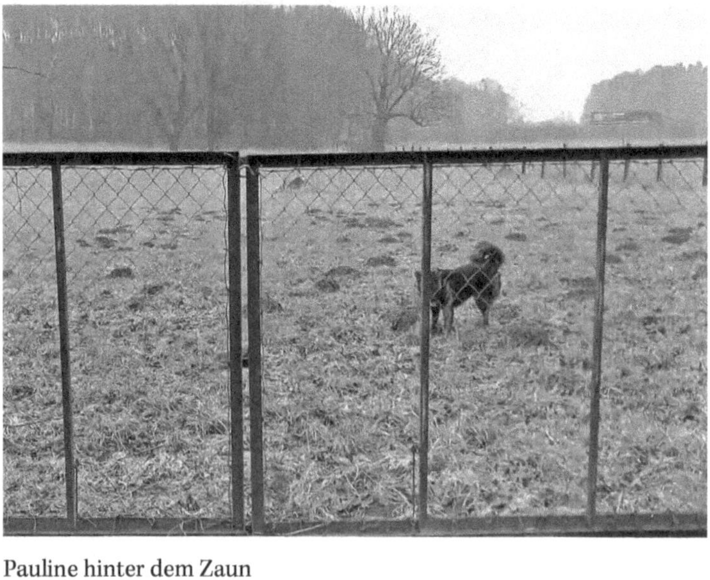

Pauline hinter dem Zaun

Nach ihrer vierten Demonstration öffnete ich das Tor, und wir sahen uns an. Ein Anteil in mir dachte: *Das geht nicht. Wenn wir jetzt losgehen, habe ich keine Kontrolle mehr. Es könnte sonst was passieren, und ich bin dann schuld.* Er war aufgeregt, wusste nicht weiter, und die empfundene Hilflosigkeit stimmte ihn ärgerlich. In solchen Momenten trete ich innerlich ein Stück zurück und nehme diesen Anteil auf den Arm. Ich lasse ihn aussprechen, was er befürchtet, denn er sagt ja nur, was er einmal genauso erlebt hatte in einer Zeit, als tatsächlich Strafen folgten, wenn etwas schiefging.

Er sagte: *Wenn ich nicht die Kontrolle über Pauline habe, läuft sie vielleicht weg, und es passiert etwas. Wenn etwas passiert, bin ich schuld. Wenn ich schuld bin, werden alle mit dem Finger auf mich zeigen. Ich werde ausgeschlossen und nicht mehr dazugehören, weil ich einen so großen Fehler gemacht habe.*

Nachdem dieser Anteil sich ausgesprochen hatte und dabei

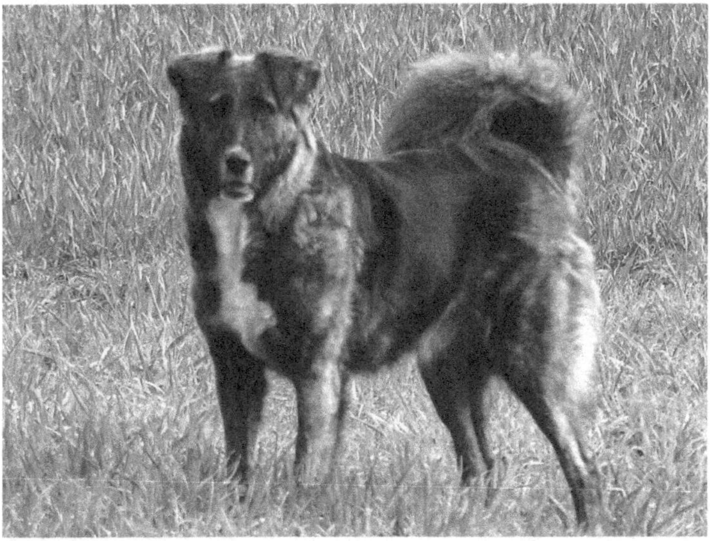

Pauline ermutigt mich

gehalten wurde, konnte ich tief durchatmen. Ich spürte die Sonne auf meinem Gesicht und sah in Paulines Augen. In ihnen lag Ernsthaftigkeit und eine stumme Aufforderung. Ich konnte die tiefe Verbindung wahrnehmen, die zwischen uns gewachsen war, und großes Vertrauen erfüllte mich.

Als wir gemeinsam in die Freiheit gingen, war das ein Wendepunkt nicht nur in Paulines Leben.

Pauline hat mich vieles gelehrt. Vor allem wie unerheblich es ist, von welchen Zwängen man umgeben ist, wenn man sich selbst frei davon macht. Vermutlich hat das Kind in mir darauf gewartet, dass ich mich wirklich ganz für diese innere Lebendigkeit entscheide – ohne Rückversicherung und doppelten Boden. Ich habe das Gefühl, es ist seitdem gewachsen und spürt immer mehr, welche Lebenskraft der Wahrhaftigkeit innewohnt und es von jeder Angst befreit.

Pauline läuft seit knapp zwei Jahren immer einen halben Meter hinter mir. Sie ist ein wenig wie mein Schatten, den ich erst wahrnehmen musste, um das Licht zu sehen.

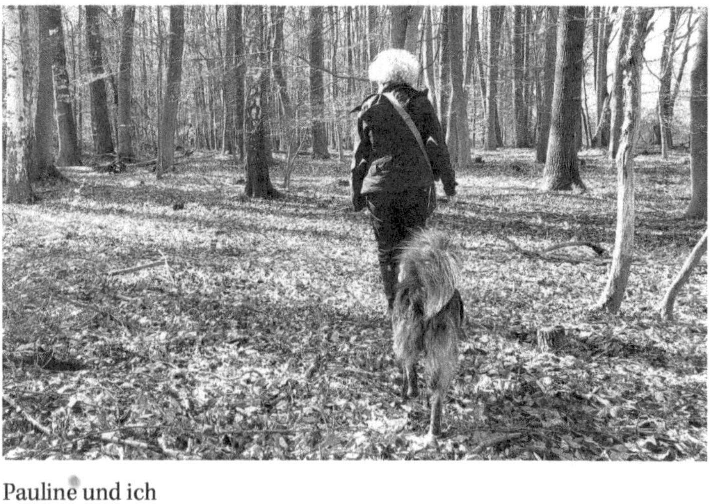

Pauline und ich

Anhang

Dank

Liebe Astrid, ich bedanke mich von ganzem Herzen für deine unbedingte Unterstützung und Begleitung bei diesem Buch. Ich danke dir auch für deine Loyalität, deine Geduld und Freundlichkeit.

Lieber Johannes, dir danke ich für deine herzlichen Ermutigungen, deine Klarheit und Feinheit, mit der du dieses Projekt geführt und begleitet hast. Es ist unglaublich, so ein wunderbares Verlagsteam hinter sich zu haben.

Liebe Moni, lieber Armin, euch danke ich nicht nur für die wundervollen Spaziergänge, die wir gemeinsam hatten, während dieses Buch entstanden ist. Ihr seid mir in eurer gelebten Einfachheit ein großes Vorbild für das, was wirklich wichtig ist im Leben und wie wenig es braucht, um Freude zu bereiten und zu haben.

Lieber Mitja, Raida, liebe Bambi und Pauline, danke, dass ihr mir so treue, wahrhaftige Gefährten seid. Ich habe von euch gelernt, wie wichtig es ist, den natürlichen Prozessen des Lebens zu folgen, und ihr erfreut und ermutigt mein Herz jeden Tag.

Liebe Carla, hab Dank für deine achtsamen Hinweise und die Hingabe, mit der du dieses Buch lektoriert hast.

Liebe Katrin, dir danke ich für die Begeisterung, mit der du alle Grafiken, die ich am Computer erstellte, mit Leben fülltest und noch einmal gezeichnet hast.

Liebe Teresa, Alexandra und lieber Samuel – euch danke ich von Herzen für die lebendige Umsetzung dieses Buches auch als Hörbuch.

Liebe Helga, meine tapfere innere Beschützerin, ich danke dir sehr, dass du mich vieles hast erzählen lassen, was du gern verborgen hättest – auch wenn ein Teil von dir dazu sterben musste, um neu wiedergeboren zu werden.

Nachbegleitung und Unterstützung

Angebote zu meiner Heilarbeit und zu den Ausbildungen

findest du auf meiner Website www.maike-maja-nowak.de.

Eine persönliche Anleitung aller Heilwerkzeuge

findest du als kostenpflichtigen Stream auf meiner Website unter www.maike-maja-nowak.de/heilwerkzeuge. Ich danke Anne und Cris von Impactfilm, die diese Anschauungsfilme so professionell und atmosphärisch umsetzten. Weiterhin danke ich Alexandra, Daniela und Lena, die sich zur Demonstration zur Verfügung stellten und den Mut hatten, sich zu zeigen. Weitere Angebote der Begleitung findest du ebenfalls auf dieser Seite.

Weitere Impulse für dich

Bücher

- Eric Berne: *Was sagen Sie, nachdem Sie »Guten Tag« gesagt haben?* Fischer Taschenbuch, Frankfurt am Main 1994.
- Jorgos Canacakis: *Ich begleite dich durch deine Trauer: Förderliche Wege aus dem Trauerlabyrinth.* Kreuz Verlag, Freiburg im Breisgau 2013.
- Scott Carney: *Extrem gesund: Wie uns eiskaltes Wasser und extreme Höhe gesünder und fitter denn je machen.* Books4Success, Kulmbach 2017.
- Susan Forward: *Vergiftete Kindheit: Vom Missbrauch elterlicher Macht und seinen Folgen.* Goldmann Verlag, München 1993.
- Susan Forward: *Wenn Mütter nicht lieben: Töchter erkennen und überwinden die lebenslangen Folgen.* Goldmann Verlag, München 2015 (gilt auch für Männer).
- Marie-France Hirigoyen: *Die toxische Macht der Narzissten und wie wir uns dagegen wehren.* C.H. Beck, München 2020.
- Bärbel Hölscher: *Der richtige Umgang mit Säuglingen im ersten Lebensjahr: Frühkindliche Reflexe – gelungene Entwicklung der Motorik bei Kleinkindern.* Independently Published 2022.
- Michaela Huber: *Trauma und die Folgen. Trauma und Traumabehandlung, Teil 1 und 2.* Junfermann Verlag, Paderborn 2020 und 2023.
- Bessel van der Kolk: *Das Trauma in dir.* Ullstein Taschenbuch Verlag, Berlin 2023.
- Elisabeth Kübler-Ross: *Sterben und leben lernen. Antworten über den Tod und das Leben.* Die Silberschnur, Güllesheim 2020 (Ich mag alle ihre Bücher).
- Alice Miller: *Dein gerettetes Leben: Wege zur Befreiung.* Suhrkamp, Frankfurt am Main 2007.
- Alice Miller: *Am Anfang war Erziehung.* Suhrkamp, Frankfurt am Main 1983.

- Richard Neubersch: *FUNKSTILLE – Ein Selbsthilfebuch zum Überleben im Strahlendschungel.* J. K. Fischer Verlag, Gelnhausen 2020.
- John J. Ratey/Richard Manning: *Zivilisationskrank: Wie wir unsere biologische Natur mit dem modernen Leben versöhnen.* Lübbe Verlag, Köln 2016.
- Heinz-Peter Röhr: *Narzissmus: Dem inneren Gefängnis entfliehen.* Patmos Verlag, Ostfildern 2011.
- Heinz-Peter Röhr: *Vom Glück sich selbst zu lieben: Wege aus Angst und Depression.* Patmos Verlag, Ostfildern 2011.
- Dr. Franz Ruppert: *Wer bin ich in einer traumatisierten Gesellschaft?* Klett-Cotta, Stuttgart 2018.
- Richard C. Schwartz: *IFS Das System der Inneren Familie: Ein Weg zu mehr Selbstführung.* BoD, Norderstedt 2008.
- **Was bedeutet ein Körpersymptom auf Seelenebene:**
- Jacques Martel: *Mein Körper – Barometer der Seele.* VAK Verlag, Kirchzarten bei Freiburg 2011.
- **Für das Kinderherz:**
- Charlie Mackesy: *Der Junge, der Maulwurf, der Fuchs und das Pferd.* List Verlag, Berlin 2020.

Filme & Videos

- Meine persönliche Lieblingsprotagonistin des YouTube-Kanals: *Green Renaissance* (du kannst deutsche Untertitel einstellen):
  — *All Cats Are Black:* https://youtu.be/dK2km_x9-as
  — *In Love, Mummy:* https://youtu.be/miLs1AfMrIY
  — *Now You Are Free:* https://youtu.be/Np-uU-tH6oU
- *Mein Lehrer, der Krake.* Regie: Pippa Ehrlich/James Reed, Netflix 2020.
- *The Power of the Heart* [OV/OmU]. Regie: Drew Heriot, 2014.
- *But Beautiful -Nichts existiert unabhängig.* Regie: Erwin Wagenhofer, 2019.
- *InnSaei – Die Kraft der Intuition* [OV]. Regie: Hrund Gunnsteinsdottir/Kristín Ólafsdóttir, 2016.
- *Awake – Ein Reiseführer ins Erwachen.* Regie: Catharina Roland, 2013.
- *Embrace – Du bist schön.* Regie: Taryn Brumfitt, 2016.

- *Viel Gutes erwartet uns [OmU].* Regie: Phie Ambo, 2014.
- *Unsere große kleine Farm.* Regie: John Chester, 2018.
- *Home – Die Geschichte einer Reise.* Regie: Yann Arthus-Bertrand, 2009.
- *Crazywise.* Regie: Phil Borges/Kevin Tomlinson, 2016.

Die Arbeit mit inneren Anteilen: Psychotherapeutische Richtungen

Wenn du nach dem Lesen des Buches weitere Anregungen zu der Arbeit mit inneren Anteilen suchst, so findest du hier die bekanntesten psychotherapeutischen Richtungen neben der Arbeit mit der inneren Familie von Richard C. Schwartz.

- Das Es, das Ich und das Über-Ich bei Freud.
- Animus und Anima bei C. G. Jung.
- Begriffe wie Schatten, Komplexe, Archetypen, innere Objekte und Objektbeziehungstheorien.
- Ich-Zustände in Eric Bernes Transaktionsanalyse.
- Stephen Karpmans Struktur- und Funktionsanalyse der Ich-Zustände und deren Kommunikation miteinander.
- Die Gestaltpsychotherapie, die mit der Technik des Externalisierens z. B. »Stuhlarbeit« oder mit kreativen Medien das Innere ausdrückt.
- Roberto Assagioli und die Psychosynthese mit ihren entsprechenden Subpersönlichkeiten, die um ein Zentrum kreisen.
- Ego-State-Therapie nach J. und H. Watkins.
- PITT (Psychodynamisch Imaginative Traumatherapie) von Luise Reddemann.
- Unterschiedliche Persönlichkeitsanteile bei Michaela Huber.
- Das innere Parlament in der systemischen Therapie.
- Die Parts-Party bei Virginia Satir im inneren System.
- Die Schematherapie.
- Das Innere Team von Schulz von Thun.
- Drei Anteile von Dr. Franz Ruppert.

Rückeroberung des Körpers

Heilende Körperarbeit gehört zu einer Traumatherapie dazu und kann zu einem Gefühl neuer Lebendigkeit und Freiheit führen, das wiederum die Psyche positiv beeinflusst.

- Bereits in früheren Zeiten wusste man ganz ohne wissenschaftliche Belege, dass traumatische Erinnerungen im Körper verbleiben können. Aus diesem Grunde wurden zum Beispiel nach einem Überfall auf einen Stamm oder anderen traumatischen Erlebnissen Zittertänze initiiert, in denen diese Energien wieder ausgeleitet wurden. Ein Schamane zeigte mir diese Praktik, und ich führe sie oft in meinen Veranstaltungen durch, um feststeckende Energien wieder freizusetzen.
- Auch das neurogene Zittern ist eine Möglichkeit, Energieblockaden aufzulösen. Du kannst es zum Beispiel in einem Video von Beata Korioth auf YouTube sehen und selbst ausprobieren (https://youtu.be/Fk-ZDKWFCtU). Dein Körper weiß genau, welche Energien in welcher Art und Weise losgelassen werden können. Das Zittern wird also jedes Mal etwas anders verlaufen. Lass es einfach zu. Dein Körper ist weise und macht alles richtig, selbst wenn er beim ersten Mal nur kaum wahrnehmbar schwingt.
- Den Körper unvollendete Bewegungen zu Ende führen zu lassen ist ebenfalls eine Möglichkeit der Entladung. Oft machen wir unwillkürliche Bewegungen, die sich vollenden wollen, haben jedoch gelernt, sie unbewusst zu stoppen.

  Eine Frau in einem Heilkreis zum Beispiel kratzte sich immer wieder an der Augenbraue. Ich fragte, was ihre Hand tun würde, wenn sie die Bewegung bis zu Ende führen dürfte. Dann ermutigte ich sie, das Kratzen einmal ganz bewusst zu machen und es nicht mehr zu bremsen. Die Frau kratzte also heftiger, und plötzlich schlug sie beide Hände vor die Augen. Ein Bild tauchte auf, wie sie als kleines Mädchen ihre Eltern versehentlich beim Sex überrascht hatte und nicht schnell genug wegsehen konnte. Als sie nun die Hände vor die Augen schlug, war das eine Bewegung, die ihr Körper auch nach vierzig Jahren noch immer tun wollte. Nachdem sie diese vollendet hatte, kratzte sie sich nicht wieder an der Braue.

- Das von John E. Upledger entwickelte Konzept der SomatoEmotionalen Entspannung geht von der Vorstellung aus, dass Zellen und alle weiteren Anteile des Körpers ein Gedächtnis haben und negative Emotionen so zu körperlichen Blockaden führen können. In diesen Fällen bietet die SomatoEmotionale Praxis Abhilfe. Durch die Einbeziehung psychosomatischer Aspekte in die manuelle Behandlung können aufgestaute Emotionen auf körperlichem Weg gelöst werden. Die Folge ist die SomatoEmotionale Entspannung.
- John E. Upledger hat auch die Cranio-Sacral-Therapie entwickelt, um die Energie im Körper wieder zum Fließen zu bringen. Die Cranio-Sacral-Therapie ist eine manuelle Therapie, die sich aus der Osteopathie entwickelt hat. Ihr Ziel ist es, Verspannungen und Blockaden zu lösen, die Rückenmark und zentrales Nervensystem negativ beeinflussen. Aus schulmedizinischer Sicht ist die Wirkungsweise der Cranio-Sacral-Therapie nicht nachvollziehbar, was für mich nichts an ihrer Heilwirkung ändert. Diese achtsamen Berührungen und der vertrauensvolle Austausch mit dem Therapeuten oder der Therapeutin können tiefgreifende Veränderungen bewirken, wie alles, was die Selbstheilung anregt.
- Weiterhin gibt es Die Triple-Vagal-Methode® (TVM™), ein Ansatz zur Traumaheilung, bei dem Traumata aus dem Nervensystem gelöst werden durch Berührung und Pressen von Punkten am Körper, die mit dem Vagusnerv verbunden sind.
- Auch eine Zentrierung des Körpers wie zum Beispiel durch »Rolfing« kann unterstützend für die innere Balance sein. Rolfing ist eine manuelle Methode zur Verbesserung der Körperhaltung durch Druck auf das Bindegewebe.
- Bereits einfache Massagen können dir wieder zu einem besseren Körpergefühl verhelfen, das besonders traumatisierten Menschen häufig abhandengekommen ist.
- Kaltes Wasser ist wohl eines der einfachsten Mittel, dich wieder in deinem Körper wohlzufühlen und ihm zu vertrauen. Ich entdeckte das durch den Film: *Mein Lehrer, der Krake*, einem meiner absoluten Lieblingsfilme. Darin sagt der Protagonist Craig Foster einen Satz, der für mich eine Initialzündung war. Gefragt, wie er mit der Kälte

des Meeres klarkäme, wenn er so lange taucht, antwortete er: »Man muss sich der Kälte anvertrauen.«

Diese schlichte Zusammenfassung bewirkte in mir eine völlig neue Haltung der Kälte gegenüber. Ich begann, morgens abschließend kalt zu duschen, und spürte, wie sich meine Lebensenergie erneuerte. Dann ging ich im Winter in einen See, und die Kälte bewirkte nach und nach, dass ich mich in meinem Körper immer mehr beheimatet und wieder mit ihm verbunden fühlte, weil ich ihn so deutlich spüren konnte. Bei komplexen Traumata fehlt häufig gerade diese Beheimatung im eigenen Körper.

Wenn du mehr darüber erfahren möchtest, empfehle ich dir das Buch von Scott Carney: *Extrem gesund: Wie uns eiskaltes Wasser und extreme Höhe gesünder und fitter denn je machen kann.*

- Auf eine gesunde Ernährung und die Heilwirkung des Fastens möchte ich hier nur kurz hinweisen, weil die meisten Frauen als Traumafolge eine Essstörung haben und es sie noch mehr unter Druck setzt, sich gesund ernähren zu sollen. Ich kann dir versichern, dass dein Körper dich von ganz allein dahin führt, wenn du einfach mit einer Sache beginnst, die ihm guttut und durch die du ihn wieder spüren kannst.

Ich wünsche dir behutsame Begegnungen mit deinem besten Freund und dass daraus wieder eine tiefe Liebe werden kann.

Alle Heil- und Erkundungswerkzeuge zusammengefasst

Heilwerkzeug:
»Einladung an deine Seele«

Live-Erfahrung 1

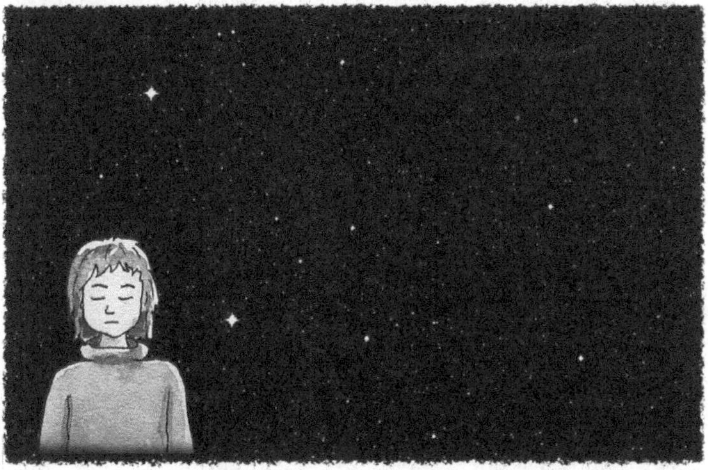

Einführung:
Vielleicht machst du auch gerade die Erfahrung, nicht zu wissen, ob du deine Seele noch spürst oder nicht. Vielleicht erinnerst du dich gar nicht mehr an sie, oder du bist dir einfach nicht sicher, ob die Stimme, die du manchmal in dir hörst, die ihre ist oder eine Sinnestäuschung. Es kann sich sehr verwirrend und beängstigend anfühlen, nicht mehr hinreichend mit sich selbst in Verbindung zu sein. Verbunden sein heißt unter

anderem, die eigenen Bedürfnisse noch unmittelbar und uneingeschränkt zu spüren und angemessen im sozialen Umfeld vertreten zu können. Es bedeutet auch, eine innere Führung zu haben und ihr zu folgen, ein klares Empfinden für Wahrhaftigkeit zu besitzen, in sich selbst zu ruhen, Empathie zu empfinden.

Ich lade dich jetzt ein, deiner Seele wieder zu begegnen.

- Du findest Musik für diese Übung bei Spotify, in der Playlist »Maja Nowak – Seelenbegegnung«. Dort habe ich verschiedene Titel für dich zusammengestellt, die du hintereinander laufen lassen kannst, solange deine Erfahrung dauert. Wichtige Hinweise, bevor du beginnst: Wenn du Angst hast, deine Seele könne nicht erscheinen, du könntest sie verpassen oder alles könne ohnehin nur schiefgehen, sprich diese Bedenken laut aus oder denke sie. Etwas in dir fühlt so und hat seine Gründe dafür. Lass diese Stimme bis zu Ende sprechen und höre mit Anteilnahme zu. Erst wenn alle Bedenken geäußert sind, ist es gut.
- Vielleicht bist du auch gleich voller Neugier wie ein Kind und mit allem verbunden, was sich dir zeigen wird. Wenn du keine Erwartungen hast – kann es eine tiefe Erfahrung werden.
- Die Seele ist nicht manipulierbar. Du kannst sie nicht herbeizwingen oder herbeizitieren. Ich habe jedoch noch nie erlebt, dass sie sich verweigert, wenn man sich innerlich öffnet und die engen Maschen der Persönlichkeit weitet. Deine Seele braucht Raum, um zu erscheinen. Wenn du alles loslässt, entsteht er. Du spürst das an einem Gefühl von Ruhe und Weite in dir.

Ablauf:

- Lege dich entspannt auf eine Unterlage auf den Boden. (Nimm nicht das Bett, dort könntest du schläfrig werden.)
- Zähle in mehreren Durchgängen beim Einatmen bis vier und beim Ausatmen bis sieben.
- Gib deinem Unterbewusstsein die Anweisung, dir deine Seele auf eine Weise zu zeigen, die du verstehen kannst. Zum Beispiel: »Bitte zeige mir meine Seele so, dass ich sie erkennen kann.« Das Unterbewusstsein verwendet kindliche Bilder. Es ist nicht intellektuell. Es wird dir Bilder zeigen, die du emotional begreifst. Wenn du dir nicht sicher bist, kannst du immer fragen und wirst eine genauere Antwort bekommen. Falls dir also ein Hase über den Weg läuft, in dem du nicht deine Seele vermutest, frag ihn, was seine Botschaft ist. Deine Seele kann sich als Landschaft zeigen, als Tier, als Licht, als Gefühl oder als besondere Stimmung. Sie kann alles sein, was du als unglaublich weit, präsent und friedlich empfindest. Fühlt sich etwas schwierig an – dann ist es nicht deine Seele.
- Lass dich von der Musik tragen. Du musst nichts tun. Du brauchst nur zuzusehen, was entsteht. Wenn du spürst, dass deine Seele deiner Einladung gefolgt ist, sieh genau hin, was sie dir zeigt und sagen will. Wie weit ist sie von dir entfernt? Welche Erscheinung hat sie? Wie ist es für dich, sie zu treffen? Du kannst deine Seele um etwas bitten und sie alles fragen.

Empfehlung:

Geh in der folgenden Zeit jeden Tag zu diesem inneren Bild zurück und sieh nach, was sich verändert hat. Wenn du in Kontakt damit bleibst, kannst du dich immer stärker mit deinem Seelenfeld verbinden. Diese Verbindung wird dein ganzes

Leben verändern, weil du durch sie eine Führung erhältst, die dir Vertrauen, Mut und Selbstausdruck verleiht.

Wenn du dich mit etwas in Not fühlst, vertraue dieses Thema deiner Seelenlandschaft an und sieh zu, was sie damit macht. So findest du immer mehr zurück in eine beseelte Führung durch dein Leben.

Heilwerkzeug: »Einladung an den Schmerz«

Live-Erfahrung 2

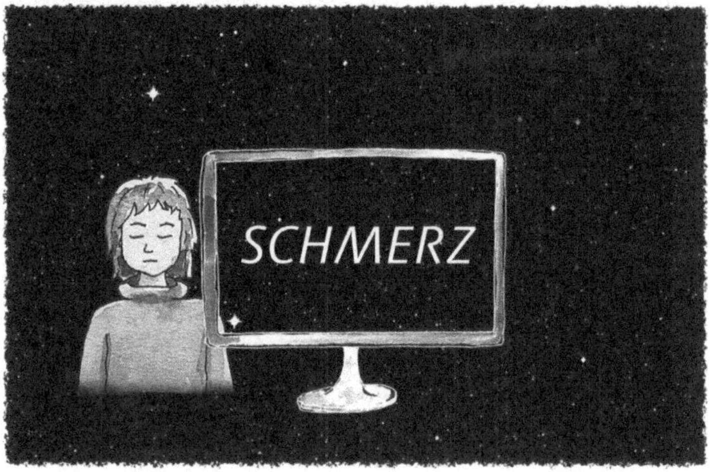

Einführung:

Der Schmerz ist ein großer Lehrer. Er sorgt für deine Sicherheit, wenn du als Kind das erste Mal in eine Kerzenflamme greifst, und lässt dich die Hand zurückziehen. Er zeigt dir, dass es wehtut, durch dichtes Dornengestrüpp zu kriechen oder hinzufallen, damit du lernst, dich nicht zu verletzen. Oft ist er ein Lehrer, den du erst in der Zukunft verstehst – nachdem schmerzhafte Ereignisse vorbei sind, die du jetzt anders betrachtest, weil du etwas Wesentliches durch sie verstanden hast.

Der Schmerz kann dich aufwachen lassen, wenn du dich in der Vergangenheit verloren hast und feststeckst, denn du kannst ihn immer nur in der Gegenwart spüren. Er sagt dir, dass du alte Erinnerungen noch nicht losgelassen hast, obwohl das Leid längst vorbei ist. Wenn du ihn immer weiter mit der Vergangenheit befeuerst, leidest du in der Gegenwart. Erst wenn du damit aufhörst, kannst du wahrnehmen, welchem Spuk du verfangen bist. Nichts vom Vergangenen findet in diesem Moment statt.

Bei der folgenden Praktik geht es nicht darum, den in dir zurückgestauten Schmerz zu negieren oder nicht ernst zu nehmen. Es geht darum, eine Möglichkeit zu finden, ihn einzuladen, zu verdauen und damit auch zu entlassen. Du selbst bist sein Gefängnis, wenn du ihn in dir festhältst.

Der innere Schmerz ist wie eine Tür, durch die du hindurchgehen kannst, um in den Raum der Heilung zu kommen.
Willst du mit dem Kopf durch die Wand, braucht es mitunter dein ganzes Leben, bis du zerschlagen aufgibst.
Die Tür aber bleibt dir. Auch wenn du erst im Tod durch sie hindurchgehst.

Es kann deine Sicht vollkommen verändern, wenn du erlebst, dass es nicht der Schmerz ist, der dir so zu schaffen macht, sondern seine Leugnung und Verdrängung. Den Schmerz abzulehnen, den bestimmte Ereignisse im Leben immer wieder mit sich bringen, ist, wie einen Ball dauerhaft unter Wasser drücken zu wollen. Das ist unglaublich kräfteraubend, und du lebst in einem Zustand anhaltender Alarmiertheit, um allem zuvorzukommen, was den »Ball« nach oben holen könnte. Doch erinnere dich, irgendwann, wenn du einmal nicht achtsam warst oder zu viel auf dich einstürmte, ploppte er über die Wasseroberfläche, und du konntest nicht mehr kontrollieren, wohin er sprang, nicht wahr?

Um die folgende neue Erfahrung zu machen, ist es wichtig, den Schmerzbegriff von allen Konditionierungen zu befreien, die du persönlich damit verbindest und die gesellschaftlich gelebt und dir beigebracht wurden. Wenn du die Bezeichnung »Schmerz« für deine innerste Empfindung einmal löschst und wirklich anfühlst, was dann noch bleibt, könntest du staunen.

Ablauf:

- Lege dich entspannt auf eine Unterlage auf den Boden oder setz dich bequem hin.
- Wichtiger Hinweis, bevor du beginnst: Steigere dich bei dieser Übung niemals in Bilder aus deiner Erinnerung hinein, die dich bereits einmal überwältigt haben. Es reicht, einen Schnappschuss dieser Situationen zu empfangen, um den Schmerz in dir zu fühlen. Wenn du nichts fühlst, kannst du auch nichts verdauen. Gehst du jedoch emotional ganz hinein, wirst du ausgeknockt. Du musst also einen guten Mittelweg finden, und der gelingt dir, wenn du den Schmerz kommen spürst und ihn nur in dir hältst, aber nicht immer weiter mit Bildern fütterst.
- Welche Erinnerung bereitet dir immer wieder Schmerz? Nimm etwas ganz Konkretes aus deinem Leben. Das kann eine Kränkung sein, eine Enttäuschung oder etwas, das

du für immer verloren hast. Wie stark empfindest du den Schmerz darüber auf einer Skala von eins bis zehn, wenn zehn den intensivsten Schmerz darstellt?

- Zähle nun in mehreren Durchgängen beim Einatmen bis vier und beim Ausatmen bis sieben.
- Lasse deinen Körper ganz in die Unterlage sinken, die dich trägt.
- Stell dir einen Bildschirm vor, auf dem in großen Buchstaben das Wort SCHMERZ für diese Situation erscheint, die du dir gerade präsent machst.
  Wische nun das Wort gedanklich aus dem Bildschirm heraus. Du kannst das mit einer Augenbewegung tun oder auf andere vorgestellte Weise.

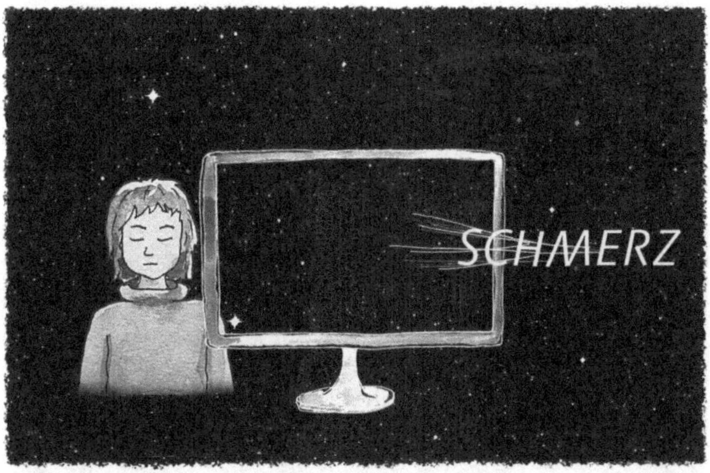

- Ist es verschwunden, betrachte das leere Feld im Bildschirm. Spüre, wie sich dieses Feld anfühlt, wenn es keine Bezeichnung mehr hat.
- Wie groß ist das Gefühl von Schmerz jetzt noch auf einer Skala von eins bis zehn?

Empfehlung:
Du kannst diese Übung mit dem entsprechenden Thema immer wieder machen, bis es in dir nicht mehr auftaucht.

Du kannst sie auch durchführen, wenn du eine bereichernde Begegnung scheust, einen mutigen Schritt nicht wagst oder deine Liebe nicht verschenkst, weil du Angst vor einer neuen Enttäuschung, Kränkung oder einem möglichen Verlust hast. Nimm dann das Wort »Enttäuschung«, »Kränkung« oder »Verlust« in derselben Weise in den Bildschirm, fühle hin, wische es heraus und verbinde dich nur mit dem leeren Feld. Das, was du dort fühlst, ist die Wahrheit.

Heilwerkzeug:
»Du kannst zaubern«

Live-Erfahrung 3

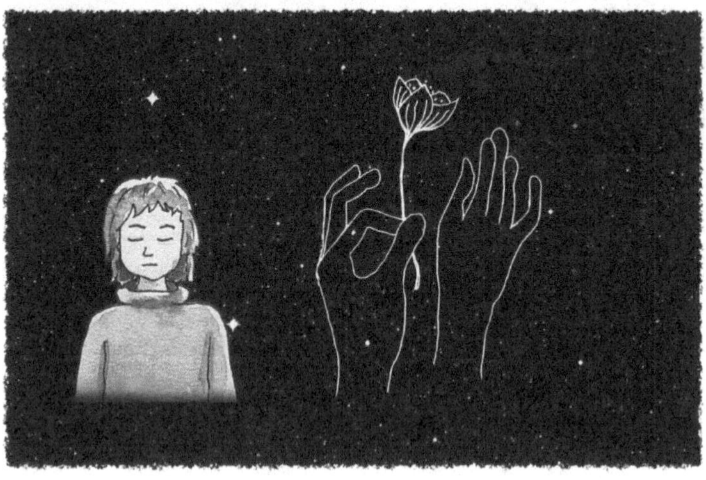

Einführung:

Sicher kennst auch du irgendeinen Konflikt mit einem anderen, den du bisher noch nicht lösen konntest. Das kann ein Thema mit einem Menschen sein, einem Haustier oder einem Anteil in dir selbst, mit dem du haderst.

Da ich das folgende Experiment seit vielen Jahren mit Hunderten Menschen durchgeführt habe, weiß ich aus Erfahrung, wie unterstützend die passende Musik dazu ist.

Ich verwende:

1. Für Teil A: »Dört Mevsim« von Fazil Say und Serenad Bağcan
2. Für Teil B: »Om Mani Padme Hum« von Majbritte Ulrikkeholm und Søren Frieboe

(Beide Titel findest du hintereinander in meiner Spotify-Playlist: *Zum Buch Behutsame Wege zur Traumaheilung.)*

Ablauf Teil A:

- Stell dir jetzt deinen Konfliktpartner oder deine Konfliktpartnerin vor. Spüre einmal in dich hinein, wie *du* dich während des Konfliktes fühlst.
- Drücke diese Energie mit einer spontanen Geste deiner Führhand aus, also der Hand, die du im Alltag für wichtige Dinge verwendest. Spürst du Wut, lass sie eine Bewegung machen, die diese zeigt. Vielleicht will sie auf einen imaginären Tisch schlagen oder nach vorn boxen. Vielleicht will sie aber auch eine Grenze setzen und etwas abblocken. Wichtig ist, zu einer knappen Geste zu finden, die du immer wieder neu ansetzen und wiederholen kannst.
- Dann versetze dich in deinen Konfliktpartner oder deine Konfliktpartnerin hinein. Welche Energie fühlst du dort? Gib

auch dieser einen Ausdruck mit einer prägnanten Geste deiner zweiten Hand.

- Hast du die Bewegungen für dich und dein Gegenüber gefunden, starte die erste Musik: »Dört Mevsim« von Fazil Say und Serenad Bağcan.
- Dazu machst du dann im Wechsel erst deine Handbewegung und dann die deines Gegenübers. Also zum Beispiel boxt die rechte Hand nach vorn, danach blockt die linke Hand ab, die rechte Hand boxt nach vorn, die linke Hand blockt ab. Du drückst also immer zuerst deine kämpferische Geste aus, dann die des oder der anderen ... deine Geste, die des anderen.
- Beide Hände wollen recht haben, deshalb bleibe bei den Emotionen, die sie ausdrücken, damit du einmal anfühlen kannst, warum sich der Konflikt nicht verändern kann zwischen euch beiden. Schreibe deinen Eindruck im Anschluss auf und bewerte die vorhandene Konfliktenergie auf einer Skala von eins bis zehn, wobei zehn am stärksten ist.

Ablauf Teil B:

- Wenn du die erste Live-Erfahrung »Einladung an deine Seele« bereits gemacht hast, gehe in diese Erinnerung zurück und lasse deine Hand eine Geste finden, die die Atmosphäre deiner Seelenerfahrung sanft ausdrückt.
- Falls du diese Erfahrung noch nicht machen konntest, stell dir etwas vor, das dich sehr weich stimmt, und finde dafür eine entsprechend liebevolle Geste. Du veränderst jetzt nur deine eigene Handbewegung, aber nicht die deines Gegenübers.
- Starte das zweite Musikstück: »Om Mani Padme Hum« von Majbritte Ulrikkeholm und Søren Frieboe.
- Nun machst du zuerst mit deiner Führhand eine weiche

»Seelengeste«, dann mit der anderen die noch immer kämpferische Geste deines Gegenübers. Mach nie beide Bewegungen parallel. Immer erst die eine und dann die andere, bis die Musik zu Ende ist.

- Was geschieht während des Prozesses mit deinem Konfliktpartner oder deiner Konfliktpartnerin? Was verändert sich und warum?
- Wie viel Konfliktenergie ist auf einer Skala von eins bis zehn am Ende noch vorhanden?
- Schreibe diese Erfahrung auf. Das macht sie nachhaltiger.

Empfehlung:

Wenn du im Alltag diesen Konflikt erneut erlebst, kannst du diese Übung im Anschluss in einer Nachschau wiederholen. Das wird dir helfen, innerlich immer mehr herauszufinden.

Wenn du so weit bist, kannst du ein wirklich spannendes Experiment machen: Sieh bei einer nächsten Begegnung deinem Gegenüber in die Augen und stelle dir (ohne die Hand zu bewegen) deine Seelengeste nur vor deinem inneren Auge vor. Tauche in das Gefühl ein, das sie in dir erzeugt. Beobachte, was sich an deinem Gegenüber verändert!

Was dann passiert, wurde von einigen Menschen so beschrieben: »Ich habe das Gefühl, ich kann plötzlich zaubern.«

Heilwerkzeug:
»Der stille Raum«

Live-Erfahrung 4

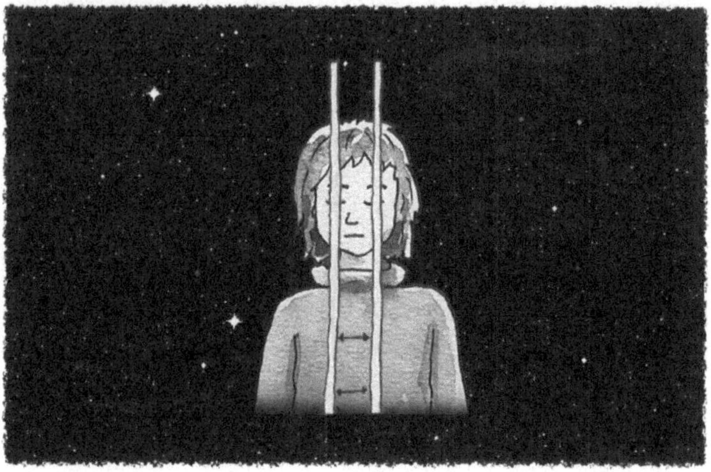

Einführung:

Ich verwende oft ein einfaches Mittel, um mich innerlich zu weiten und ein Gefühl von Präsenz zu erfahren, wenn ich spüre, dass ich mich zu sehr anstrenge, etwas ableisten will, mich vergleiche, ein scheinbar unlösbares Problem habe, mich mit einem Tier verbinden will oder kurz gesagt wieder in meine Mitte finden möchte. Dieses möchte ich nun auch dir zur Verfügung stellen.

Der **Ablauf** ist dabei wie folgt, wenn du es jetzt oder später ausprobieren möchtest:

1. Suche dir wie immer einen ruhigen, sicheren Ort und schließe die Augen.

2. Dann stell dir vor, du hast zwei eng aneinanderstehende Wände genau vor deiner Körpermitte.
3. Atme nun durch die Nase ein und schiebe die Wände jedes Mal beim Ausatmen durch den Mund ein Stück weiter auseinander, so als würdest du sie nach und nach auseinanderpusten. Verfolge vor deinem inneren Auge, wie die Wände einen immer größeren, stillen Raum freigeben. Wiederhole das so lange, bis du in deiner Körpermitte ein Gefühl von friedvoller Weite verspürst. In dieser inneren Präsenz bleibe, solange du möchtest.

Empfehlung:

Wenn du einmal ein Problem im Alltag hast, bewerte es auf einer Skala von eins bis zehn, wobei zehn für den größten Leidensdruck steht, den es dir bereitet.

Dann atmest du dich in den stillen Raum hinein, indem du die Wände auseinanderschiebst, wartest, bis du den inneren Frieden wirklich spürst, und denkst noch einmal an das Problem. Wie hoch ist der Leidensdruck nun auf einer Skala von eins bis zehn?

Diese Erfahrung wird dir zeigen, wie viel wunderbare Heilkraft du in dir selbst trägst.

Erkundungswerkzeug: »Drei Fragen«

Live-Erfahrung 5

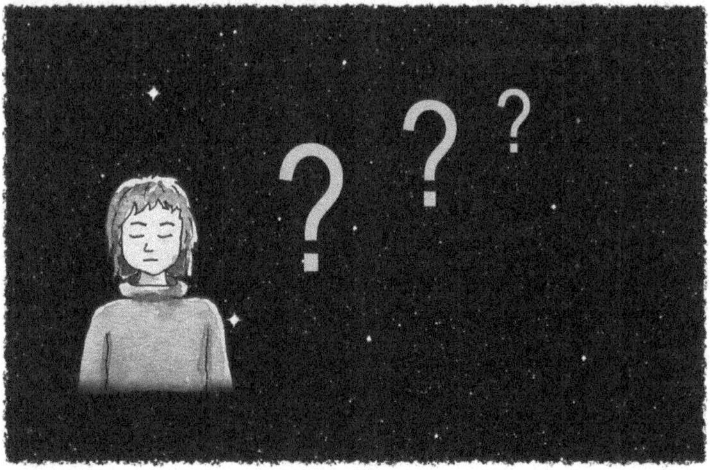

Einführung:
Schreibe die Antworten auf meine folgenden Fragen auf einen Zettel. Sie erscheinen immer intuitiv und spontan. Nimm stets das Erste, was kommt. Wenn dein Verstand dich blockieren sollte, lass die Gedanken einfach zu. Gib ihnen kurz Ausdruck und sprich sie laut aus. Wenn du sie hast sprechen lassen, ist es meist möglich, nun die Antworten aus deinem Unterbewusstsein zu empfangen. Geschieht dann noch immer nichts, kannst du dich fragen: Wenn ich die Antworten wüsste, wie wären sie? Oder du rätst einfach. Da alle Antworten aus dir selbst kommen, stimmen sie auch.

Ablauf:

- **Frage 1:** Welche Eigenschaft bewunderst du an einem anderen am meisten?
- Schreibe die Antwort auf einen Zettel.
- **Frage 2:** Welche Eigenschaft an anderen lehnst du am meisten ab, wenn du ganz ehrlich bist?
- **Frage 3:** Welche positive Eigenschaft würde dir helfen im Umgang mit der Eigenschaft an anderen, die dir am meisten zu schaffen macht?

Auflösung:

- **Antwort 1:** Ist häufig eine ungelebte Ressource von dir selbst.
- **Antwort 2:** Die Eigenschaft, die dir an einem anderen zu schaffen macht, bezieht sich oft darauf, wie du dir selbst begegnest. Stört dich an anderen, dass sie nicht verlässlich, ehrlich oder aufmerksam sind, frage dich, wie verlässlich, ehrlich und aufmerksam bist du dir selbst gegenüber? Dies ist die Verhinderung, wegen der du nicht in die Kraft der positiven Ressource findest, die du an anderen bewunderst.
- **Antwort 3:** Diese Eigenschaft hilft dir, zu deiner positiven, ungelebten Ressource zu finden.

Anmerkung:

Du kannst diese Fragen auch in Bezug auf deinen Hund durchgehen oder mit anderen Beziehungspartnern und Beziehungspartnerinnen. Das kann sehr spannend und erhellend sein.

Erkundungswerkzeug: »Kern-Ressourcen«

Live-Erfahrung 6

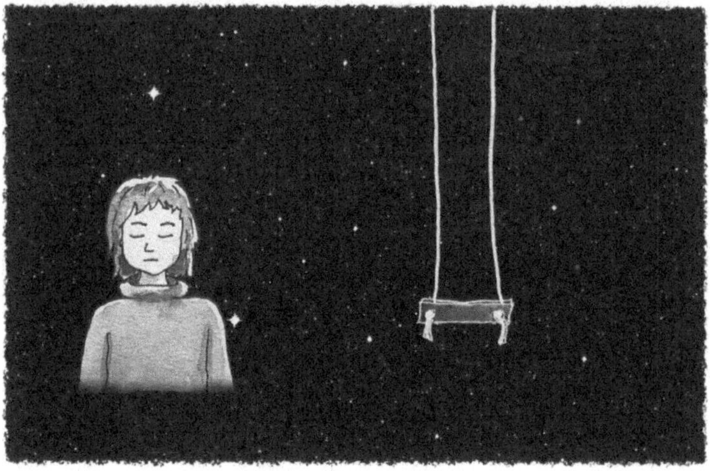

Einführung:

Die folgende Live-Erfahrung gehört wohl mit zu den bewegendsten Erlebnissen innerhalb meiner Seminare. Es kann wie ein Wunder wirken, wenn Menschen von jetzt auf gleich für einen Moment zu friedvollen, strahlenden Kinderwesen werden. Doch es zeigt nur, dass die Unschuld, Freude und Liebe neben allem Leid fühlbare Erinnerungen geblieben sind, auf die wir jederzeit zurückgreifen können.

- Du brauchst wie bei den anderen Live-Erfahrungen einen geschützten Ort und die Gewissheit, dass dich niemand stört.
- Du benötigst ein Tuch oder einen Schal und die Spotify-Playlist: Zum Buch *Behutsame Wege zur Traumaheilung*. Such

den Titel »River Flows In You« von Yiruma. Danach hast du noch zwei weitere Titel lang Zeit, wenn du das möchtest, und kannst die Musik einfach laufen lassen. (Es folgen »Kiss The Rain« von Yiruma und »A Daisy in December« von Mick McAuley.)

Ablauf:

- Ich habe immer wieder die Erfahrung gemacht, dass es den inneren Kindern guttut, wenn die Erwachsenen sich bei der folgenden Übung die Augen mit einem Tuch verbinden. Deshalb empfehle ich dir, auch wenn du allein bist, es einmal auf diese Weise zu probieren. Binde dir das Tuch so um, dass du es nur noch herunterziehen musst, wenn die Musik beginnt.
- Beginne die Erfahrung im Stehen, damit du körperlich alles ausdrücken kannst, was das Kind erlebt.
- Ich werde dir jetzt eine Frage stellen, die dein Unterbewusstsein sofort beantworten kann, ohne dass du darüber nachdenken musst:
  Bis zu welchem Alter konntest du noch ausreichend auf dein authentisches Selbst zurückgreifen? Lass dein Unterbewusstsein eine Zahl zwischen null und neun wählen.
  Nimm die erste Zahl, die kommt. Sie stimmt. Auch wenn du vor diesem Alter bereits negative Erfahrungen gemacht hast, hattest du dich bis dahin noch ausreichend in deinem Wesenskern zur Verfügung.
- Kommt zum Beispiel die Zahl Drei, geh, wenn die Musik beginnt, in die Zeit vor dein drittes Lebensjahr zurück. Das brauchst du nicht bewusst zu tun, dein Unterbewusstsein wird dir von ganz allein eine Szene aus dieser Zeit zeigen. Warte einfach, welche Umgebung entsteht, und beobachte das kleine Kind, welches auftaucht.

- Du bist richtig, wenn du wahrnehmen kannst, wie angenehm und schön es ist, was das Kind gerade erlebt. Wenn es nicht angenehm ist, musst du in der Zeit weiter zurück vor die Alterszahl gehen, die du empfangen hast. Du kannst deinem Unterbewusstsein einfach die Anweisung geben: *Führe mich in eine Zeit, in der ich noch ganz ich selbst war.*
- Erst wenn das Kind sich wirklich wohlfühlt, beginne ihm zuzuschauen. Vielleicht läuft es gerade begeistert durch Pfützen, streichelt ein Tier, klettert auf einen Baum oder sitzt auf einer Schaukel.
- Egal, was es tut, sieh dir an, welche Eigenschaften es dabei hat. Zeigt es Wagemut, Fantasie, Temperament, Sanftmut, eine tiefe Wahrnehmung, Freude, Übermut, Zartheit, Verbundenheit? Welche Eigenschaften nimmst du an ihm wahr?
- Schreibe sie im Anschluss auf. Sie sind einige deiner authentischen Kern-Ressourcen!
- In meinen Seminaren habe ich mitunter die Namensschilder nach dieser Übung ausgetauscht, und aus der Teilnehmerin »Lena« wurde dann zum Beispiel eine »Lehrerin für Vertrauen«, wenn dies in der erlebten Szene die Haupteigenschaft des Kindes war. Du kannst dir so ein Schild an eine Stelle in deiner Wohnung hängen: Lehrerin/Lehrer für ....
- Du musst deine Lehrerschaft dabei nicht unbedingt aktiv für andere praktizieren. Sie kann auch einfach durch dein gelebtes Vorbild stattfinden. So reicht es zum Beispiel, dass Lena dem Leben vertraut und sich dementsprechend ausrichtet, um ihr Umfeld zu beeinflussen.
- Vielleicht ist wichtig zu wissen, dass diese Ressourcen häufig genau das Gegenteil von dem sind, was du in deiner Anpassung lebst. Ich habe viele höfliche, zurückhaltende, fast unsichtbare Erwachsene kennengelernt, die bei dieser Übung

ein wildes, ungezähmtes Kind in sich fanden. Oder wie aus harten, beherrschten großen, empfindsame, kindliche Wesen wurden. Es ist eine nachvollziehbare Logik, dass ein Kind, welches für Wildheit oder Empfindsamkeit Maßregelung, Ablehnung oder auch nur keine Bestätigung erfährt, das Gegenteil versucht, um Anerkennung zu finden.

Anmerkungen:

Wie bei allen komplexen Prozessen können auch hier unterschiedliche Dinge geschehen. So kann es sein, dass es sich bei der Zahl nicht um eine Jahreszahl, sondern zum Beispiel um einen Lebensmonat vor oder nach der Geburt handelt.

Die moderne Forschung hat heute bewiesen, dass ein Fötus alle Empfindungen der Mutter spüren kann und aufnimmt.

Wenn du dich noch an Carmen im Buch erinnerst, die ein ungewolltes Kind war, so kam bei ihr bei dieser Übung die Zahl Vier. Sie konnte aber keine Szene vor dem vierten Lebensjahr sehen, sondern nahm nur einen dunklen Schlauch und Wasser wahr. Sie spürte also bereits im Mutterleib, dass sie bei einem Menschen zur Welt kommen würde, von dem sie nicht gewollt war. Diese Gefühle sorgten offenbar dafür, dass sie bereits im vierten Schwangerschaftsmonat einige Aspekte ihrer Seele in Sicherheit brachte und abspaltete, damit ihnen nichts passieren konnte. Diese standen ihr jedoch nun im Leben nicht zur Verfügung. In einer leichten Trance führte ich sie dann so weit hinter die Zeit vor diesem vierten Monat zurück, bis sie ein wohliges Gefühl hatte. Während sie dort verharrte, begann sie eine unglaubliche Stärke zu fühlen. Sie sog diese Empfindung mit jeder Zelle ihres Bewusstseins auf und sagte dann erstaunt: »Ich dachte immer, weil mich niemand wollte, bin ich nicht liebenswert. Doch irgendwie ist es, als hätte meine Seele diesen

Widerstand gebraucht, um darüber hinauswachsen und noch kräftiger zu werden.«

Das eigene Schicksal als Ermächtigung zu erfahren veränderte vieles in Carmens Leben. Sie war plötzlich nicht mehr das wertlose, ungeliebte Kind, sondern ein sehr starkes Wesen, das die Erfahrung eines großen Schmerzes durchwandern und daran wachsen konnte.

Es kann also sein, dass du Bilder aus dem Mutterleib hast wie Carmen und es bei deiner Zahl um eine Zeit vor der Geburt geht.

Es ist jedoch auch möglich, dass du grundsätzlich keine Bilder empfängst, weil du den visuellen Kanal nicht nutzt. Ich kenne auch Schamanen, die bei ihren Reisen noch nie Bilder gesehen haben, sondern alles über das Empfinden der Atmosphäre, das Hören und Fühlen ausmachen. Falls es dir also ähnlich geht und du andere Empfindungen bei der Übung hast, so frage dich, was du wahrnimmst – auch dies sind dann Aspekte deiner Seele.

Empfehlung:

Wenn du diese Erfahrung nicht allein durchführen kannst oder möchtest, so werden dir die Anschauungsfilme helfen, in denen ich alle Live-Erfahrungen mit einem Menschen demonstriere und zum Teil auch noch weiter in Alltagsthemen hineinführe. Du findest die Infos zu diesen Filmen im Anhang.

Und jetzt wünsche ich dir eine wunderbare Reise zu dir selbst!

Erkundungswerkzeug: »Die Superkraft«

Live-Erfahrung 7

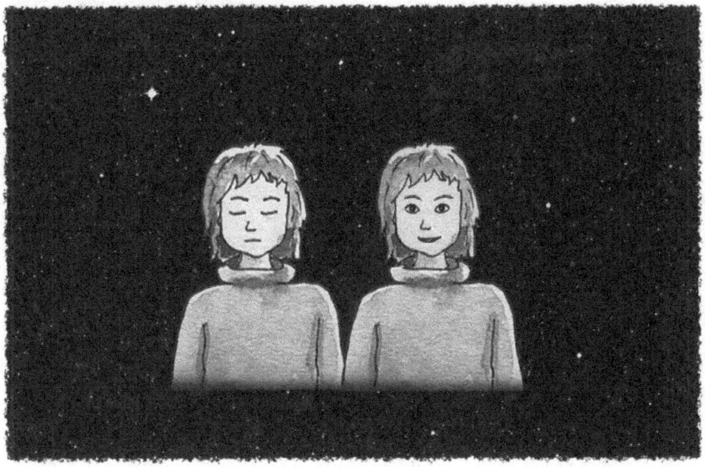

Einführung:

Wir alle haben mindestens einen Beschützer kreiert. Er stellt im gewissen Sinne das Beste dar, was wir zu unserem Schutz erschaffen konnten. Ein Beschützer hat sein ganzes Leben lang versucht, ein gutes Double unseres Selbst zu sein, um weitere Verletzungen abzufangen. Er trägt eine große Last, spürt er doch die Riesenlücke, die es zwischen seinen Fähigkeiten und dem wahren Selbst gibt, das er doubelt.

Es ist für ihn sehr beängstigend und verunsichernd, sich vom eigenen Zentrum so weit entfernt zu haben, dass er keinen Rückhalt mehr durch das Selbst hat.

Aus meiner Erfahrung heraus gibt es nur einen Weg, das eigene Lebensdouble in das Selbst zurückzuschmelzen und zu erlösen: Es braucht Annahme, Wertschätzung und ein tiefes Mitgefühl für die Last, die es bisher tragen musste.

Wenn du bereit bist, das für deinen Beschützer zu tun, lade ich dich zur folgenden Live-Erfahrung ein.

Ablauf:

Es gibt drei Teile in dieser Übung. Teil A, B und C. Zu jedem gibt es einen extra Musiktitel in meiner Spotify-Playlist: Zum Buch *Behutsame Wege zur Traumaheilung*:

Teil A: »Theme from Ngong Hills« von Troels Hammer
Teil B: »Insan Insan« von Fazil Say
Teil C: »Stairway to heaven« von Rick Wakeman
(Kleiner Hinweis: Wenn du in der Playlist auf das Lied klickst und dann zweimal auf die Wiederholungsschleife, wird die Musik mehrfach abgespielt, bis du deine Erfahrung von selbst beenden möchtest.)

- Wenn du alles vorbereitet hast und dir einen Ort gesucht hast, an dem du nicht gestört werden kannst, stelle dir folgende Frage:
- **A: Wie fühlt sich ein inneres Kind in dir, wenn es Angst vor Menschen hat?**
  Spiel die Musik von Teil A ab und drücke mit deinem Körper aus, was das Kind von seiner Angst vor Menschen erzählt. Lass es sich einmal ganz frei ausdrücken. Vermutlich durfte es das noch nie. Hab keine Angst davor. Solange du alles, was du empfindest, in deinen Körperausdruck legst,

kann sich auch nichts davon in dir anstauen und überwältigen.

- **B: Zu welcher Schutzstrategie hast du gefunden, damit niemand deine Angst bemerkt? Wie verhältst du dich dann Menschen gegenüber?**
  Spiel die Musik von Teil B ab und drücke mit dem Körper aus, was dein Beschützer dann tut. Lass auch ihn alles erzählen und schenke ihm deine volle Aufmerksamkeit.
  Nun hast du einen wertvollen Beschützer kennengelernt. Während der Musik »Stairway to heaven« von Rick Wakeman kannst du dich bei ihm bedanken und ihn fragen, was seine größte Superkraft war, bevor er dich zu beschützen begann.
- **C: Welche kraftvolle Eigenschaft machte ihn vorher aus, bevor er eine Strategie entwickeln musste, um dich zu beschützen? Welche authentische Eigenschaft hat er dafür aufgegeben?**
  Nun lass ihn mit dieser authentischen Superkraft dem Kind in dir helfen, das Angst vor Menschen hat. Hat dein Beschützer dich zuvor zum Beispiel mit der Strategie des Rückzugs in Sicherheit gebracht – seine ursprüngliche Ressource ist jedoch die Lebensfreude –, erkunde, was sich verändert, wenn er dem angstvollen Kind mit seiner Lebensfreude beisteht.
  Schreibe im Anschluss auf, was du erlebt hast. Durch das Aufschreiben verankern sich solcherart Erfahrungen viel tiefer, und Veränderungen werden nachhaltiger.

Erkundungswerkzeug: »Nachschau«

Live-Erfahrung 8

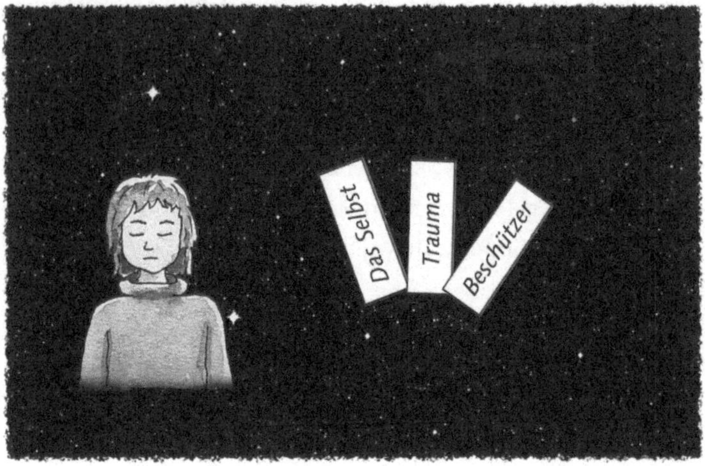

Einführung:
Es geht in dieser Live-Erfahrung nicht um eine Traumaintegration, sondern darum, dir gewahr zu werden, was in dir während einer Aktivierung geschieht. Um Entlastung zu erfahren und Selbstbegleitung zu erlernen, brauchst du eine innere Instanz, die wertfrei wahrnehmen kann, was geschieht. Während einer Aktivierung ist jedoch immer ein Anteil vorn, der sich nicht selbst reflektieren kann und die Welt gerade durch die Brille der eigenen Erfahrungen sieht und deshalb auch entsprechend auf sie reagiert.

Um aus diesen Mechanismen herauszukommen, kannst du die Anteile, die darin wirken, in einer Nachschau kennenlernen und dadurch immer besser betreuen und integrieren.

Wenn du sie ohne Beurteilung und mit Mitgefühl zu erleben beginnst, so ist es dein Selbst, das sie wahrnimmt und trägt. Dadurch findest du immer mehr zu deinem Selbst zurück.

Ablauf:

- Beschrifte dazu drei Blätter Papier mit den Hauptbegriffen *Das Selbst, Trauma* und *Beschützer*. Um besser zu verstehen, was diese unterscheidet, hier ein paar Hinweise:
  Das Selbst hat Vertrauen, ruht in sich, hat Freude am Sein, ist sich allem gewahr, urteilt nicht und ist nicht in Konkurrenz.
  Traumaanteile äußern sich in Überwältigungsgefühlen, innerer Anspannung, Blackouts und Nebel, Erschöpfung und Überdrehtheit.
  Beschützeranteile versuchen Schmerz abzuwehren, funktionieren, bewältigen den Alltag, urteilen und vergleichen, ringen um Wertschätzung, sind ausgelaugt und überfordert.
- Nimm zum Üben bitte erst einmal nur Situationen, die dich emotional nicht überfordern, bis du dich besser begleiten kannst. Das ist sehr wichtig. Du weißt sicher selbst, bei welcher Erinnerung du dich kaum wieder beruhigen könntest und welcher Rückblick auf eine Situation dich zwar aufwühlt, du aber wieder herausfindest. Nimm Letzteres.
- Um dir zu veranschaulichen, wie du beginnen kannst, skizziere ich ein Beispiel, Satz für Satz:
  Als meine Chefin mir sagte, dass ich einen Fehler gemacht habe, wurde mir ganz heiß. (Trauma-Zettel nach oben schieben, denn du spürst eine Aktivierung.)
  Ich fühlte mich konfus und wusste nicht, was ich sagen soll. (Trauma-Zettel bleibt liegen, denn du bist kurz dissoziiert.)
- Tipp bei jedem Satz am besten mit dem Finger auf das rich-

tige Blatt, um dem Anteil zu zeigen, dass du ihn wahrnimmst.

- *Sie erschien mir wie ein Drache, der mich gleich verschlingt.* (Trauma-Zettel bleibt liegen. Tipp erneut mit dem Finger drauf.)
- *Ich hörte kaum noch, was sie sagte.* (Trauma-Zettel bleibt liegen. Tipp mit dem Finger drauf.)
- *In meinem Kopf wirbelte alles durcheinander, und ich suchte nach einem Ausweg.* (Trauma-Zettel zurück in die Reihe. Beschützer-Zettel nach oben schieben, denn er macht sich in diesem Moment bereit.)
- *Ich belog meine Chefin und sagte, dass ich keine Ahnung habe, wovon sie spricht, und davon gar nichts wusste.* (Tippe auf den Beschützer, um ihm zu signalisieren, dass du den Versuch seiner Leugnung anerkennst, die dir als Kind vielleicht oft geholfen hat.)
- *Meine Chefin wurde daraufhin puterrot im Gesicht und drohte mir mit einer Abmahnung. Mir blieb fast das Herz stehen, und ich hielt den Atem an.* (Trauma-Zettel wieder nach oben schieben, Beschützer zurück in die Reihe.)
- *Dann zählte ich ihr jede Überstunde auf und dass ich total überlastet bin.* (Trauma-Zettel zurück in die Reihe. Beschützer-Zettel nach oben schieben, der gerade für dich kämpft und die Schuld irgendwohin zu schieben und abzulenken sucht, damit dir nichts geschieht.)
- Während der Nacherzählung deiner Geschichte beobachtest du nun in Zeitlupe und mit ausreichend innerer Distanz, was eigentlich abgelaufen ist.

  So kannst du erfahren, was für einen unglaublichen Unterschied es macht, sich in seinen Anteilen wahrzunehmen und sie zu reflektieren oder von ihnen fortgerissen zu werden und ihrer verzerrten Wahrnehmung zu trauen.

  Dieses Abrücken von deinen Anteilen löst die Identifizierungen auf, die du mit ihnen hast, und ermächtigt dich nach und nach zur Selbstführung aller Anteile in dir.

Erkundungswerkzeug: »Tagesablauf neu erzählt«

Live-Erfahrung 9

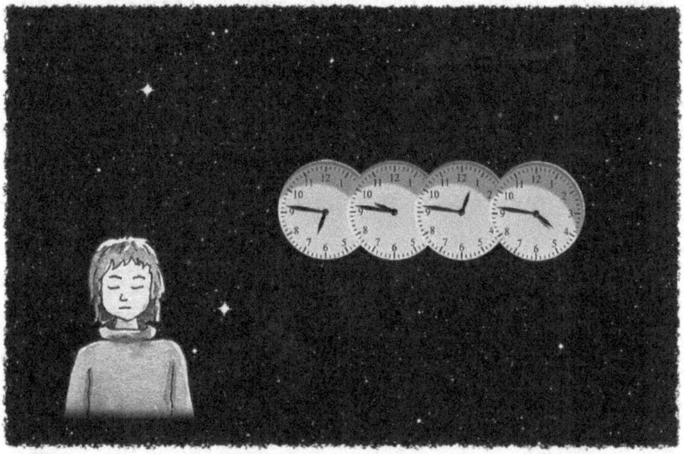

- Überlege, wie sich der Anteil in dir morgens fühlt, der zur Arbeit geht oder anderweitig den Tag gestalten muss. Ist er am häufigsten hektisch, fleißig, unlustig, fröhlich, perfektionistisch? Aus diesem Adjektiv kannst du nun einen Nachnamen machen. Also zum Beispiel Herr und Frau Hektik, Fleiß, Unlust, Frohsinn, Perfektion. Dann suche dir einen Vornamen mit demselben Anfangsbuchstaben aus, zum Beispiel: Heike Hektik, Frieda Fleiß, Udo Unlust, Flora Fröhlich, Peter Perfektion.
- Nun berichte dir selbst oder einem vertrauten Menschen

den Tagesablauf dieses Anteiles, so wie du ihn von Gregor Griesgram und Sarah Scham gehört hast – also sehr detailgenau (»Wenn langsam Ruhe einkehrt«, Seite 309).

- Du kannst es auch aufschreiben, wenn du es allein machen möchtest. Zu zweit oder in der Gruppe macht es allerdings viel mehr Freude, weil du überraschende Reaktionen auf den Anteil erleben wirst, die dir Mut machen werden, dass nichts falsch ist an dir und alle anderen so einen Anteil in sich auch kennen.
- Falls sich bei dir ein Anteil meldet, der zum Beispiel Wanda Weißichnicht heißt, so hat gerade dieser ganz sicher etwas zu erzählen. Zum Beispiel: *Wanda Weißichnicht, weiß nicht, wozu sie diese Übung hier machen sollte. Wanda Weißichnicht hat so einen Anteil nicht. Und was würde es ihr auch bringen, wenn sie darüber etwas wüsste? Was würde Wanda Weißichnicht dann erfahren?*
- Egal wie dein Anteil heißt, frage ihn, was passieren würde, wenn er nicht hektisch, fleißig, unlustig, dauerfröhlich, perfektionistisch wäre. Was befürchtet er? Was könnte dann geschehen?
  Heike Hektik zum Beispiel könnte sagen: »Wenn ich nicht hektisch wäre, würde ich zur Ruhe kommen. Und wenn ich zur Ruhe komme, werde ich traurig.« Ihre Hektik ist also ein Geschenk an dich, damit du nicht traurig wirst. Auch wenn dich ihre Hektik inzwischen müde macht und überfordert, ist es wichtig, die positive Absicht zu würdigen, damit eine Entlastung geschehen kann.

Ich wünsche dir jetzt viel Freude und Erkenntnis beim Ausprobieren.

Heilwerkzeug:
»JETZT«

Live-Erfahrung 10

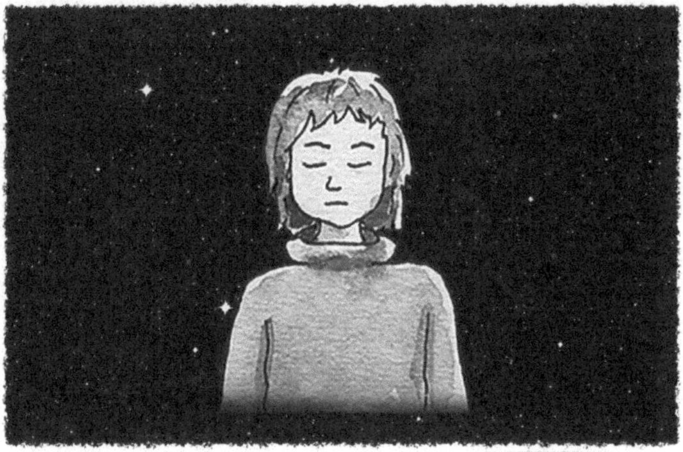

Um für einen Moment zu erfahren, wie es ist, mit seinem Selbst verbunden zu sein:

- Nimm jetzt wahr, wie dein Körper die Unterlage berührt, auf der du gerade sitzt oder liegst.
- Lausche deinem ruhig fließenden Atem, der ganz ohne dein Zutun deinen Körper durchströmt und wieder entweicht.
- Genieße, dass die Unterlage dich gerade trägt und du nichts tun musst. Nichts. Lass dich einfach tragen, bis du innerlich schwebst.
- Kannst du spüren, dass JETZT, in dieser Sekunde, gerade alles vollkommen in Ordnung ist, so wie es ist?

Findest du zurück in die Anbindung, dann bleibt es nicht bei diesem kurzen Moment, sondern du erlebst dieses Gefühl innerer Sicherheit immer intensiver und dauerhafter – auch wenn die Welt weiter ein gefahrenvoller Ort bleibt. Vergiss nie – in deinem Kern sind Ressourcen, die so unversehrt, kraftvoll und wesentlich sind, dass sie alles in dir heilen, zusammenführen und tragen können.